Das Gen als Maß aller Menschen?

Darmstädter Theologische Beiträge zu Gegenwartsfragen

Herausgegeben von Walter Bechinger
und Uwe Gerber

Band 10

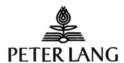

PETER LANG

Frankfurt am Main · Berlin · Bern · Bruxelles · NewYork · Oxford · Wien

Uwe Gerber
Hubert Meisinger
(Hrsg.)

Das Gen als Maß aller Menschen?

Menschenbilder im Zeitalter
der Gene

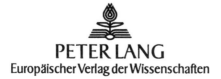

PETER LANG
Europäischer Verlag der Wissenschaften

Bibliografische Information Der Deutschen Bibliothek
Die Deutsche Bibliothek verzeichnet diese Publikation in der
Deutschen Nationalbibliografie; detaillierte bibliografische
Daten sind im Internet über <http://dnb.ddb.de> abrufbar.

Gedruckt mit Unterstützung der
Evangelischen Kirche in Hessen und Nassau und des
Center for Theology and the Natural Sciences (CTNS)
in Berkeley, USA.

Frontispiz:
Albrecht Genin, Ankunft

Abdruck mit freundlicher Genehmigung der
Galerie Horst Dietrich, Berlin.

Gedruckt auf alterungsbeständigem,
säurefreiem Papier.

ISSN 0948-4736
ISBN 3-631-52370-X

© Peter Lang GmbH
Europäischer Verlag der Wissenschaften
Frankfurt am Main 2004
Alle Rechte vorbehalten.

Printed in Germany 1 2 3 4 6 7

www.peterlang.de

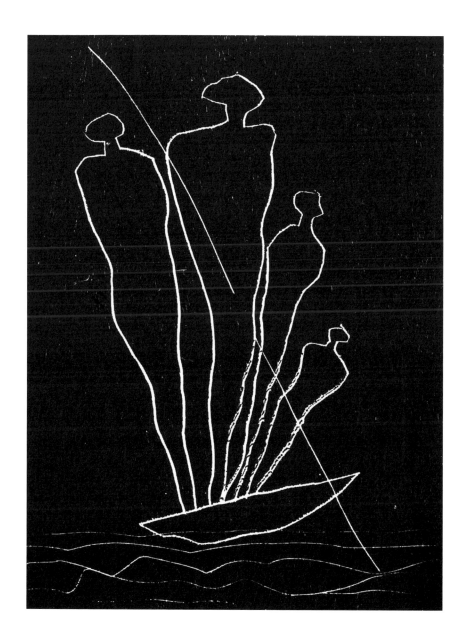

Inhaltsverzeichnis

8

Einleitung

Die rasanten Entwicklungen in den Natur- und Technikwissenschaften besitzen nicht nur natur- und technikwissenschaftliche Implikationen, sondern beeinflussen auch die Gesellschaft und die Kultur, innerhalb derer sie ihre Forschungsergebnisse veröffentlichen. Die vorliegende Veröffentlichung „Das Gen als Maß aller Menschen? Menschenbilder im Zeitalter der Gene" greift diese Prozesse auf und diskutiert sie exemplarisch anhand der zusammen mit der Atomtechnik einflussreichsten und potentesten Entwicklungen der zurückliegenden beiden Jahrzehnte, der Gentechnik und mit ihr zusammenhängender Technologien in der Fortpflanzungsmedizin, und ihrer Implikationen für unser Menschenbild. Die Entwicklungen in diesem Bereich sind vielfältig und haben zu einer fast schon unüberschaubar zu nennenden Flut an Veröffentlichungen geführt.

Die Besonderheit der vorliegenden Publikation besteht darin, dass eine in Deutschland wenig in den Blick geratene Forschung als Ausgangspunkt dient: die „Soziobiologie", eine Forschungsrichtung innerhalb der Biologie, spezieller der Verhaltensforschung, die nach genetischen Ursachen tierischen und damit auch menschlichen Verhaltens fragt. Sie ist sehr früh auf den „Gen-Zug" aufgesprungen und diskutierte spätestens seit der voluminösen Veröffentlichung „Sociobiology. The New Synthesis" von Edward O. Wilson im Jahre 1975 und einigen weiteren populären Veröffentlichungen – wie z.B. „Das egoistische Gen" von Richard Dawkins aus dem Jahre 1978 – die Frage nach genetischen Ursprüngen menschlichen Sozialverhaltens in einer zunehmend breiteren Öffentlichkeit, vor allem im angelsächsischen Raum. Ihre zum Teil der Öffentlichkeit gar nicht bewusste kulturprägende Kraft hat natürlich Einfluss auf das Menschenbild einer breiten Öffentlichkeit, und dieses soll im ersten Kapitel des vorliegenden Bandes ins Bewusstsein gehoben werden. Das zweite Kapitel wendet sich dann der Gentechnik zu und diskutiert einzelne ihrer Aspekte aus kultureller, gesellschaftlicher und theologischer Perspektive. Im dritten und letzten Kapitel schließlich werden ausgewählte Anwendungsfelder und Kontexte der Gentechnik und mit ihr verwandter Forschungen vorgestellt, bevor ein Ausblick auf den schon ansatzweise beschrittenen, weiteren Entwicklungsprozess der Gentechnik zu Reflexionen über künftige Fragestellungen einlädt.

Werfen wir einen etwas detaillierteren Blick auf die einzelnen Beiträge, um Ihnen, der Leserin und dem Leser, Geschmack zu machen auf die Lektüre des gesamten Buches oder einzelner Abschnitte daraus.

Soziobiologie – Mensch – Religion

Franz M. Wuketits führt grundlegend ein in die Kontroverse um die Soziobiologie, die Thema des ersten Kapitels ist. Er lädt dazu ein, soziobiologische Konzepte nicht im ideologischen Kontext zu beurteilen, sondern sachlich zu prüfen. Im ersten Teil seines Beitrages stellt er einige der wichtigsten Konzepte der Soziobiologie vor, die Antworten zu geben versuchen auf die an Darwins Evolutionstheorie anknüpfende Frage, wie in einer Welt von lauter Egoisten, die nur auf ihren eigenen Fortpflanzungserfolg bedacht sind, kooperatives und altruistisches (helfendes) Verhalten entstehen kann. Als Grundkonzept nennt er den reziproken Altruismus („Wie du mir, so ich dir"), bei dem ein Individuum auf die volle Ausschöpfung seiner eigenen Fortpflanzungsmöglichkeiten zugunsten anderer zunächst verzichtet, jedoch damit rechnen kann, dass sein Verhalten bei anderer Gelegenheit belohnt wird, sich also in der Gesamtbilanz auszahlt. Ein weiteres Konzept ist das der Verwandtschaftsselektion, das jedoch nur altruistisches Verhalten unter Blutsverwandten erklären könne und bei dem Vertrautheit eine wichtige Rolle spiele. Wuketits stellt in diesem Abschnitt die Bedeutung von Kosten-Nutzen-Überlegungen in der Soziobiologie heraus: Verhaltensweisen werden unter ökonomischen Gesichtspunkten betrachtet, so dass sich sowohl Pflege des Nachwuchses als auch Infantizid als nutzbringend herausstellen können. Wuketits betont, dass die Soziobiologie nicht nach proximaten, also nächstliegenden, sondern nach ultimaten Ursachen suche, nämlich in der Tiefe unserer Evolution liegenden Verhaltensantrieben. Entgegen dem Determinismus-Vorwurf, der immer wieder an die Adresse der Soziobiologie gerichtet wird, betont er, dass die Soziobiologie zwar eine genetische, aber keine deterministische Theorie sei, da eine ausreichende (genetische) Plastizität Ergebnis der Stammesgeschichte sei, so dass genetisch verankerte Verhaltensdispositionen individuell variieren können. Er sieht die alte Kluft zwischen Natur und Kultur als überwunden an, auch wenn z.B. der Mensch nur in dem Maße Kulturwesen sei, dem ihn seine Natur befähigt, Kultur zu schaffen. So seien dann auch moralische und juristische Regeln wie Altruismus oder das Inzestverbot letztlich Ergebnis unserer Stammesgeschichte. Der Mensch, so schließt er, würde von der Soziobiologie nicht als determiniertes Wesen gezeichnet, sondern in „eher schillernden Farben, als ein[en] Affe[n], der die Fähigkeit erlangt hat, über die Bedingungen seiner eigenen Existenz in der Welt der Lebewesen nachzudenken. Immerhin."

Der Beitrag von *Hubert Meisinger* beschäftigt sich mit Liebe und Altruismus aus einer neutestamentlichen und human-soziobiologischen Perspektive und versteht sich als Angebot für einen Dialog zwischen Theologie und Naturwissenschaft. Ein erster Ansatzpunkt stellt die Überlegung dar, dass eine Religion, in deren theologischem Mittelpunkt die Aussage vom stellvertretenden Leiden Jesu am Kreuz zum Wohle der gesamten Menschheit steht, eine biologische Forschung nicht ignorieren dürfe, die im Rahmen eines evolutionären Weltbildes die Entstehung von altruistischem Verhalten in den Mittelpunkt ihrer Forschung stellt. Die vorgestellte These lautet, dass es drei Themenkomplexe mit jeweils spezifischen Fragestellungen gibt, die sowohl in den synoptischen, neutestamentlichen Texten als auch in der soziobiologischen Altruismus-Diskussion leitend sind: (1) ein Erweiterungsbewusstsein als Frage nach den Adressatinnen und Adressaten der Liebe oder des altruistischen Verhaltens und die Erweiterung dieses Kreises über den allernächsten Nächsten hinaus; (2) ein Überforderungsbewusstsein als Frage nach den Möglichkeiten des Menschen, der durch Gebote der Liebe oder altruistische Mahnungen überfordert zu sein scheint, und (3) ein Schwellenbewusstsein als Frage, ob die Liebe oder der Altruismus nicht einen Schritt auf einen neuen Menschen und eine neue Welt hin darstellt oder dessen bedarf. Meisinger zeigt, dass die drei synoptischen Evangelien Matthäus, Markus und Lukas im Zusammenhang mit dem Liebesgebot jeweils eines dieser Themen in den Vordergrund stellen: Matthäus das Überforderungsbewusstsein, Markus das Schwellenbewusstsein und Lukas das Erweiterungsbewusstsein. In der Human-Soziobiologie stellt die Frage nach dem Adressatenkreis der Liebe und damit das Erweiterungsbewusstsein das Kriterium dar, anhand dessen soziobiologische Erklärungsmodelle von Altruismus bewertet werden. Da die Theorien der Gruppenselektion, der Verwandtschaftsselektion und des reziproken Altruismus eine hinreichende Erklärung für altruistisches Verhalten über den allernächsten Nächsten hinaus geben können, wird der Mensch soziobiologisch als ein Wesen gezeichnet, das für dieses Verhalten rein genetisch betrachtet nicht ausgestattet ist (Überforderungsbewusstsein). Vielmehr müssen kulturelle Aspekte mit einbezogen werden, um dieses die Verwandtschaft überschreitende Verhalten zu erklären (Schwellenbewusstsein). Meisinger endet mit einer kurzen Diskussion zweier amerikanischer Entwürfe im Rahmen des Dialogs zwischen Theologie und Soziobiologie. Beim ersten werde der Mensch als homo sapiens religiosus bezeichnet, der nur aufgrund seiner Religion zu altruistischem Verhalten befähigt sei. Der zweite Entwurf ist geprägt vom Gedanken der geschaffenen Mitgeschöpflichkeit des Menschen als imago die (Ebenbild Gottes). Dieser sei von Gott mit der Fähigkeit zu altruistischer Liebe geschaffen, die – da der Mensch auf Zukunft und Freiheit hin angelegt sei – eschatologisch bestimmt sei.

Dass Religion im Zuge der zunehmenden Naturalisierung des Menschenbildes nicht nur Explanans (Erklärendes), sondern als Explanandum (zu Erklärendes) selbst den Kategorien der biologischen Evolution unterworfen ist, steht im Mittelpunkt des Beitrages von *Caspar Söling*: Welchen Selektionsvorteil bietet Religiosität, die zur biologischen Konstitution des homo sapiens sapiens gehöre? Wie konnten die daran beteiligten Gehirnareale evolvieren? Handelt es sich um eine biologische Angepasstheit oder ein biologisch funktionsloses Epiphänomen anderer biologischer Merkmale des Menschen? Er geht diesen Fragen mit Hilfe der Methode der Evolutionären Psychologie nach, die im Gehirn ein informationsverarbeitendes System sieht, das nach bestimmten „Evolutionären Algorithmen" funktioniere, die durch natürliche Selektion geformt und entsprechend genetisch weitgehend fixiert seien. Söling untersucht die vier konstituierenden Elemente jeder verfassten Religion: Mystik, Mythen, Ethik und Rituale, beschreibt dabei in einem ersten Schritt jeweils das religiöse Phänomen, dann den zugrunde liegenden evolutionären Algorithmus und schließlich den damit verbundenen evolutionären Vorteil. So beschreibt er beispielsweise den religiösen Mythos als ein weitgehend kohärentes Erfahrungssystem, das die Erfahrungen von Kontingentem, Chaos und Vieldeutigkeit erschließe und sie mit Sinn besetze. Mythen seien auf ihre kognitiven Grundlagen hin untersuchbar, was jedoch noch zu leisten wäre. Der evolutionäre Vorteil von Mythen bestehe darin, Bindung, Gemeinschaftssinn und eine soziale Identität zu erzeugen. Er folgert aus seinen Überlegungen, dass Religiosität ein biologisch funktionales Phänomen darstellt, das im Zuge einer zunehmenden kognitiven Plastizität des Menschen entstanden sei und das als Grundkonstituente des Menschen einer Evolutionären Religionstheorie bedürfe.

Kultur – Gesellschaft – Theologie

Mit dem Beitrag von *Ulrich Gebhard* beginnt das zweite Kapitel, das sich im Kontext von Kultur, Gesellschaft und Theologie mit Menschenbildern im Zeitalter der Gene beschäftigt. Ulrich Gebhard betont, dass in der öffentlichen Diskussion über die Gentechnik Alltagsmythen eine Rolle spielten, die als komplementäre Rationalitäten zur naturwissenschaftlichen Rationalität zu denken sind. Es handele sich dabei um subjektive Symbolisierungsprozesse bei Laien wie Fachleuten, durch die erst die objektivierbaren Fakten der Wissenschaft zu Elementen der Lebenswelt würden. Er rekonstruiert solche Alltagsmythen empirisch anhand einer Untersuchung von Gruppendiskussionen mit Hamburger Jugendlichen und jungen Erwachsenen zwischen 16 und 23 Jahren. Die wichtigste Rolle spielt dabei die Doppelnatur des Menschen als biologisches Naturwesen einerseits und als historisches Kultur- und Geistwesen andererseits. Als im Biologischen verankertes Naturwesen ist der Mensch evolutionär verankert und „naturalisiert". Die Natur wird dabei für den Menschen zur Orientierung stiftenden Norm erhoben, und Gesundheitsorientierung erlangt zentrale Bedeutung. Die Veränderungskraft des Menschen wird als „natürliche Künstlichkeit" verstanden. Als historisches Kultur- und Geistwesen erdenkt der Mensch neue Formen und Muster zwischen befreiender Neugier und frevelhafter Grenzüberschreitung, seine Veränderungskraft versteht sich komplementär als „künstliche Natürlichkeit".

Corinna Hößle schließt mit ihrem Beitrag an den vorangehenden an. Sie untersucht bei Schülerinnen und Schülern im Alter zwischen 17 und 19 Jahren, welche naturwissenschaftlich-deskriptiven und welche religiösen Vorstellungen bei der Beantwortung der Frage nach dem Beginn des menschlichen Lebens eine Rolle spielen: ‚Wann ist der Mensch ein Mensch?' als exemplarische Frage nach dem Umgang mit neuen, ambivalenten Technologien (konkret am Beispiel der embryonalen Stammzelltherapie), die zwar eine Aussicht auf Heilung durch Leidminderung versprechen, dabei aber das menschliche Leben in seiner Existenz berühren. Nach einer kurzen Einführung in die Stammzell-Thematik stellt sie sowohl naturwissenschaftlich als auch theologisch und philosophisch geprägte Überlegungen im Hinblick auf den Beginn menschlichen Lebens vor, die sie anschließend empirisch mit den Vorstellungen der von ihr untersuchten Schülerinnen und Schüler „abgleicht". Es zeigt sich dabei, dass für die Mehrzahl der Schülerinnen und Schüler menschliches Leben mit der Befruchtung beginnt. Andere Aussagen (z.B. Herztätigkeit) weisen auf eine Diskrepanz zwischen Kriterienbenennung und Zuordnung des Kriteriums zum entsprechenden Entwicklungsstadium der Embryonen hin: Zum Teil fehlt also eine solide naturwissenschaftliche Wissensgrundlage, die jedoch beim Prozess ethischer Urteilsbildung unbedingt vorausgesetzt werden muss. Hößle plädiert in diesem Zusammenhang für eine stärkere Vermittlung naturwissenschaftlichen Fachwissens in der Schule – der Ort, an dem dieses mit den von Gebhard so genannten „Alltagsmythen" der Schülerinnen und Schüler zusammentrifft. Hößle untersucht nicht Alltagsmythen im Allgemeinen, sondern die religiöse Vorstellungswelt der Schülerinnen und Schüler im Besonderen. Hier zeigt sich, dass alle Schülerinnen und Schüler an die Existenz Gottes glauben. In Anlehnung an das strukturgenetische, hierarchische Modell religiöser Entwicklung von Oser und Gmünder, das Hößle geringfügig modifiziert, sind einzelne Schülerinnen und Schüler dabei dem

Glaubenstyp der leicht eingeschränkten religiösen Autonomie oder dem deistischen Glaubenstyp zuzuordnen. Auffallend sei, so folgert sie, dass die Beantwortung der Frage nach dem Beginn menschlichen Lebens nicht allein anhand
naturwissenschaftlicher Kriterien erfolgte, sondern sehr differenzierte, individuell geprägte religiöse Glaubensbilder der Schülerinnen und Schüler aktivierte.
Naturwissenschaftlicher Unterricht müsse daher auf diese bereits bestehenden
Konzepte der Schülerinnen und Schüler eingehen, um nicht nur eine solide Wissensgrundlage zu schaffen, sondern auch persönlichkeitsbildende Orientierungshilfe und Sinnkonzepte vorzustellen und kritisch zu diskutieren. Diese Stimulation der Persönlichkeitsbildung durch Konfrontation mit religiösen Sinn- und
Wertsystemen könne auch dazu führen, dass die nächste religiöse Entwicklungsstufe in den Horizont der einzelnen Schülerin oder des einzelnen Schülers ge-
lange.

Erhard Geißler betont in seinem Beitrag zur militärischen Bedeutung der Gentechnik deren Janusköpfigkeit im Sinne einer „dual-use" Technik: Sie könne
zum Wohle des Menschen oder zu seinem Schaden genutzt werden, für zivile
oder militärische beziehungsweise kriminelle oder terroristische Zwecke, und im
militärischen Bereich mit offensiver oder defensiver Intention, vor allem im Zusammenhang mit der Entwicklung, Produktion und Anwendung biologischer
und Toxin-Waffen oder zum Schutz vor solchen Kampfmitteln. Er bedauert
ausdrücklich, dass die 1975 in Kraft getretene Bio- und Toxinwaffenkonvention
durch Veto der USA nicht durch ein Zusatzprotokoll über ein entsprechendes
Kontroll- und Überwachungssystem ergänzt werden konnte, mit dem der Missbrauch der molekularen Biotechnologien eher zu verhindern wäre. Immerhin
habe die Konferenz von Asilomar ebenfalls aus dem Jahre 1975 gezeigt, dass
Wissenschaftler zum ersten Mal in der Wissenschaftsgeschichte von vornherein
die Folgen ihres Tuns bedachten und sich einem freiwilligen Forschungsstop
unterworfen hätten – auch wenn die Biowaffen-Thematik letztlich nicht zur Tagesordnung der Konferenz gehört hätte. Zu seiner eigenen Überraschung stellt er
fest, dass sich ein Vierteljahrhundert nach Einführung der molekularen Biotechnologien mit ihren Möglichkeiten der Optimierung noch keine praktischen fatalen Folgen gezeigt hätten: Es seien im ersten Vierteljahrhundert des „Zeitalter
der Gentechnik" weitaus weniger Menschen durch diese „Atombomben des
kleinen Mannes" zu Schaden gekommen oder gar umgebracht worden als durch
den privaten Gebrauch von Schusswaffen. Auch im Irak-Krieg seien keine Soldaten durch biologische Massenvernichtungsmittel ums Leben gekommen, wohl
aber durch „friendly fire". Da aber sogenannte „Superkiller" auch im Verlauf

von Experimenten entstehen könnten, die überhaupt nicht zur Entwicklung biologischer Kampfmittel gedacht waren, und da selbst B-Schutz-Aktivitäten janusköpfig seien, da sie die Kenntnis der offensiven Aktivität voraussetzen, plädiert er für eine transparente und internationale Kooperation mit einer globalen Allianz gegen biologische Bedrohungen aller Art – auch zum Schutz vor „emerging diseases" wie SARS oder schon besiegt scheinenden Antiobiotika-resistenten Tuberkulose-Erregern.

Theologisch-ethische Anmerkungen durch *Georg Pfleiderer* zu einigen grundsätzlichen Fragen der Gentechnik schließen sich an. Pfleiderer beginnt mit Überlegungen zum Verhältnis von Religion und Technologie und beschreibt, wie bei dessen Bestimmung Deskriptives und Normatives ineinander übergeht. Technologische Innovationsprozesse würden im Religionssystem genauso unterschiedlich und divergent beurteilt wie im Recht, in der Politik und der Kunst. Die Beurteilung hinge zudem davon ab, dass alle diese Systeme den allgemeinen gesellschaftlich-technologischen Wandlungsprozessen unterlägen. Als Kriterium ethisch-theologischer Urteilsbildung in Sachen Gentechnologie entwickelt er das principium individuationis: Individuelle Personalität und fernerhin Menschenwürde seien positiv-theologisch formuliert keine empirische Eigenschaften, sondern die von Gott herkommende eschatologische Bestimmung jedes Menschen. Mit diesem Kriterium an der Hand diskutiert er neben der In-vitro-Fertilisation die Präimplantationsdiagnostik (PID) und die embryonale Stammzellforschung. Für die IVF, deren Konfliktpotenzial er in der billigenden Inkaufnahme der Zerstörung menschlichen Lebens sieht, kommt er zu dem Schluss, dass embryonales menschliches Leben zwar einen hohen Schutz genieße, der aber, da die Rückbindung an den mütterlichen Leib fehle, kein absoluter Schutz sei wie im Falle einer individuellen Person. Die Fragen, die durch die PID aufgeworfen werden, verschärfen seiner Meinung nach die Frage nach der ethischen Dignität embryonalen Lebens. In theologischer Perspektive ginge es letztlich um Verantwortung vor Gott, die den Eltern als Träger dieser Verantwortung weder abgenommen noch weggenommen werde könne. Im Hinblick auf die embryonale Stammzellforschung zieht er zwei Konsequenzen: Zum einen müssten Trauerrituale im Umgang mit dem noch nicht zur Entwicklung bestimmten, kryokonservierten menschlichen Leben entwickelt werden. Zum anderen könne es eine hochrangige und dann ethisch zu legitimierende Forschung geben. Als (zuhöchst zynischen) Grenzgedanken formuliert er, dass embryonale Stammzellforschung es den entsprechenden Embryonen ermögliche, durch ihren Dienst für anderes individuell-personales Leben am der Lebensgemeinschaft insgesamt „teilzunehmen".

Mit dem Beitrag von *Uwe Gerber* endet das zweite Kapitel. Sein Interesse ist es, die verschiedenen Klonierungswünsche phänomenologisch zu typologisieren, ungeachtet ihrer aktuellen Realisierbarkeit. Einleitend beschreibt er die „Auto-Inkarnations"-Darstellung, die sich im Thriller „The 6th Day" ausdrückt, und erläutert kritisch die Unterschiede zwischen therapeutischem und reproduktivem Klonen. Dabei macht er auf eine beginnende Veränderung in unserer gesellschaftlichen Einstellung zum Klonen aufmerksam, nämlich weg von einem mitteleuropäisch-kantianischen, eher rational-deduktiv orientierten Ethik- und Rechtsverständnis hin zu einer utilitaristisch geprägten, eher angloamerikanischen, an Einzelfällen orientierten Ethik- und Rechtskonzeption. Seine Typologie umfasst: a) den „Größenwahnsinnigen", der autistisch durch die permanente Präsenz seiner selbst das ewige Ende der „Heilsgeschichte" produziere; b) den patriarchalen Ich-Verdoppler, der nach permanenter Identität, Selbstbezüglichkeit und Selbstverdopplung strebt und auf seiner Ich-Jagd seinen Klon-Spiegel zugleich hat wie zerstört; c) den Narzissten, bei dessen Wunsch nach einem zweiten Ich sich Selbst-Liebe und Selbst-Hass kreuzen und der damit eine Verstärkungen gegen die Kränkungen der Welt gewinnt, ja zum Offenbarer seiner selbst wird und dem Schrecken der Machtlosigkeit widersteht; d) den Sehnsüchtig-Einsamen, der den Klon als prolongiertes Kuscheltier und Spielkameraden wünscht, über den er Macht ausüben kann zum Zwecke der Selbstinszenierung im Gefolge des Unabhängigkeits-Individualismus der Aufklärung; e) den altruistischen Spender und Designer, der ein Kind klonen will zwecks Heilung des Urbild-Kindes, aber bei diesem ausgelebten Helfersyndrom, getarnt als Ethik des Heilens, übersieht, dass Instrumentalisierung menschenunwürdig ist und unnatürliche Verwandtschaftsverhältnisse geschaffen werden; f) das Klon-Opfer, das sich mit einem Klon still stellt und keine Möglichkeit mehr schafft, mimetisch zu lernen, dabei aber den Sinn seines Lebenskonzeptes enthüllt; und schließlich g) den Erotik- und Sex-Töter, bei dem Erotik und Sexualität als potenziell subversives Wirkmoment ausgeschaltet sind. Gegen diese verschiedenen Motivationen weist Gerber auf die Anwaltschaft der Menschenwürde hin, mit dessen Hilfe die Nachkommen nicht ihres Rechtes auf Einmaligkeit und Individualität beraubt werden könnten und anhand derer die nicht zu bremsende menschliche Neugier als Triebfeder des Klonens gebremst werden müsse.

Anwendungsfelder – Kontexte – Ausblick

Eva Pelkner eröffnet mit einem Beitrag zur Debatte um die Präimplantationsdiagnostik dieses dritte Kapitel. Nach einer kurzen Beschreibung der technischen Seite der PID stellt sie Pro und Contra in der aktuellen Debatte dar. Sie sieht in der Leidvermeidung das vorrangige Argument der Befürworter der PID, und dies unter drei Aspekten: Vermeidung von Nachwuchs mit schweren Erbkrankheiten, Verringerung der körperlichen und seelischen Belastung für die behandelte Frau und Verbesserung der Erfolgschancen bei IVF, einhergehend mit einer Erfüllung des Kinderwunsches. Die Ambivalenz dieser Aspekte diskutiert sie anschließend mit Argumenten, die sich gegen die PID aussprechen. So weist sie z.b. auf neue Forschungsergebnisse hin, die die Zweifel an der Sicherheit und dem Sinn der PID selbst verstärkten: Es sei nicht ausgeschlossen, dass dieses Verfahren, das für sich in Anspruch nehme, Leid zu vermindern, zukünftige Kinder und auch die Mütter viel größerem Leid aussetze. Außerdem werde ein technischen Zwängen ausgesetzter selbstreferenzieller Kreislauf in Gang gesetzt – die Anerkennung und der Einsatz einer Technik führe zur Notwendigkeit der Anerkennung und des Einsatzes einer anderen Technik. Dies macht sie am Beispiel des möglichen Zusammenhangs von PID, IVF, der Intrazytoplasmatischen Spermieninjektion (ICSI) und der Pränataldiagnostik deutlich. Dabei benennt sie auch die „Wunschkind-Problematik". Von feministisch-ethischer Perspektive erhebt sie vier Einwände zu der aktuellen Debatte: (1) Frauen wehren sich gegen die Instrumentalisierung von Frauenbedürfnissen für Forschungsinteressen. (2) Einer „Sozialpflichtigkeit des Frauenkörpers" in bezug auf die „Nachwuchsqualität" sei entgegen zu treten. (3) PID verschärfe das Bild von der Frau als „gläserner Brutkasten" und der genetisch „unbefleckten Empfängnis". Und (4) PID könne und werde weltweit zunehmend zur Geschlechtsselektion pervertiert. Vor diesem Hintergrund plädiert sie als Alternative zu einer Substanz- oder Objektschutz-Ethik für eine kontextsensible Ethik der Bezogenheit, innerhalb derer eine Neubestimmung des Menschenwürde-Begriffes stattfinden müsse. Sie schließt mit Thesen zu Leitragen eines Workshops der GRÜNEN zu „PID im europäischen Vergleich".

Mit den ethisch-anthropologischen Implikationen der Schutzbegründung durch Totipotenz setzt sich *Christoph Rehmann-Sutter* auseinander, in der Sprache von Pelkner: Rehmann-Sutter diskutiert einen bestimmten Aspekt einer Objektschutz-Ethik, nämlich den der Totipotenz, mit der u.a. das Embryonenschutzgesetz die Schutzwürdigkeit von Embryonen begründet. Er diskutiert detailliert die

Bemühungen, das Totipotenz-Kriterium empirisch zu belegen, und zeigt, dass sie bis heute zu keinem eindeutigen Ergebnis geführt hätten und strenggenommen nicht möglich seien ohne Einigkeit über die genauen experimentellen Bedingungen. Darüber macht er deutlich, dass es sich bei dem Begriff Totipotenz sprachlich um ein metaphysisch-wissenschaftliches Oxymoron handelt, dessen einer Teil „totus" ein empirisch nachprüfbares Kriterium impliziere, während „potentia" kein naturwissenschaftlich-experimentell operationalisierbarer Begriff sei. Von daher rühre – trotz oder gerade wegen seiner Rolle als Abgrenzungskriterium – letztlich auch die Unschärfe dieses Begriffs und seine Unfassbarkeit, die oft geprägt sei von einem „aktualistischen Fehlschluss", bei dem von der Wirklichkeit auf das Nichtbestehen von Möglichkeiten geschlossen werde. Ähnlich wie Pfleiderer kritisiert er einen Begriff von Menschenwürde, der sich an einem wie dargestellt ambivalenten Totipotenz-Kriterium festmache, der in naturwissenschaftlich-deskriptiver, metaphysisch-ontologischer und moralisch-normativer Semantik je unterschiedlich begegne. Als Alternative zum Totipotenz-Begriff in moralisch-normativer Semantik schlägt er wie Pelkner den Begriff der Beziehung vor, den er mit dem Potentialitätsargument koppelt und im Anschluss an Foucault anhand der Frage nach der Selbstpraktik erläutert, die jeder Moral implizit sei: Anerkennung des menschlichen Werdens als einer Praxis, einer Bewegung, die in sich selbst als Vollzug den Sinn trägt, nicht als einer Poiesis, den Prozess einer Herstellung, wie er sich in der aktuellen Sprache als „Herrschaft der Gene" manifestiere.

Andreas Gerber nimmt einen späteren Zeitpunkt des Menschseins in den Blick, den der Frühgeborenen, und versteht dies als Anfrage an unser Menschenbild und unsere Wahrnehmung von Personen. Als Zugang wählt er die ethische und gleichermaßen ästhetische Frage, wie unterschiedliche Personen Frühgeborene empirisch wahrnehmen bzw. welche Wahrnehmungen ermöglicht und zugelassen, mithin moralisch erlaubt seien. Er betont die Unsicherheit einer Grenzziehung des Leben- bzw. Sterbenlassens und stellt, ohne eine Antwort auf die Frage nach dem „Geheimnis der Menschwerdung" besitzen zu wollen, fest, dass sich das Bild der Menschen beginnend mit dem Bild eines properen rosigen schreienden Neugeborenen verändert habe. Das klassische Charakteristikum der Autonomie als Beschreibung des Menschseins werde hinfällig und könne seiner Meinung nach nur durch ein Verständnis von Menschsein erneuert werden, das sich als Sein zum Anderen hin versteht, den ich beobachtend, an ihn mich herantastend, ihn mit seinen Wünschen wahrzunehmen versuche, um daraus zu verstehen, was jetzt „richtig" sein könnte. Es geht mit anderen Worten um nicht objektivierbare, aber beobachtbare interaktive Zeichen, um ein Angewiesen- und In-Beziehung-Sein als Grundkonstituente des menschlichen Lebens und die einem jeden Kind eigene Form der Kommunikation. Die „klassischen" Argumente des Leben- und Sterbenlassens wie z.b. das Heiligkeits-Argument, das Neutralitäts-Argument und andere werden von ihm in ihrer oft entscheidungsbegründenden Funktion dekonstruiert. Auch spricht er sich dagegen aus, dass nach der (glücklicherweise geschehenen) Ablösung des Modells der partriarchalen (paternalistischen) Medizin nun das Modell des Verfügungsrechtes von Eltern allein gelten solle. Vielmehr müsse es um ein Beziehungsmodell von Ärztinnen und Ärzten, Eltern, Kind und beteiligten Personen gehen, die sich bei einer Entscheidungsfindung über Leben- oder Sterbenlassen anhand der vier von ihm entwickelten Kriterien Vermittelbarkeit, Vertretbarkeit, Gangbarkeit und Lebbarkeit zu einer gemeinsamen Entscheidung durchringen – immer im Bewusstsein der Schuld, theologisch der Sünde, eine im Grunde nicht entscheidbare Entscheidung treffen zu müssen bzw. getroffen zu haben.

Nicht das Sterben am Beginn des Lebens, sondern Sterbehilfe als Selbsterlösung steht im Mittelpunkt des Beitrages von *Ludger Fittkau*. Nach einer kurzen einleitenden Darstellung der gegensätzlichen Positionen der beiden Verfasser der „Dialektik der Aufklärung", Horkheimer, der ein Sterbehilfeamt forderte, und Adorno, der eine solche Idee einer Verwaltung des Todes für einen extremen Ausdruck der Verdinglichung des Menschen hielt, stellt Fittkau heraus, dass die Strategie der (Selbst-)Tötung bestimmter „leidender" Individuen sowie aus der Sicht des Gemeinwesens „überzähliger" Bevölkerungsgruppen Ende des 19. Jahrhunderts zunächst nicht von Medizinern, sondern von malthusianisch und sozialstatistisch geprägten Ökonomen, Biologen und Sozialwissenschaftlern entworfen und zur Forderung gemacht wurde. Auch der Biologie schreibt er eine führende Rolle zu, da es Biologen gewesen seien, denen es zu Beginn des 20. Jahrhunderts gelungen ist, einen Teil der Mediziner und vereinzelt auch Kirchenmänner für den neuen, eugenisch geprägten Umgang mit behinderten und todkranken Menschen zu gewinnen. Dies habe letztlich zur Gründung des Deutschen Monistenbundes (DMB) 1906 geführt. Er „enttarnt" die von ihm so bezeichnete „realsozialistische Legende" vom Atheisten und Reformer Haeckel, dem „Gründervater" des Monistenbundes, und stellt ihn als Vorkämpfer eines aggressiven Sozialdarwinismus dar, der mit „Autolyse" (Selbsterlösung) einen neuen Begriff geprägt habe, der Tötung auf Verlangen ebenso einschließe wie die Tötung „Minderwertiger" ohne Einwilligung. Den religiösen Charakter des Monistenbundes unter dem Deckmantel der Wissenschaft sieht er in der naturnahen Trinität des „Wahren, Guten und Schönen" begründet, die den monistischen Ansatz präge. So charakterisiert er insgesamt die Sterbehilfe als eine Sozialtechnik mit biopolitischer und zivilreligiöser Bedeutung, deren Befürworter noch bis heute die Idee einer „post-religiösen" Kirche hegten.

Der letzte Beitrag von *Ted Peters* rundet die Betrachtungen ab und liefert eine internationale theologische Perspektive auf die Zukunft des Humangenom-Projektes (HGP). Peters beschreibt die erste Phase des HGP von 1987 bis 2004, in der die nun vorliegenden Erkenntnisse über die Zusammensetzung des menschlichen Genoms erforscht worden sind, u.a. mit einigen überraschenden Ergebnissen wie der Tatsache, dass wir mit etwa 30.000 Genen nur über etwa 30% der ursprünglich vermuteten Anzahl verfügten und dabei sogar von Reis „übertroffen" werden, der etwa 50.000 Gene besitzt. Die „Essenz" menschlichen Lebens sei damit unmöglich an unsere DNA und unsere Gene zu koppeln. In der nun anstehenden, zweiten Phase des HGP werde auch von Naturwissenschaftlern wie Francis Collins eine engere Zusammenarbeit von Naturwissenschaftlern und Nicht-Wissenschaftlern, Sozialwissenschaftlern, Philosophen, Theologen und Ethikern eingefordert, um die anstehenden Fragen zu klären und einer genetischen Diskriminierung zu wehren, die zu einer neuen rassistischen Ungleichheit führen könne. Vor diesem Hintergrund erläutert Peters schließlich sein Konzept von Dignität. Im Gegensatz zu einer aufklärerischen Tendenz, Dignität als dem Menschen eingeboren anzusehen und damit die (zu einfache) Möglichkeit zu eröffnen, menschliche Dignität naturalistisch an die Gene zu binden, betont er, dass Dignität immer zuerst als verliehene und übertragene Dignität zu verstehen sei, die erst in einem zweiten Schritt zu einer intrinsischen Dignität werde. Dignität steht einer Person zu, nicht einem chemischen Substrat, sie entsteht in der Relationalität Gott-Mensch-Mitmensch und ist grundsätzlich proleptisch-eschatologisch bestimmt: Wer wir sind, wird von der Zukunft her offenbar werden und kann heute nur antizipierend vorweggenommen werden.

Wir hoffen, Sie als Leserin und Leser dieses Buches damit eingestimmt zu haben, weiter zu blättern und die Beiträge in ihrem Zusammenhang oder nach Ihrem Interesse detaillierter zur betrachten.

Den Autorinnen und Autoren danken wir sehr herzlich für die Bereitstellung der Manuskripte und die kooperative Zusammenarbeit, Frau Dr. Susanne Dungs für das Korrekturlesen. Frau Melanie Sauer vom Peter Lang Verlag ein herzliches Dankeschön für die Betreuung bis zur Drucklegung und Anzeige des

Buches. Herrn Oberkirchenrat Dr. Walter Bechinger als Mitherausgeber der Reihe „Darmstädter Theologische Beiträge" sei Dank gesagt, dass dieser Band in dieser Reihe veröffentlicht werden konnte. Herzlichen Dank der Evangelischen Kirche von Hessen und Nassau und den Verantwortlichen des „Science and Religion Course Programmes" des Centers for Theology and the Natural Sciences (CTNS) in Berkeley/USA, hier vor allem Ted Peters, für die Gewährung von Druckkostenzuschüssen. CTNS hat bereits 1999 im Rahmen seines Programms einen Preis an die Evangelische Studierenden-/Hochschulgemeinde Darmstadt vergeben für ein Seminar eines der beiden Mitherausgeber dieses Bandes, Dr. Hubert Meisinger, über „Freundschaftliche Wechselwirkung oder unüberbrückbarer Gegensatz – Naturwissenschaft und Theologie im Dialog", in dem u.a. aktuelle Aspekte des soziobiologisch-theologischen Dialogs im Vordergrund standen.

Wir möchten Sie, liebe Leserin, lieber Leser, zu einer anregenden und dialogermöglichenden Lektüre herzlich einladen.

Uwe Gerber   Hubert Meisinger

Soziobiologie – Mensch – Religion

Franz M. Wuketits

Prädestination durch Gene?
Zu den Kontroversen um das Menschenbild der Soziobiologie

> Der Mensch ist das noch nicht festgestellte Tier,
> er ist irgendwie nicht „festgerückt".
> (Gehlen)
>
> Wir sind Überlebensmaschinen, aber mit dem Wort
> „wir" sind nicht nur wir Menschen gemeint. Es
> umfasst alle Tiere, Pflanzen, Bakterien und Viren.
> (Dawkins)

Einleitung

Meursault, die tragische Hauptfigur in Albert Camus' Erzählung *Der Fremde* muss, wegen eines Mordes zum Tode verurteilt, erkennen, dass Leben *Mitleben* bedeutet. Seinem Ende nahe, sieht er, wie ähnlich ihm die Welt, in der er gelebt hatte, eigentlich war, und hat nur noch einen Wunsch: „am Tag meiner Hinrichtung viele Zuschauer, die mich mit Schreien des Hasses empfangen" (Camus 1953 [1969, S. 122]). Der Mensch ist ein soziales Lebewesen, dem Liebe genauso vertraut ist wie Hass. Kein Mensch lebt für sich allein, mögen ihn Zuneigung oder auch nur Hass mit anderen seiner Artgenossen verbinden. Die moderne *Soziobiologie* beschäftigt sich mit den Grundlagen und den – mitunter paradox anmutenden – Ausformungen des sozialen Verhaltens beim Menschen und bei anderen Lebewesen und wirft einiges Licht auf das von Camus thematisierte Phänomen.

Allerdings wird ihr häufig ein genetischer Determinismus vorgeworfen. Ihre Kritiker behaupten, dass Soziobiologen das Verhalten der Lebewesen auf Gene reduzieren und auch für komplexe menschliche Verhaltensformen einzelne Gene verantwortlich machen. Sind diese Vorwürfe berechtigt? Ich will im vorliegenden Beitrag einige der wichtigsten Konzepte der Soziobiologie kurz vorstellen, um dann auf Kritikpunkte einzugehen und die Bedeutung der Soziobiologie für ein Menschenbild kurz darzulegen. Leider waren in der Vergangenheit viele der um die Soziobiologie geführten Auseinandersetzungen von ideologischen Vorurteilen stark beeinflusst. Mein Beitrag versteht sich daher auch als Einladung, soziobiologische Konzepte nicht im ideologischen Kontext zu beurteilen, sondern sachlich zu prüfen. Zwar sind viele der auch stark emotional getönten Kontroversen um die Soziobiologie mittlerweile einer nüchternen Diskussion gewichen, aber manche Missverständnisse um die Soziobiologie haben sich bis heute hartnäckig gehalten. Aus Raumgründen muss ich mich hier jedoch auf das Wesentlichste beschränken, und meine Darstellung kann nur den Charakter einer äußerst komprimierten Skizze haben.

Was ist Soziobiologie? Einige Grundgedanken und Konzepte

Soziobiologie ist das Studium des Sozialverhaltens der Lebewesen einschließlich des Menschen auf evolutionsbiologischer und genetischer Grundlage.[1] Das klingt zunächst gar nicht besonders aufregend. Als aber der amerikanische Zoologe Edward O. Wilson 1975 sein monumentales Werk *Sociobiology – The New Synthesis* auf den Markt brachte, löste er damit einen Sturm der Entrüstung aus. Die Entrüstung ging so weit, dass er anlässlich einer Tagung in Washington im Februar 1978 von einem seiner Gegner mit Wasser übergossen wurde. Dieser bei wissenschaftlichen Auseinandersetzungen heutzutage doch etwas ungewöhnliche Angriff war auf den Umstand zurückzuführen, dass sich Wilson „erdreistet" hatte, auch den Menschen in seine (soziobiologischen) Überlegungen einzubeziehen. Und da kennen viele (Menschen) keinen Pardon ... (Sein Gegner hat aber durch sein eigenes Verhalten Wilsons Annahmen auf unfreiwillige Weise bestätigt ...) Wilsons Buch ist eine umfangreiche Beschreibung der verschiedenen Sozietäten der Tiere, enthält aber in seinem letzten Kapitel die Behauptung, dass auch menschliche Sozialstruktur – selbst in ihren komplexen Ausdrucksformen, etwa im Moralverhalten – im wesentlichen nach den gleichen Mustern wie tierische gestrickt und auf evolutive, genetische Grundlagen zurückzuführen seien.

Der Mensch als Marionette seiner Gene – diese Schlussfolgerung wurde der Soziobiologie von ihren Kritikern häufig unterstellt. Einer von ihnen wusste aber schon vor zwanzig Jahren zu beruhigen: „Der reduktionistische Anspruch

---

[1] Neueste zusammenfassende Darstellungen in deutscher Sprache sind Voland (2000) und Wuketits (1997, 2002). Eine sehr umfassende kritische Darstellung der Kontroversen um die Soziobiologie liefert Segerstrale (2000).

von E. O. Wilson und seinen Epigonen wird wie viele andere umfassende Welt- und Menschenerklärungen in der geistigen Rumpelkammer der Wissenschaft abgelegt werden müssen" (Hemminger 1983, S. 103). Dass sich diese „Prognose" bis heute nicht bewahrheitet hat, muss freilich auch seine Gründe haben. Auf die Kritik an der Soziobiologie wird aber noch, wie gesagt, zurückzukommen sein. Hier bleibt indes gleich festzuhalten, dass es ungerechtfertigt ist, die Soziobiologie bloß auf einen reduktionistischen Anspruch zurückzuführen.

Nimmt man Evolution und Darwins Evolutionstheorie wirklich ernst, dann ist die Vermutung, dass sich auch soziales Verhalten – bei Tieren und Menschen – in der Evolution allmählich entwickelt habe, durchaus naheliegend, ja geradezu zwingend. „Weil Sozialverhalten eine ganz wesentliche Rolle in den Selbsterhaltungs- und Fortpflanzungsbemühungen der Organismen spielt, unterliegt es der formenden und optimierenden Kraft der evolutionsbiologischen Vorgänge" (Voland 2000, S. 1). Wie alle Lebenserscheinungen sind daher auch Verhaltensweisen im Allgemeinen und soziales Verhalten im Besonderen

⇒   in der Evolution durch Selektion oder natürliche Auslese entstanden (und werden von dieser gefördert, wenn sie ihren „Trägern" Vorteile bringen),

⇒   und als Anpassungsleistungen der jeweiligen Organismen an die jeweils gegebenen Lebensbedingungen zu erklären.

Die *Gruppenbildung*, die bei verschiedenen Organismenarten in mitunter sehr bemerkenswerten Formen auftritt (und natürlich schon lange vor der Etablierung der modernen Soziobiologie bekannt war), lässt klare Vorteile erkennen. Dem Individuum bietet die Gruppe einen gewissen Schutz vor Feinden, im Kollektiv kommt das Einzelwesen leichter zu Nahrung (die *gemeinsame* Jagd auf eine Beute ist effektiver) und in einer Gruppe aufwachsende Jungtiere haben die Möglichkeit, sich von den erwachsenen Individuen Überlebensstrategien sozusagen abzuschauen. (Von den Nachteilen, die die Gruppenbildung zweifelsohne auch hat, wollen wir im vorliegenden Zusammenhang absehen.) Und genau hier liegen wichtige Ansatzpunkte der Soziobiologie.

Zwei Beobachtungen sind in diesem Zusammenhang ganz entscheidend. Auf der einen Seite steht jedes Individuum jeder beliebigen Art vor dem Problem, sich erfolgreich fortzupflanzen. Dazu benötigt es Ressourcen, die es sich erst erkämpfen muss. So ist der Konflikt mit anderen Artgenossen, die Anspruch auf die gleichen Ressourcen erheben, programmiert. Darwin (1859) hatte klar erkannt, dass der *Wettbewerb ums Dasein* unter den Individuen derselben Art stattfindet. Anders gesagt: Artgenossen sind Gegner, Konkurrenten. Auf der anderen Seite beobachten wir aber bei vielen Arten eben den Zusammenschluss von Individuen zu Gruppen (Herden, Rudeln und so weiter) und in solchen Gruppen eine oft erstaunliche Kooperation und gegenseitige Hilfe. Wie bereits der russische Polyhistor und Anarchist Kropotkin (1910, S. 5) bemerkte: „Geselligkeit ist ebenso ein Naturgesetz wie gegenseitiger Kampf." Wie aber konnte in einer Welt von lauter Egoisten, die nur auf ihren eigenen Fortpflanzungserfolg bedacht sind, überhaupt kooperatives und altruistisches (helfendes) Verhalten entstehen?[2]

Ein Grundkonzept ist hier das des *reziproken Altruismus*. Darunter versteht man auf Gegenseitigkeit beruhende Hilfe, im Volksmund bekannt durch Wendungen wie „Eine Hand wäscht die andere" oder „Wie du mir, so ich dir". In soziobiologischer Diktion verhält sich ein Individuum als „reziproker Altruist", wenn es auf die volle Ausschöpfung seiner eigenen Fortpflanzungsmöglichkeiten zugunsten anderer zunächst verzichtet, jedoch damit rechnen kann, dass sein Verhalten bei anderer Gelegenheit belohnt wird, sich also in der Gesamtbilanz auszahlt. Ein Beispiel dafür sind die bei vielen in Gruppen lebenden Arten (etwa Murmeltieren oder Zwergmungos) anzutreffenden *Warnrufer*. Wittert ein Individuum einen herannahenden Feind (zum Beispiel einen Greifvogel), stößt es Laute aus, um seine Gruppengenossen zu warnen. Manche Tiere, die von besonders vielen Feinden bedroht werden – einem großen „Raubdruck" ausgesetzt sind –, haben ein sehr differenziertes System des Aufpassens und Warnens entwickelt. So die afrikanischen Zwergmungos, marderähnliche (aber

---

[2] Die Ausdrücke „Egoismus" („egoistisch") und „Altruismus" („altruistisch") werden in der Soziobiologie in einem sehr allgemeinen Sinn gebraucht: Ein Egoist ist jedes beliebige Lebewesen, das seine eigene reproduktive Eignung auf Kosten anderer erhöht; ein Altruist ist jedes beliebige Lebewesen, das die reproduktive Eignung anderer auf seine eigenen Kosten erhöht. Dabei wird selbstverständlich kein *Bewusstsein* vorausgesetzt. Und wenn es hier heißt, Lebewesen seien auf ihren eigenen Fortpflanzungserfolg „bedacht", dann ist das in einem metaphorischen Sinne gemeint. Auch der in der Soziobiologie häufig gebrauchte Ausdruck „Fortpflanzungsinteresse" impliziert natürlich nicht die Annahme, dass alle Tiere – selbst Ameisen, Termiten oder Bienen – ein *bewusstes Interesse* an irgendetwas haben. Im Übrigen gilt in der Natur das Prinzip:

Ein System muss einfach funktionieren, es braucht nicht zu „wissen", wie es funktioniert. Ein Schneckenhaus zum Beispiel ist eine logarithmische Spirale, obwohl die Schnecke über keine Logarithmentafeln verfügt (Dawkins 1994). Oder, wie schon der Franzose Antoine Dilly im 17. Jahrhundert treffend bemerkte: „Das Lamm flieht den Wolf, den es nie zuvor sah: Es braucht nicht erst im Plinius zu lesen, dass er sein Feind sei."

zu den Schleichkatzen zählende) Tiere, die der ständigen Bedrohung durch Schlangen, Greifvögel und räuberische Säugetiere ausgesetzt sind. Sie leben in kleinen Sippen und verfügen über ein überaus nuancenreiches System der Verständigung untereinander, wobei ihre akustische Kommunikation hauptsächlich aus relativ leisen Rufen besteht (vgl. Rasa 1988). Es liegt nahe, dass jeder einzelne Zwergmungo nur geringe Überlebenschancen hätte, würde er mit den anderen Mitgliedern seiner Gruppe nicht so intensiv kommunizieren und kooperieren.

Einfache Kosten-Nutzen-Überlegungen lassen die Vorteile erkennen, die der Warner aus seinem „selbstlosen" Verhalten zieht. Warnt ein Individuum seine Gruppengenossen nicht, dann laufen diese weiterhin unbesorgt umher und lenken erst recht die Aufmerksamkeit des Feindes auf die ganze Gruppe – und mithin auch auf das Individuum, das ihn zuerst erblickt hat (!). Natürlich könnte sich das Individuum, das einen Räuber entdeckt, lautlos davonschleichen, liefe aber durch seine Vereinzelung Gefahr, bald selbst Beute zu werden. Sich einfach zu verstecken, bringt auch nicht viel. Denn das Raubtier, das angesichts einer größeren Zahl von Beutetieren länger in der Nähe seiner Gruppe bleibt, wird mit einer gewissen Wahrscheinlichkeit auch noch dieses letzte Individuum entdecken.

Kurz gesagt: Es zahlt sich aus, eine gefährliche Entdeckung den anderen Gruppenmitgliedern rechtzeitig zu melden. Die daraus entstehenden Gruppenvorteile sind zugleich Vorteile des Individuums, das sich um die anderen „sorgt". Der Altruismus beginnt also sozusagen im eigenen Heim (vgl. Burnstein et al. 2002). In diesem Zusammenhang ist ein weiteres soziobiologisches Konzept sehr wichtig.

Es handelt sich um das Konzept der *Verwandtschaftsselektion*, wobei es um den positiven Effekt von Genen auf den Fortpflanzungserfolg von Verwandten geht, die nicht die eigenen Nachkommen sind. Das Phänomen des *Nepotismus* (Vetternwirtschaft) ist uns ja aus Politik und Wirtschaft und in unserem persönlichen Alltagsleben hinlänglich bekannt. Es gilt die Faustregel, dass – bei Tieren und Menschen – die Wahrscheinlichkeit des reziproken Altruismus umso höher ist, je enger die daran beteiligten Individuen verwandt sind. Ein Individuum kann schließlich auch von der *Gesamteignung* oder *inklusiven Fitness* profitieren. Das sind seine (individuelle) reproduktive Eignung *plus* der Fortpflanzungserfolg seiner Verwandten. Wenn ein Lebewesen unter Verzicht auf eigene Fortpflanzung seinen Verwandten bei deren Reproduktion hilft, sich beispielsweise um seine Neffen und Nichten kümmert, dann ist damit auch die Weitergabe seiner eigenen Gene in gewissem Maße gesichert. „Denn identische genetische Information steckt nicht nur in den direkten Nachkommen (im Mittel zu 50 Prozent), sondern auch in anderen Blutsverwandten. Mit einem Neffen oder einer Nichte ist ein Organismus zu immerhin noch 25 Prozent genetisch identisch. Wenn nun ein Bruder oder eine Schwester ... zwei zusätzliche Kinder aufziehen kann, schlagen diese beiden indirekten Nachkommen mit 2 mal 25 = 50 Prozent weitergegebener genetischer Information zugute – und das ist dann genauso gut, wie es ein eigenes Kind wäre (1 mal 50 Prozent)" (Sommer 2000, S. 12 f.). Allerdings kann das Konzept der Verwandtschaftsselektion nur das altruistische Verhalten unter Blutsverwandten erklären. Es lässt sich zeigen, dass „uneigennütziges" Verhalten auch unter nicht verwandten Individuen vorkommt. Hier spielt dann der *Vertrautheitseffekt* eine Rolle. So werden beispielsweise zwei Hunde, die seit ihrer frühesten Kindheit miteinander leben, obwohl sie nicht genetisch miteinander verwandt sind, eine viel stärkere Zusammengehörigkeit empfinden als zwei Hundebrüder, die früh getrennt wurden und die längste Zeit nichts miteinander zu tun hatten. Im Prinzip lässt sich sagen, dass unter dem Aspekt des Eigennutzes Kooperation und reziproker Altruismus in vielen Fällen langfristig die besten Strategien darstellen (vgl. z. B. auch Manning und Dawkins 1992).

Es ist sicher kein Zufall, dass der reziproke Altruismus offenbar im Wesentlichen von zwei Faktoren abhängt, nämlich

⇒ von der Verwandtschaft zwischen dem Altruisten und dem Nutznießer seines Verhaltens und/oder

⇒ von der Vertrautheit und Dauer der persönlichen Bekanntschaft.

Natürlich wird man von einem alten Freund viel eher Hilfe erwarten als von einer neuen, nur flüchtigen Bekanntschaft. Umgekehrt wird man einem alten Freund viel eher zu helfen bereit sein als jemandem, der einem kürzlich zufällig über den Weg gelaufen ist. Das ist nicht nur so beim Menschen, sondern auch bei anderen Arten, auch wenn dabei überhaupt keine bewusste Kalkulation im Spiel ist (siehe Fußnote 2).

Beim Menschen tritt der reziproke Altruismus hauptsächlich in folgenden Formen beziehungsweise Zusammenhängen auf (vgl. Trivers 1971):

1. Bei der Nahrungsteilung.
2. In Zeiten der Gefahr und der Krise (zum Beispiel bei Unfällen oder Naturkatastrophen).

3. Bei der Hilfe, die Verletzte, Kranke oder alte Menschen durch andere erfahren.
4. Im Zusammenhang mit Instrumenten und Geräten, die wir einander lei-
   hen.
5. Im Zusammenhang mit Ideen und Wissen, woran wir andere teilhaben
   lassen.

In vielen Fällen zeigt sich dabei, dass sein altruistisches Verhalten dem Geber nur geringe Kosten verursacht, dem Nehmer aber beträchtliche Vorteile bringt. Allerdings wird die Bereitschaft des Gebers, sich weiterhin altruistisch zu verhalten, davon abhängen, was er mittel- bis langfristig vom Nehmer erwarten darf. Einfach gesagt: Kommt nie etwas zurück, ist keine wie auch immer geartete Reziprozität in Sicht, dann wird der Geber seinen Altruismus einschränken oder ganz einstellen.

Es fällt auf, dass in der Soziobiologie viel von „Kosten" und „Nutzen" die Rede ist und Verhaltensweisen sozusagen unter ökonomischen Gesichtspunkten betrachtet werden. Diese Betrachtungsweise ist durchaus berechtigt, wird aber umso verständlicher, wenn man sich einen weiteren Gedankengang vor Augen führt. In der klassischen Verhaltensforschung oder Ethologie stand das *Artwohl* im Vordergrund. Das Verhalten des Individuums wurde im Hinblick auf seine arterhaltende Bedeutung interpretiert. Auch aggressives Verhalten wurde davon nicht ausgenommen. Eine angeborene *Tötungshemmung* sollte verhindern, dass ein Individuum einem Artgenossen ernsthaften Schaden zufügt. In diesem Sinne schrieb Lorenz (1963 [1984, S. 65]) folgendes: „Niemals haben wir gefunden, dass das Ziel der Aggression die Vernichtung der Artgenossen sei, wenn auch durch einen unglücklichen Zufall gelegentlich im Revier- oder Rivalenkampf ein Horn ins Auge oder ein Zahn in die Halsschlagader dringen kann und wenn auch unter unnatürlichen Umständen ... aggressives Verhalten vernichtende Wirkung entfalten kann." Aus soziobiologischer Sicht ist das Töten von Artgenossen allerdings keineswegs auf Unglücksfälle beschränkt oder auf Tiere, die unter unnatürlichen Bedingungen aufwachsen und unter der Hand des Menschen degenerieren.

In den letzten Jahrzehnten haben zahlreiche Beobachtungen und Untersuchungen bei verschiedenen *wildlebenden* Arten ebenso zahlreiche Fälle der Tötung von Artgenossen ans Licht gebracht, wobei der *Infantizid* oder die Kindestötung besonderer Erwähnung bedarf. Denn das Töten von Nachkommen der eigenen Art widerspricht ganz eindeutig der Vorstellung, das Verhalten der Individuen sei auf das Artwohl ausgerichtet. Geht man hingegen davon aus, „dass nicht das Überleben der Art Verhalten antreibt, sondern dass vielmehr das Bestreben im Vordergrund steht, jeweils eigenes Erbgut fortzupflanzen" (Sommer 1996, S. 27), dann wiederum entspricht der Infantizid durchaus der Erwartung und „kann als extrem augenfälliger Ausdruck ... von Eigennutz verstanden werden" (Sommer 1996, S. 27). Wenn etwa ein Löwenmännchen die Jungen einer Löwin tötet, mit der es sich paaren will und deren Nachwuchs von einem anderen Löwen gezeugt wurde, dann ist das unter dem Gesichtspunkt des reproduktiven Eigeninteresses durchaus sinnvoll. Vielen Menschen mag es widerstreben, ein solches Verhalten als sinnvoll zu akzeptieren, da sie gewohnt sind, insbesondere kleine Säugetiere als „niedlich" und „putzig" zu empfinden, aber die Natur ist nun einmal nicht empfindsam. Was in erster Linie zählt, ist bei allen Lebewesen das eigene genetische Überleben, und dazu wurden von der natürlichen Auslese unterschiedliche Strategien gefördert: Die – unserem Empfinden freilich besser entsprechende – Pflege des Nachwuchses gehört ebenso dazu wie die Kindestötung.

Im Übrigen wurden ähnliche Phänomene auch an menschlichen Populationen untersucht (vgl. z. B. Stephan 2000, Voland und Stephan 2000). Dabei zeigt sich, dass unehelich geborene Kinder, da sie die weiteren Reproduktionschancen ihrer Mütter oft vermindern, vernachlässigt werden. In den untersuchten Fällen war die Sterblichkeit jener Kinder, die nicht vom zukünftigen Ehemann einer Mutter legitimiert wurden, ungleich höher als die derjenigen Kinder, die von den Vätern als eigene Kinder anerkannt wurden.

Um die soziobiologische Denkweise insgesamt richtig zu verstehen, ist es im weiteren nicht unwesentlich, sich zu vergegenwärtigen, dass

⇒   die Aussagen der Soziobiologie *Wahrscheinlichkeitsaussagen* sind, die jeweils auch die eine oder andere Ausnahme zulassen,

⇒   in soziobiologischen Modellen und Erklärungen *Mischstrategien* eine wichtige Rolle spielen,[3]

⇒   soziobiologische Erklärungen *funktionale Erklärungen* sind (Horan 1989) und über *proximate Ursachen* hinaus *ultimate Ursachen* für das soziale Verhalten angeben.

---

[3] Bei manchen Arten können ökologische Bedingungen solche Strategien erzwingen. So betreibt die Hausmaus zwar Brutpflege, bei knappen Ressourcen jedoch kommt es vor, dass weibliche Hausmäuse einige ihrer eigenen Jungen auffressen und nur wenige am Leben lassen.

Die Unterscheidung zwischen ultimaten und proximaten Ursachen ist sehr wichtig (vgl. Mayr 1993). Proximate Ursachen sind sozusagen die nächstliegenden, ultimate Ursachen liegen tiefer. Ich darf das an einem einfachen Beispiel veranschaulichen. Zwei Männer geraten in einem Gasthaus in einen heftigen Streit, und schließlich kommt es zu einer Schlägerei, an der sich auch ihre Tischnachbarn beteiligen. Die herbeigerufene Polizei wird sich natürlich nur für den unmittelbaren Anlass der Schlägerei interessieren und diesen bald feststellen.

Die beiden Männer waren, sagen wir, wegen einer Frau miteinander in Streit geraten. Den ermittelnden Polizisten und später dem Gericht genügt die Kenntnis dieser unmittelbaren, proximaten Ursache. Interessanter ist allerdings die Frage, warum es denn überhaupt dazu kommen kann, dass sich zwei Männer wegen einer Frau prügeln – also die Frage nach den ultimaten Ursachen dieser Rauferei. Um diese Frage zu beantworten, genügt natürlich nicht ein Polizeiprotokoll. Hier geht es um die die menschliche Natur bestimmenden Faktoren, die in der Tiefe unserer Evolution liegenden Verhaltensantriebe, welche ein Gegenstand soziobiologischer Überlegungen sind. An diesen Überlegungen und ihren Resultaten dürfen auch Sozialwissenschaftler, Kulturanthropologen und Philosophen nicht länger vorbeigehen.

Prädestination durch Gene?

1976 veröffentlichte der britische Biologe Richard Dawkins sein umstrittenes Buch *The Selfish Gene*.[4] Die Botschaft dieses Buches schien eindeutig: Alle Lebewesen – einschließlich des Menschen – werden durch ihre eigenen Gene determiniert, sind „Gepäckträger", Marionetten ihrer Gene und diesen schicksalhaft ausgeliefert. Dawkins' Buch hat, wenn auch von ihm selbst nicht beabsichtigt, ein sehr einseitiges Bild vom Leben der Organismen – den Menschen eingeschlossen – geliefert und viele Kritiker auf den Plan gerufen. Wohl hat die an Metaphern reiche Sprache, in der das Buch abgefasst ist, zu vielen Missverständnissen geführt. So konnte ein (deutschsprachiger) Kritiker schreiben, Dawkins falle „in einen genetischen Animismus, der den Genen Wahrnehmung und Entscheidung zumisst" (Koslowski 1984, S. 28). Davon allerdings kann die Rede nicht sein.

Gene sind keine kleinen Homunkuli, die irgendwo in einem Lebewesen schlummern und, wann immer sie aufwachen, dieses dazu veranlassen, das oder

---

[4] Das Buch erschien bald (1978) auch in deutscher Sprache und später (1994) in einer erweiterten (deutschen) Ausgabe.

jenes zu tun. Wie kann ihnen dann eine Eigenschaft wie „egoistisch" zugeschrieben werden? Diese Eigenschaft erhält, ebenso wie die Eigenschaft „altruistisch", ihren Sinn erst auf der Ebene des Gesamtorganismus. Auch wenn beispielsweise ein Hund bellt, käme niemand auf die Idee zu sagen, dass seine Gene bellen – weil das Gebell selbstverständlich Ausdruck eines ganzen Organismus ist. In der Tat wurde kaum jemals ernsthaft behauptet, ein Gen könne sich im eigentlichen Sinn des Wortes egoistisch (oder altruistisch) verhalten. Gene sind keine separaten Elemente in einem Lebewesen, sondern stehen in komplexer Beziehung zueinander und zum jeweiligen Lebewesen. Wie ich an anderer Stelle (Wuketits 2002, S. 73.) betonte, ist die Metapher vom egoistischen Gen „nur so zu verstehen, dass der Egoismus aller Lebewesen eine genetische Grundlage hat". Gene sind stets im Kontext von Organismen zu sehen und nicht als isolierte Entitäten, und Organismen wiederum sind komplexe Systeme, die ihrerseits in komplexe überindividuelle Beziehungsgefüge integriert sind (siehe auch Wuketits 1998). Anders gesagt: Die Entdeckung der Bedeutung der Gene kann nicht dazu führen, dass der Organismus ins Exil geschickt wird (Sterelny und Kitcher 1998).

Natürlich ist es legitim, Organismen im Sinne von Dawkins gleichsam als „Überlebensmaschinen" zu betrachten. Denn worum es bei allen Lebewesen geht, ist unbestreitbar die erfolgreiche Fortpflanzung, das heißt das *genetische Überleben*. Was den Vorwurf eines genetischen Determinismus betrifft, so hat Dawkins (1994, S. 91) selbst seine Haltung mit folgenden Worten präzisiert (und diesen Vorwurf mithin entkräftet): „So wie es nicht zweckmäßig ist, über Quanten und Elementarteilchen zu reden, wenn wir die Funktionsweise eines Autos erörtern, ist es häufig ermüdend und unnötig, beständig die Gene heranzuziehen, wenn wir das Verhalten von Überlebensmaschinen diskutieren. In der Praxis ist es gewöhnlich zweckmäßig, den einzelnen Körper annäherungsweise als ein Subjekt zu betrachten, das die Zahl aller seiner Gene in zukünftigen Generationen zu vergrößern 'sucht'." Damit dürfte auch deutlich sein, dass die Soziobiologie insgesamt zwar eine genetische, aber keineswegs eine deterministische Theorie ist.

Nun darf das wiederum nicht bedeuten, dass wir die *genetische Disposition* eines Lebewesens unterschätzen dürfen. Alle heutigen Lebewesen sind Resultate langer stammesgeschichtlicher Entwicklungsprozesse und tragen ihre Vergangenheit sozusagen mit sich herum. Das gilt natürlich auch für den Menschen. Der *genetische Imperativ* lautet: „Verhalte dich so, dass deine Gene beziehungsweise ihre Kopien eine größtmögliche Chance erhalten, in den nachfolgenden Generationen gegenüber den Genen deiner unmittelbaren Konkurrenten überproportional vertreten zu sein" (Vogel 2000, S. 77). Dieser Imperativ lässt freilich einiges offen und ermöglicht einem Individuum, je nach ökologischer Situation (Verfügbarkeit von Ressourcen) unterschiedliche Strategien, zum Beispiel (vgl. Wuketits 2001),

⇒ sich aggressiv gegen Artgenossen zu verhalten,
⇒ mit Artgenossen zu kooperieren,
⇒ sich dem eigenen Nachwuchs mit größerer oder geringerer Intensität zu widmen,
⇒ den eigenen Nachwuchs teilweise zu töten,
⇒ auf eigene Nachkommen zu verzichten und Verwandte zu unterstützen.

Das gilt uneingeschränkt auch für den Menschen. Das genetische Kalkül ist ihm – im Augenblick seiner Handlung – ebenso wenig bewusst wie anderen Lebewesen. Wilson (1978) ist zuzustimmen: Es gibt a priori keinen Grund, irgendeine der menschlichen Verhaltensweisen von soziobiologischen Analysen auszuschließen. Der heutige Mensch hat von seinen stammesgeschichtlichen Vorfahren im Wesentlichen zwei Verhaltensregeln übernommen (vgl. Mohr 1999):

1. „Unterstütze Verwandte" (sie tragen deine eigenen Gene mit).
2. „Hilf demjenigen, der (mit hoher Wahrscheinlichkeit) irgendwann etwas für dich tun wird."

Der kritische Hinweis aber, der Mensch sei mehr als seine Gene (Trigg 1982), erweist sich als überflüssig.

Selbstverständlich bieten die stammesgeschichtlichen, genetischen Grundlagen unseres Verhaltens Möglichkeiten für eine *kulturell bedingte* Abwandlung. Als Beispiel können wir hier die Paarungssysteme beziehungsweise Eheformen heranziehen (vgl. z. B. Sommer 2002). Nur etwa zehn Prozent der heutigen Primatenarten leben in Einehe. Das kommt nicht überraschend, da Männchen ihren Reproduktionserfolg steigern können, wenn sie sich mit möglichst vielen Weibchen paaren. Den Soziobiologen überrascht es daher auch wenig, dass von allen untersuchten *menschlichen* Gesellschaften über achtzig Prozent die *Polygamie* (Vielweiberei) erlauben. Aber was ist mit den übrigen Gesellschaften, in denen die *Monogamie* (Einehe) vorherrscht? Es ist interessant – für manche vielleicht gar verblüffend – zu sehen, dass Monogamie einerseits in Kleingesellschaften (bei Jägern und Sammlern und bei Gartenbauern) vorkommt, die in Regionen mit knappen Ressourcen leben, andererseits aber in

Staaten mit komplexen Wirtschaftssystemen und komplexer gesellschaftlicher Differenzierung. Bei näherer Hinsicht aber ist die Sache klar. Knappe Ressourcen erlauben nicht die Anhäufung von Besitz, und so ist es am besten, wenn ein Haushalt aus bloß einem Menschenpaar und seinem Nachwuchs besteht. (Außerehelicher Geschlechtsverkehr mit Nachwuchs kann zu Komplikationen, zu wirtschaftlichen Schwierigkeiten führen.) Komplexe staatliche Organisationen wiederum müssen die Polygamie fürchten, weil darauf gegründete Clans viel schwerer unter Kontrolle zu halten sind als eine Ansammlung von Kleinfamilien. Außerdem sind die Besitzverhältnisse in polygamen Systemen schwer zu regeln. Das *Erbrecht* in unseren westlichen Industriegesellschaften ist auf die lineare Weitergabe von Besitz aufgebaut. (Man braucht sich also nicht zu wundern, dass in diesen Gesellschaften Bigamie sogar einen strafrechtlich relevanten Tatbestand darstellt.)

Es würde an dieser Stelle zu weit führen, diesen Aspekten eine größere Aufmerksamkeit zu schenken und sie zu vertiefen. Aber es mag genügen festzustellen, dass ökologische mit ökonomischen Zwängen Hand in Hand gehen und die „kulturelle Regelung" menschlichen Verhaltens vielfach auf biologischen „Vorgaben" beruht. Von einem genetischen Determinismus jedoch kann abermals keine Rede sein.

Kritiker der Soziobiologie waren immer bemüht festzustellen, dass zumal menschliches Verhalten *nicht* genetisch determiniert sei und haben den Soziobiologen rassistische und „rechtslastige" Absichten unterstellt (vgl. z. B. Lewontin et al. 1984). Jüngst versuchte Rose (2000) zu zeigen, dass Organismen nicht passive Opfer genetisch bestimmter Vorgänge seien, sondern bei der Gestaltung ihres eigenen Schicksals mitspielen. Dabei hat er sich ziemlich dezidiert gegen die Soziobiologie ausgesprochen. Was er übersehen zu haben scheint ist, dass Soziobiologen Organismen ohnehin nie wirklich als „Opfer" ihrer eigenen Gene betrachtet haben. Also, Kritik um der Kritik willen. Aber es scheint einer Konvention zu entsprechen, die Soziobiologie pauschal als genetischen Determinismus abzulehnen (Masters 1985), da sie nun einmal nicht in viele der traditionellen, in der Antike verwurzelten und bis heute wirksamen, Denkschemata passt.

Als Argument gegen die Soziobiologie wird regelmäßig der Umstand ins Feld geführt, dass der Mensch ein *Kulturwesen* sei. Niemand leugnet, dass die spezifischen Ausprägungen menschlicher Kultur etwas Einmaliges in der Welt der Lebewesen sind, auch wenn – wie neuere Untersuchungen zeigen – unsere nächsten Verwandten, die Schimpansen, über so etwas wie „Vorformen" kulturellen Verhaltens verfügen (vgl. z. B. Boesch und Tomasello 1998, Sommer 2000). Und niemand behauptet, dass jede kulturelle Errungenschaft von je einem einzelnen Gen abhängt beziehungsweise determiniert wird. Aber die alte Kluft zwischen Natur und Kultur ist längst nicht mehr aufrecht zu erhalten. Natur und Kultur sind nicht als Gegensätze aufzufassen. Der Mensch „ist 'Kulturwesen' nur in dem Maße, in dem ihn seine Natur dazu befähigt, Kultur zu schaffen. Es ist daher ohne weiteres möglich, dass seine Kultur an seiner Natur scheitern wird" (Wuketits 2001, S. 27). Selbst sein soziales Verhalten in den komplexesten Formen, im *Moralverhalten*, ist nicht von seiner Naturgeschichte entbunden. Zumal Menschen biologische Systeme sind, gelten für sie die Modelle der Ökologie, Populationsbiologie und so weiter grundsätzlich genauso wie für andere Arten (Rosenberg 1980). Die Soziobiologie liefert daher auch wichtige Beiträge zu einer *evolutionären Ethik*, wie sie in neuerer und jüngster Zeit unter verschiedenen Gesichtspunkten dargelegt und diskutiert wurde.[5] Hier nur ein paar Bemerkungen dazu.

Moral fiel nicht vom Himmel! Was wir als moralisch oder unmoralisch bezeichnen, sind Verhaltensweisen, die tief in unserer Stammesgeschichte verwurzelt sind. Dabei mögen einige unserer moralischen (unmoralischen) Verhaltensweisen heute von biologischen Determinanten stärker beeinflusst sein als andere (Cela-Conde 1987). Moral ist funktional zu definieren: als die Summe aller Regeln (Normen und Wertvorstellungen), die der Stabilität einer Sozietät dienen. Ein Beispiel für eine derartige Regel wäre das Gebot zum Altruismus beziehungsweise zur gegenseitigen Hilfe. Wie bereits gesagt wurde, ist der reziproke Altruismus bei verschiedenen tierischen Sozietäten nachweisbar und kein Privileg des Menschen. Allerdings hat erst der kritisch über sich selbst und sein Handeln reflektierende Mensch daraus ein Moralprinzip gemacht und dieses sogar juristisch verankert (unterlassene Hilfeleistung ist bekanntlich strafbar). Ein uralter, tief in unserer Natur verwurzelter Mechanismus der Stabilisierung von Gruppen wurde also kulturell verankert und sozusagen auf eine höhere Ebene gehoben. Umgekehrt heißt das: Das Postulat der gegenseitigen Hilfe entspricht keineswegs einer „noblen" Forderung, ersonnen von einem „vornehmen" Geiste, sondern folgt bloß bewährten, von der natürlichen Auslese geförderten

---

[5] Umfassende Darstellungen in deutscher Sprache sind, unter anderen, Gräfrath (1997), Lütterfelds (1995), Mohr (1987) und Wuketits (1993, 1999). Bei Gräfrath und Lütterfelds finden sich auch viele kritische Bemerkungen zur evolutionären Ethik. Eine umfassende Kritik der evolutionären Ethik auf historischer Grundlage bietet (in englischer Sprache) Farber (1994). Viele der Diskussionen und Kontroversen um die evolutionäre Ethik finden sich in Beiträgen zur Zeitschrift *Biology & Philosophy*, die ich hier allerdings nur am Rande berücksichtigen kann und die zum Teil sehr fachspezifisch ausgerichtet sind.

Verhaltensmustern, die der Erhaltung von Gruppen dienen und jedem ihrer Individuen zum Vorteil gereichen.

Ein anderes Beispiel für eine tief in unserer Stammesgeschichte verwurzelte moralische (und juristische) Regel ist das *Inzestverbot*. Seine kulturgeschichtliche Interpretation beruht auf der Annahme, dass Inzest (Inzucht) die Grundstrukturen einer Gesellschaft bedrohe und daher moralisch verwerflich sei und verboten werden müsse. Das aber ist eine typisch proximate Erklärung (siehe oben). Die Soziobiologie liefert die ultimate Erklärung dafür, warum Inzestschranken in den meisten Kulturen aufgebaut wurden (siehe auch Meyer 1982, Wilson 1978, Wuketits 2001). Die „eigentlichen" Gründe der sexuellen Meidung von engen Verwandten liegen in der Gefahr der Degeneration und verminderten reproduktiven Eignung der aus inzestuöser Bindung hervorgehenden Individuen. Die Selektion hat eine Abneigung gegen Inzucht gefördert, weil Fortpflanzung auf diesem Wege mit einer hohen Wahrscheinlichkeit Nachteile mit sich bringt. Enge Vertrautheit von Kindheit an errichtet daher, zumal beim Menschen, üblicherweise eine Barriere gegen sexuelle Begegnungen. Das Inzestverbot als moralische Norm in vielen Kulturen (Ausnahmen sind zum Beispiel die Inzest-Ehen der altägyptischen Pharaonen) drückt daher in kulturspezifischer Weise die evolutionäre „Logik der Gefühle" aus.

Der Mensch und andere Organismenarten sind *lernfähig*. Sie können ihre genetisch verankerten Verhaltensdispositionen individuell variieren. Dass das Lernen nur durch genetische Veränderungen möglich sei (Heschl 2002), ist wohl eine Übertreibung, aber sicher ist, dass – wie schon den klassischen Ethologen bekannt war – jede individuelle Modifikation des Verhaltens einer entsprechenden stammesgeschichtlich entstandenen (genetischen) Plastizität bedarf (vgl. Lorenz 1965). Der Mensch ist, wie die Vielfalt seiner Kulturen zeigt, in dieser Hinsicht besonders „plastisch", aber auch er kann nicht über den Schatten springen, den seine eigene Stammesgeschichte auf ihn wirft. Wie bereits Darwin (1871 [1966, S. 274]) schrieb: „Wir müssen, wie mir scheint, jedenfalls zugeben, dass der Mensch mit allen seinen edlen Eigenschaften, mit seiner Sympathie für die Niedrigsten, mit seinem gottähnlichen Verstand, der ihn die Bewegungen und die Einrichtung des Sonnensystems erkennen ließ, dass der Mensch mit all diesen Fähigkeiten und Kräften in seinem Körperbau immer noch die unaustilgbaren Zeugnisse seines niedrigen Ursprungs erkennen lässt." Freilich nicht nur in seinem Körperbau, sondern auch in seinem Verhalten, Erkennen und Denken ...

Schlussfolgerungen

Wie die klassische Verhaltensforschung (siehe oben), ist auch die Soziobiologie fortgesetzt mit dem Argument konfrontiert, dass die Kenntnis der Determinanten des tierischen Verhaltens nicht ausreicht, um auch menschliches Verhalten zu erklären (vgl. z. B. auch Morgan 1996). Aber das Ziel der klassischen Ethologen und der Soziobiologen besteht nicht darin, den Menschen auf „das Tier" zu *reduzieren*, sondern vielmehr im Herausfinden grundlegender Mechanismen des Verhaltens, die das Leben unterschiedlichster Spezies bestimmen.[6] Insbesondere die Affenverwandtschaft des Menschen ernsthaft zu bestreiten, ist heute nicht mehr möglich. „Alles", sagte schon Büchner (1872, S. 85), „beruht bei Affe und Mensch ganz auf denselben Principien und Grundlagen." Die vielleicht wichtigste Schlussfolgerung daraus ist allerdings für die meisten (nach wie vor) wenig erfreulich und wird auch selten in dieser Klarheit zum Ausdruck gebracht: „Das fiktive Naturwunder Mensch ist gestorben beziehungsweise hat niemals – außer in unserer Phantasie – real existiert" (Heschl 1998, S. 343).

Die sozialen Verhaltensweisen des Menschen (einschließlich seines Moralverhaltens) haben sich in vielen Jahrmillionen herausgebildet, wobei die Selektion eignungsfördernde Strategien unterstützt hat. Die Selektion spielt sich selbstverständlich in einem moralisch neutralen Raum ab. Aber zu den von ihr geförderten Formen des sozialen Verhaltens zählen auch solche, die wir als gut im moralischen Sinne bezeichnen können, wobei nochmals auf die gegenseitige Hilfe hinzuweisen wäre, die in beinahe allen Kulturen eine wichtige Rolle spielt. Der Mensch ist von Natur aus weder gut, noch böse, vielmehr hat er in seiner Evolution durch natürliche Auslese die Anlagen zu verschiedenen Verhaltensweisen erworben, die er nun im Nachhinein nach moralischen Kriterien zu beurteilen versucht. Alles, was wir als *moralisch* oder *unmoralisch* bezeichnen, hat sich allmählich entwickelt und dient in erster Linie dem Überleben.

Moralsystemen wird daher nur dann Erfolg beschieden sein, wenn sie unsere in der Stammesgeschichte erworbenen Neigungsstrukturen berücksichtigen. Jede auf Idealvorstellungen vom Menschen beruhende Moral ist zum Scheitern verurteilt. Zwar sind wir unseren Genen nicht rettungslos ausgeliefert, aber wir können unsere genetischen Dispositionen auch nicht einfach abstreifen. Das

---

[6] Von *dem* Tier können freilich nur diejenigen reden – die Ahnungslosen –, denen die ungeheure Vielfalt der Tierarten nicht bewusst ist. Jede Tierart ist einmalig und eine ganz spezifische Lösung der grundlegenden Probleme des Lebens: Fortpflanzung und Sicherung von Ressourcen.

Menschenbild der Soziobiologie ist also kein deterministisches. Es zeichnet den Menschen in eher schillernden Farben, als einen Affen, der die Fähigkeit erlangt hat, über die Bedingungen seiner eigenen Existenz in der Welt der Lebewesen nachzudenken. Immerhin.

Literatur

Boesch, Ch. und Tomasello, M. (1998): Chimpanzee and Human Cultures. Current Anthropology 39: 591-614.

Büchner, L. (1872): Der Mensch und seine Stellung in der Natur in Vergangenheit, Gegenwart und Zukunft. Thomas, Leipzig.

Burnstein, E., Branigan, Ch. und Wieczorkowska-Neijtardt, G. (2002): Altruism Begins at Home. Evidence for a Kin Selection Heuristic Sensitive to the Costs and Benefits of Helping. In: Salter, F. K. (Hrsg.): Risky Transactions. Trust, Kinship, and Ethnicity, S. 71-106. Barghahn Books, New York-Oxford.

Camus, A. (1953 [1969]): Der Fremde. Rowohlt, Reinbek.

Cela-Conde, C. (1987): On Genes, Gods and Tyrants. D. Reidel, Dordrecht-Boston-Lancaster.

Darwin, Ch. (1859 [1967]): Die Entstehung der Arten durch natürliche Zuchtwahl. Reclam, Stuttgart.

Darwin, Ch. (1871 [1966]): Die Abstammung des Menschen. Kröner, Stuttgart.

Dawkins, R. (1976): The Selfish Gene. Oxford University Press, Oxford-London-New York.

Dawkins, R. (1994): Das egoistische Gen. (Ergänzte und überarbeitete Neuauflage.) Spektrum Akademischer Verlag, Heidelberg-Berlin-Oxford.

Farber, P. L. (1994): The Temptations of Evolutionary Ethics. University of California Press, Berkeley-Los Angeles-London.

Gehlen, A. (1971): Der Mensch. Seine Natur und seine Stellung in der Welt. (Studienausgabe) Athenäum, Frankfurt am Main.

Gräfrath, B (1997): Evolutionäre Ethik? Philosophische Programme, Probleme und Perspektiven der Soziobiologie. W. de Gruyter, Berlin-New York.

Hemminger, H. (1983): Der Mensch – eine Marionette der Evolution? Eine Kritik an der Soziobiologie. Fischer Taschenbuch Verlag, Frankfurt am Main.

Heschl, A. (1998): Das intelligente Genom. Über die Entstehung des menschlichen Geistes durch Mutation und Selektion. Springer, Berlin-Heidelberg-New York.

Heschl, A. (2002): Genes for Learning. Learning Processes as Expression of Preexisting Genetic Information. Evolution and Cognition 8: 43-54.

Horan, B. L. (1989): Functional Explanations in Sociobiology. Biology & Philosophy 4: 131-158.

Koslowski, P. (1984): Evolution und Gesellschaft. J. C. B. Mohr, Tübingen.

Kropotkin, P. (1910): Gegenseitige Hilfe in der Tier- und Menschenwelt. Thomas, Leipzig.

Lewontin, R. C., Rose, S. und Kamin, L. J. (1984): Not in Our Genes. Biology, Ideology, and Human Nature. Pantheon Books, New York.

Lorenz, K. (1963 [1984]): Das sogenannte Böse. Zur Naturgeschichte der Aggression. Piper, München-Zürich.

Lorenz, K. (1965): Evolution and Modification of Behavior. The University of Chicago Press, Chicago-London.

Lütterfelds, W. (1995, Hrsg.): Evolutionäre Ethik zwischen Naturalismus und Idealismus. Wissenschaftliche Buchgesellschaft, Darmstadt.

Manning, A. und Dawkins, M. S. (1992): An Introduction to Animal Behaviour. Cambridge University Press, Cambridge.

Masters, R. D. (1985): Evolutionary Biology, Human Nature, and Knowledge. In: Fetzer, J. H. (Hrsg.): Sociobiology and Epistemology, S. 97-113. D. Reidel, Dordrecht-Boston-Lancaster.

Mayr, E. (1993): Proximate and Ultimate Causations. Biology & Philosophy 8: 93-94.

Meyer, P. (1982): Soziobiologie und Soziologie. Eine Einführung in die biologischen Voraussetzungen sozialen Handelns. Luchterhand, Darmstadt-Neuwied.

Mohr, H. (1987): Natur und Moral. Ethik in der Biologie. Wissenschaftliche Buchgesellschaft, Darmstadt.

Mohr, H. (1999): Triebkräfte des Verhaltens. In: Neumann, D., Schöppe, A. und Treml, A. K. (Hrsg.): Die Natur der Moral. Evolutionäre Ethik und Erziehung, S. 65-73. Hirzel, Stuttgart-Leipzig.

Morgan, E. (1996): Sociobiological Dilemmas. Homo 46: 99-112.

Rasa, A. (1988): Die perfekte Familie. Leben und Sozialverhalten der afrikanischen Zwergmungos. Deutscher Taschenbuch Verlag, München.

Rose, S. (2000): Darwins gefährliche Erben. Biologie jenseits der egoistischen Gene. C. H. Beck, München.

Rosenberg, A. (1980): Sociobiology and the Preemption of Social Science. The Johns Hopkins University Press, Baltimore-London.

Segerstrale, U. (2000): Defenders of the Truth. The Battle for Science in the Sociobiology Debate and Beyond. Oxford University Press, Oxford-New York.

Sommer, V. (1996): Heilige Egoisten. Die Soziobiologie indischer Tempelaffen. C. H. Beck, München.

Sommer, V. (2000): Von Menschen und anderen Tieren. Essays zur Evolutionsbiologie. Hirzel, Stuttgart-Leipzig.

Sommer, V. (2002): Der „nackte Affe" in neuem Licht – Sexualbiologie von Menschen und anderen Primaten. In: Baier, W. R. und Wuketits, F. M. (Hrsg.): Mann und Frau. Der Mensch als geschlechtliches Wesen, S. 82-90. Leykam, Graz.

Stephan, P. (2000): Analysis of Differences in Frequency and Mortality of Illegitimate Children in Ditfurt (Germany) in the Time Period from 1595 to 1939. Homo 51: 163-179.

Sterelny, K. und Kitcher, P. (1998): The Return of the Gene. In: Hull, D. L. und Ruse, M. (Hrsg.): The Philosophy of Biology, S. 153-175. Oxford University Press, Oxford-New York.

Trigg, R. (1982): The Shaping of Man. Philosophical Aspects of Sociobiology. Basil Blackwell, Oxford.

Trivers, R. (1971): The Evolution of Reciprocal Altruism. Quarterly Review of Biology 46: 35-57.

Vogel, Ch. (2000): Anthropologische Spuren. Zur Natur des Menschen. Hirzel, Stuttgart-Leipzig.

Voland, E. (2000): Grundriss der Soziobiologie. (2. Aufl.) Spektrum Akademischer Verlag, Heidelberg-Berlin.

Voland, E. und Stephan, P. (2000): „The Hate that Love Generated" – Sexually Selected Neglect of One's Own Offspring in Humans. In: Van Schaik, C. P. und Janson, Ch. H. (Hrsg.): Infanticide by Males and Its Implications, S. 447-465. Cambridge University Press, Cambridge.

Wilson, E. O. (1975): Sociobiology – The New Synthesis. Harvard University Press, Cambridge, Mass.-London.

Wilson, E. O. (1978a): What Is Sociobiology? In: Gregory, M. S., Silvers, A. und Sutch, D. (Hrsg.): Sociobiology and Human Nature. An Interdisciplinary Critique and Defense, S. 10-14. Jossey-Bass Inc., San Francisco.

Wilson, E. O. (1978b): On Human Nature. Harvard University Press, Cambridge, Mass.-London.

Wuketits, F. M. (1993): Verdammt zur Unmoral? Zur Naturgeschichte von Gut und Böse. Piper, München-Zürich.

Wuketits, F. M. (1997): Soziobiologie. Die Macht der Gene und die Evolution sozialen Verhaltens. Spektrum Akademischer Verlag, Heidelberg-Berlin-Oxford.

Wuketits, F. M. (1998): Gene, Genome und ihre Kontexte – von der Zelle bis zum Ökosystem: Welche Rolle spielt das Erbgut der Organismen? Loccumer Protokolle 22/98: 9-19.

Wuketits, F. M. (1999): Warum uns das Böse fasziniert. Die Natur des Bösen und die Illusionen der Moral. Hirzel, Stuttgart-Leipzig.

Wuketits, F. M. (2001): Der Affe in uns. Warum die Kultur an unserer Natur zu scheitern droht. Hirzel, Stuttgart-Leipzig.

Wuketits, F. M. (2002): Was ist Soziobiologie? C.H. Beck, München.

Hubert Meisinger

Soziobiologie der Liebe
Neutestamentliches Liebesgebot und
soziobiologische Altruismusforschung

1. Einleitung

1.1. Der genetisch-durchleuchtete Mensch – ein unverstandener Altruist?

Die vorläufige Entschlüsselung des menschlichen Genoms durch Craig Venter im Juni 2000 war ein erster Meilenstein einer Entwicklung, bei der die Naturwissenschaften mit ihrem Detailwissen über Mensch und Mitwelt auf genetischer Ebene immer weiter voranschreiten. Neben der Hirnforschung und der Nanotechnologie dürfte die Gentechnik mit sich von ihr her ableitenden Wissenschaften als eine der Schlüsselwissenschaften des 21. Jahrhunderts anzusehen sein. Und sie stellt dabei einen umfassenden Erklärungsanspruch, der auch vor dem Verhalten nicht halt macht – die genetisch-biologischen Wurzeln von Liebe geraten ebenso ins Blickfeld der genetischen Betrachtungsweise wie die der Aggression. Die Auswirkungen dieser Forschung sind dabei nicht auf die Biologie beschränkt, sondern beeinflussen die gesamte Kultur des Menschen[1].

Ich möchte mich im Folgenden mit einem Teilabschnitt dieser Kultur beschäftigen: dem Dialog zwischen der Theologie und den Naturwissenschaften, exemplarisch geführt an einem zentralen Geschehen menschlichen Miteinanders: der „Liebe". Dabei werde ich dies aus einer ganz speziellen Perspektive heraus tun: der Perspektive eines vom Neuen Testament herkommenden systematischen Theologen, der auf Traditionen der Liebe zurückgreift, die in dem Satz kulminieren: „Also hat Gott die Welt geliebt, dass er seinen eingeborenen Sohn gab, auf dass alle, die an ihn glauben, nicht verloren werden, sondern das ewige Leben haben" (Joh 3,16). Ein Akt selbstloser, altruistischer Hingabe, der im Mit-

---

[1] Vgl. Heinrich, Soziobiologie, der ausgehend von sich vornehmlich an ein gebildetes Publikum wendenden Wochenzeitungen die kulturprägende Kraft untersucht hat.

telpunkt der neutestamentlichen Botschaft steht und um dessen Interpretation wir heute noch genauso wie vor Jahrhunderten ringen[2].

Im Zeitalter der genetischen Betrachtung des Menschen gewinnt diese biblische Blickrichtung einen naturwissenschaftlichen Gesprächspartner in der Soziobiologie, die schon in den 1970ern auf den „Gen-Zug" aufgesprungen ist. Die Soziobiologie beschäftigt sich mit genetischen Ursprüngen des Verhaltens. Insbesondere der Altruismus wird ihr zu einem zentralen theoretischen Problem: Der ‚Begründer' der Soziobiologie, Edward O. Wilson, spricht in Bezug auf Altruismus beim Menschen vom „culminating mystery of all biology"[3], da der Mensch ein unerwartet hohes Maß an Altruismus zeige, obwohl der Verwandtschaftsgrad zwischen den einzelnen Individuen besonders im Vergleich zu Insekten, die sich äußerst altruistisch verhielten, sehr gering sei.

Ohne in eine unzeitgemäße Apologie der Theologie verfallen zu wollen, ist es offensichtlich, dass eine zeitgemäße theologische Interpretation der theologischen Aussage vom (stellvertretenden) Leiden Jesu am Kreuz zum Wohle der gesamten Menschheit eine biologische Forschung nicht ignorieren darf, die im Rahmen eines evolutionären Weltbildes die Entstehung altruistischen Verhaltens in den Mittelpunkt ihrer Forschung stellt[4].

Hier ist ein Ansatzpunkt für den Dialog zwischen der Theologie und den Naturwissenschaften gegeben, wie er offensichtlicher nicht sein kann. Über eine ethische Fragestellung hinaus geht es darum, einen systematischen Zugang zum Gespräch zwischen den so unterschiedlichen Wissenschaften der Theologie und der Naturwissenschaften zu erproben und durchzuführen, der eine wechselseitige Bereicherung beider Wissenschaften zum Ziel hat.

Diese werden als komplementäre Wissenschaften[5] betrachtet, die sich sich ergänzend von verschiedenen theoretischen Voraussetzungen aus mit Phänomenen der einen (Lebens-)Wirklichkeit auseinandersetzen. Vorausgesetzt wird, dass die verschiedenen Zugehensweisen zu gültigen Beschreibungen des Phänomens führen.

---

[2] Theißen, Zeichensprache, 31, würde von einem „Stellvertretungsmotiv" sprechen.

[3] Wilson, Sociobiology, 362.

[4] Diesen Ansatz teile ich mit Hefner, Factor, 191.

[5] Zum Wissenschaftsbegriff in der Theologie vgl. Pannenberg, Wissenschaftstheorie. Zum Begriff der Komplementarität Mortensen, Theologie, 68-75.

Neu für die Theologie ist dabei nicht so sehr die Öffnung für die Naturwissenschaften – dies geschieht seit geraumer Zeit im angelsächsischen Raum, und zunehmend auch im deutschsprachigen Raum. Neu für die Theologie ist, dass dieser Dialog von einer ihrer Teildisziplinen, der Exegese des Neuen Testaments, ausgehend geführt wird: Ausgangspunkt bildet die theologische Interpretation neutestamentlicher Texte, in denen das Liebesgebot eine Rolle spielt oder die zu seinem Verständnis beitragen. Auf dieser Grundlage wird ein systematischer Dialog mit der Soziobiologie eröffnet, die sich in ihrer humanwissenschaftlichen Ausprägung mit genetischen und kulturellen Faktoren, die für menschliches Verhalten verantwortlich sind, beschäftigt.

1.2. Theologisierende Soziobiologie und soziobiologisierende Theologie

Trotz einer Vielzahl an Veröffentlichungen zum Liebesgebot in einzelnen Bereichen des Neuen Testaments bleiben zwei Dinge zu tun: Zum einen kann das Liebesgebot im Gesamtzusammenhang aller jeweiligen biblischen Schriften und Schriftcorpora gelesen werden. Zum anderen ist eine zusammenfassende Darstellung aller neutestamentlichen Aussagen zum Liebesgebot notwendig, um auf deren Gemeinsamkeiten und Unterschiede aufmerksam zu machen.

In diesem Beitrag beschränke ich mich auf eine Betrachtung des Liebesgebotes in den synoptischen Evangelien, da sie für das neue Testament insgesamt charakteristische und exemplarische Züge tragen[6].

Aus drei Gründen liegt es nahe, diese Untersuchungen in den größeren Rahmen des Dialogs zwischen der Theologie und den Naturwissenschaften zu setzen und eine Beziehung zur Altruismusforschung der Soziobiologie herzustellen.

1. Das neutestamentliche Liebesgebot kann zur soziobiologischen Altruismusforschung in Beziehung gebracht werden, da es sich um einen analogen Problem- und Themenkreis handelt. Es geht jeweils um prosoziales Verhalten und damit um den gleichen Gegenstand, der aus unterschiedlichen Perspektiven betrachtet wird.
2. Verfasser soziobiologischer Arbeiten beziehen sich teilweise explizit auf Religion im Allgemeinen und auf neutestamentliche Texte im Besonderen. Ange-

---

[6] Insgesamt vgl. Meisinger, Liebesgebot.

sprochen wird dabei immer wieder das Nächstenliebegebot. Zum Teil wird der Dialog mit der Theologie gesucht[7].

Auch von theologischer Seite wird der Dialog aufgegriffen – sei es explizit in den Arbeiten zum Verhältnis von Theologie und Soziobiologie[8] oder implizit, wie im Matthäuskommentar von U. Luz, der darin fragt, ob die Feindesliebe vielleicht eine utopische Forderung sei, „die darum ambivalent ist, weil sie grundlegenden anthropologischen und psychologischen Voraussetzungen des Menschen widerspricht?"[9] Die Soziobiologie fragt nach diesen Voraussetzungen des Menschen und versucht auf dem Hintergrund der Evolutionstheorie letztlich Antworten auf die Frage nach der Moralität des Menschen zu finden.

Dieser Aufsatz ist ein systematischer Versuch, die Forschungen in der theologischen Exegese und der Soziobiologie aufeinander zu beziehen, so dass sich Theologie und Soziobiologie gegenseitig anreichern und charakteristische Züge eines jeweiligen Menschenbildes offengelegt werden können.

1.3.   Die These: Erweiterungsbewusstsein, Überforderungsbewusstsein und Schwellenbewusstsein

Zur Hinführung auf die These dieser Untersuchung beschreibe ich in Form von Arbeitshypothesen, was innerhalb des jeweiligen Bereiches unter Altruismus verstanden wird:

Neues Testament: Altruismus findet sich in Form des Liebesgebots und in Texten, die sich mit Hilfeleistung befassen. Charakteristisch ist die Ausweitung der Liebe auf Feinde, Fremde und moralisch Ausgegrenzte. Als Grundmodell dient das Modell der (subjektiv bewusst intendierten) Lebenshingabe Jesu, das wir im Johannesevangelium finden.

---

[7] Vgl. Wilson, Sociobiology, 120, der sich mit dem samaritanischen Altruismus beschäftigt, den er zum reziproken Altruismus rechnet. Echter Altruismus existiert demnach nicht. Für ihn ist religiöser Altruismus durch die Aussicht auf eschatologisches Heil motiviert. Lumsden, Sociobiology, v.a. 94, sucht den Dialog mit dem Theismus.

[8] Vgl. Browning, Altruism; Hefner, Factor; Heinrich, Soziobiologie; Mortensen, Theologie; Peacocke, Sociobiology; Knapp, Soziobiologie; Meisinger, Liebesgebot, und Rolston, Genes.

[9] Luz, Matthäus, 316.

Soziobiologie: Altruismus wird über die Konsequenzen einer Handlung definiert. Altruistisch ist eine Handlung, die Nutzen für einen anderen bringt und den Ausführenden etwas kostet. Subjektive Intentionalität spielt keine Rolle.

Es ist plausibel, dass eine Beziehung besteht: Während die Soziobiologie das Phänomen des Altruismus mit wissenschaftlichem Anspruch von außen zu betrachten versucht, beschreibt das Neue Testament altruistisches Verhalten vorwissenschaftlich aus der Binnenperspektive verschiedener Gruppen.

Die hier vertretene These ist, dass es drei Themenkomplexe mit jeweils spezifischen Fragestellungen gibt, die sowohl in den synoptischen, neutestamentlichen Texten als auch in der soziobiologischen Altruismus-Diskussion leitend sind:

1) *Erweiterungsbewusstsein*: Die Frage nach den Adressatinnen und Adressaten der Liebe oder des altruistischen Verhaltens und die Erweiterung dieses Kreises über den allernächsten Nächsten hinaus.
2) *Überforderungsbewusstsein*: Die Frage nach den Möglichkeiten des Menschen, der durch Gebote der Liebe oder altruistische Mahnungen überfordert zu sein scheint.
3) *Schwellenbewusstsein*: Die Frage, ob die Liebe oder der Altruismus nicht einen Schritt auf einen neuen Menschen und eine neue Welt hin darstellt oder dessen bedarf.

Fragen dieser Art weisen im Dialog zwischen der Theologie und den Naturwissenschaften auf Vergleichsmöglichkeiten hin, da eine direkte Gleichsetzung nicht möglich ist. Somit dienen diese drei Fragestellungen als strukturierender Leitfaden, die synoptischen Texte zu untersuchen und die soziobiologische Altruismus-Forschung mit ihren unterschiedlichen Modellen zu ordnen, ohne beide Bereiche miteinander zu vermischen.

2.   Liebesgebot und Menschenbild in den synoptischen Evangelien

Als Ausgangspunkt dient jeweils die Perikope vom doppelten Liebesgebot in Mk 12,28-34, Mt 22,34-40 und Lk 10,25-28. Eine Analyse dieser Texte wird zeigen, in welchem Rahmen die Autoren das Liebesgebot sehen. Anschließend betrachten wir die für die einzelnen Evangelien programmatischen Abschnitte Mk 1,14f; Mt 5,17-20; und Lk 4,16-30. Zwar ist an diesen Stellen nicht von Gottes- oder Nächstenliebe die Rede, doch können ihnen die vorläufigen Ergebnisse aus der Untersuchung der Perikopen vom doppelten Liebesgebot zugeordnet werden. Schließlich werden weitere Texte herangezogen, die sich mit dem Liebesgebot oder dem Thema Liebe beschäftigen.

2.1. Das Markusevangelium

Der zentrale Text ist das „Doppelgebot der Liebe" (Mk 12,28-34). Dessen Pointe liegt in der Aussage Jesu „Du bist nicht fern vom Reich Gottes" (V.34). Zum einen wird die Perikope durch das Monotheismusbekenntnis (V.29) und die Reich-Gottes-Aussage gerahmt, die unmittelbar aufeinander zu beziehen sind: Der eine Gott aus dem Bekenntnis ist derselbe, dessen Herrschaft Jesus verkündet. Nur innerhalb dieses Rahmens sind die Gebote der Liebe zu Gott und zu den Menschen zu verstehen, ja können sie so eng einander zugeordnet und dem Opferdienst übergeordnet werden, wie dies in der Reaktion des Schriftgelehrten auf die Aussage Jesu geschieht (V.32f). Zum anderen wird durch die positiv zu verstehende Aussage„du bist nicht fern vom Reich Gottes" das gesamte Gespräch in die Perspektive der Verkündigung Jesu vom Reiche Gottes gestellt. Es handelt sich um ein bestimmtes Toraverständnis, bei dem das doppelte Liebesgebot als Prinzip und Zusammenfassung der gesamten Tora gesehen werden kann. Auf die daraus resultierende Nähe zu Jesu Reich-Gottes-Botschaft macht V.34 aufmerksam[10]. Damit wird die Gottesherrschaft letztlich zum Kriterium des (hellenistisch-jüdischen) Gesetzesverständnisses und zum entscheidenden (formalen) Handlungsprinzip.

Ein Blick auf Mk 1,14f bestätigt diese Interpretation. Hier wird programmatisch für Mk Jesu Verkündigung der nahegekommenen Gottesherrschaft zusammengefasst. Diese Gottesherrschaft ist keine rein futurische Größe, sondern beginnt bereits jetzt (Perfekt „ist nahe herbeigekommen" im Zusammenhang mit „ist erfüllt"). Die Gottesherrschaft ist das entscheidende Handlungsprinzip der Verkündigung Jesu. Wenn Jesu Aussage den Schriftgelehrten in die Nähe der Basileia Gottes versetzt, so ist damit die inhaltliche Nähe zu Verkündigung Jesu gemeint, der in seiner Person und in seinem Wirken die nahegekommene Basileia repräsentiert.

---

[10] Im Gegensatz zu Mk 1,14f wird hier die Basileia Gottes als eine Größe dargestellt, der der Mensch nahe kommt. Diese Beobachtung ist insofern aufschlussreich, als sie einem Verständnis, nach dem die Gottesherrschaft eine rein göttliche Aufgabe ist, entgegensteht.

Als Zwischenergebnis lässt sich festhalten: Das Liebesgebot steht bei Mk in einem engen Zusammenhang mit dem monotheistischen Bekenntnis und muss aus der Perspektive der Basileia-Gottes-Predigt Jesu als Handlungsprinzip interpretiert werden. Eine inhaltliche Konkretisierung fehlt allerdings. Die eingangs formulierte These, dass im Mk das *Schwellenbewusstsein* im Vordergrund steht, wenn von Liebe die Rede ist, erhält durch die Exegese von Mk 12,28-34 einen ersten Anhaltspunkt. Die nahegekommene Gottesherrschaft vermittelt ein neues Verständnis des Gesetzes und verändert die Voraussetzungen für menschliches Handeln. Der radikalen Zuwendung des eschatologisch handelnden Gottes zum Menschen muss eine radikale Zuwendung des Menschen zum Menschen und zu Gott entsprechen. Dieser Verstehenshorizont erst qualifiziert Gottes- und Nächstenliebe als Einheit.

Dieser Zusammenhang lässt sich auch anhand der Perikope vom reichen Jüngling nachweisen (Mk 10,17-22), in der das Stichwort „lieben" auftaucht. Hier ist die Rede davon, dass Jesus den jungen Mann liebt (V.21), der zu ihm kommt, um ihn zu fragen, wie er das ewige Leben ererben könne. Auch hier wird man einen Zusammenhang mit dem in Jesus anbrechenden Gottesreich sehen dürfen. Charakteristisch drückt sich das bereits in der Frage nach dem „ewigen Leben" aus – ein Ausdruck, der synonym für das Eingehen in das Reich Gottes steht. Zudem ist in der zweiten Antwort Jesu von einem „Schatz im Himmel" die Rede (V.21), der durch die Gestaltung des Lebens jetzt, im neuen anbrechenden Reich erworben werden soll. Ein weiteres Merkmal der Perikope vom Doppelgebot der Liebe findet sich am Anfang dieser Stelle: der Bezug auf den einen Gott, der hier allein gut geheißen werden darf.

Letztlich geht diese Perikope dahingehend über Mk 12,28-34 hinaus, dass explizit thematisiert wird, was noch fehlt, um in das Reich Gottes einzutreten – der Verzicht auf Besitz. In Mk 12 geht es ja nicht um das, was dem Schriftgelehrten fehlt, sondern dessen grundsätzliche Nähe zum Reich Gottes wird festgestellt. Über die formale Forderung, die Gebote zu halten, hinaus wird in Mk 10,17-22 eine konkrete materiale Forderung gestellt, die aber, und das soll noch einmal betont werden, bei Mk in keinem direkten Zusammenhang mit dem Liebesgebot steht.

Dies alles lässt die eingangs formulierte These plausibel erscheinen: Mk betont im Zusammenhang des Liebesgebotes oder Stellen, an denen von Liebe die Rede ist, das Bewusstsein vom Einbrechen einer neuen Welt und einer Veränderung des Menschen – ein Phänomen, das wir mit *Schwellenbewusstsein* bezeichnet haben.

2.2. Das Matthäusevangelium

Während im Mk die Perikope vom Doppelgebot der Liebe in einem engen Zusammenhang mit der Reich-Gottes-Botschaft Jesu steht, geht es in Mt 22,34-40 primär um das Gesetz und die „bessere Gerechtigkeit" (Mt 5,20), die von den Nachfolgern Jesu zu erfüllen ist. Gottes- und Nächstenliebe werden zum „Kriterium" der übrigen Gesetze, sie sind „hermeneutisches Prinzip und kritischer Kanon" des Gesetzes. Als Inbegriff der von Jesus vertretenen „besseren Gerechtigkeit" gewinnt das Liebesgebot einen stark fordernden Charakter, der anhand Mt 19,16-22 weiter präzisiert werden soll – der Perikope vom reichen Jüngling, in der anders als in Mk explizit vom Nächstenliebegebot die Rede ist (V.19) und in die der Gedanke der Vollkommenheit (V.21) eingefügt ist, die eng aufeinander bezogen sind. Vollkommen sein heißt, die durch Jesus interpretierte Tora zu erfüllen. In der konkreten, hier geschilderten Situation ist der Besitzverzicht „der angemessene Ausdruck [der] Nächstenliebe, die die Summe des Gesetzes ist"[11]. Damit finden sich explizit im Zusammenhang mit dem Liebesgebot Hinweise darauf, wie die von Jesus interpretierte Tora material zu füllen ist. Besitzverzicht ist jedoch nicht gleichzusetzen mit Vollkommenheit. Diese besteht in der Nachfolge, die der Skopos dieser Perikope ist. Erst die Nachfolge Jesu führt in das ewige Leben (vgl. Mt 19,27-30).

Interessant ist die Reaktion des jungen Mannes: „Betrübt ging er davon, denn er besaß viele Güter" (V.22). Er sieht sich nicht in der Lage, Jesu Forderung zu erfüllen. Das jesuanisch interpretierte Liebesgebot in seiner konkreten Ausformung überfordert den jungen Mann. Besitz und Reichtum überlagern das ansatzweise vorhandene Verstehen Jesu.

Das Liebesgebot steht hier letztlich material im Zusammenhang eines *Überforderungsbewusstseins*, wie es als These oben formuliert war. Der reiche junge Mann ist überfordert, seinen Besitz im Sinne von Nächstenliebe an Arme abzugeben, die sicherlich nicht zu seinen allernächsten Nächsten gehören[12].

Das Bewusstsein einer Überforderung des Menschen ist auch im Feindesliebegebot (Mt 5,43-48) zu finden. Mit diesem Gebot, das mit hoher Wahrscheinlich-

---

[11] Gnilka, Matthäusevangelium II, 165.

[12] Hierin findet sich ein Anklang an das *Erweiterungsbewusstsein*.

keit von Jesus selber stammt, wird die Nächstenliebe radikalisiert – ein bis heute schwieriger Umgang mit diesem Gebot ist vorgezeichnet. Mt rekurriert in 5,43-48 darauf, dass jüdische und heidnische Gruppen nicht in der Lage sind, die Nächstenliebe in einer konkreten Situation unter dem Vorzeichen der Vollkommenheitsforderung und damit im Horizont der besseren Gerechtigkeit angemessen zum Ausdruck zu bringen. Jüdische Gruppen werden also im Kontext einer Überforderung gesehen, der dem in Mt 19 herausgearbeiteten gleicht.

Von seiner eigenen Gemeinde verlangt Mt die Feindesliebe als konkretes Verhalten zur Konfliktbewältigung. Darüber, ob sie – historisch betrachtet – dazu in der Lage war oder ob Mt hier den Vorwurf an jüdische Gruppen als Attrappe für eine verstärkende Mahnung an seine eigene Gemeinde benutzt, lassen sich nur Vermutungen anstellen. Auf jeden Fall darf man in der matthäischen Gemeinde mit Schwierigkeiten im Umgang mit der Feindesliebe rechnen. Die Perikope dient daher auf jeden Fall der Ermahnung der Gemeinde und soll gerade in ihrer theologischen Motivation einer Überforderung entgegensteuern.

Die Möglichkeit der faktischen Überforderung des Menschen durch den Anspruch oder Zuspruch der Vollkommenheit bleibt im Mt indes nicht unbearbeitet. Sie steht im Lichte der Vergebung: so in der Vergebungsbitte des Vaterunsers (Mt 6,12) und in der Aussage, nicht nur siebenmal, sondern siebzigmal siebenmal zu vergeben (Mt 18,21f). Diese Vergebung bildet den Horizont, innerhalb dessen nach Mt mit einer Überforderung gelebt werden kann.

Grundsätzlich kann die Frage gestellt werden, ob der Mensch durch das Gebot der Feindesliebe nicht überfordert ist: „Ist also die Feindesliebe eine utopische Forderung, die darum ambivalent ist, weil sie grundlegenden anthropologischen und psychologischen Voraussetzungen des Menschen widerspricht?"[13]

Das Gebot der Feindesliebe darf nicht als eine rein „natürliche" Forderung gesehen werden. Es steht unter der „'unnatürlichen' Voraussetzung, dass das Reich Gottes im Anbruch ist und dass der Mensch ihm entsprechen soll". Dies ist die Perspektive, aus der Jesus das Alte Testament neu interpretiert. Feindesliebe wird somit in erster Linie zu einer Aussage, die eine Christologie (Jesus als Anfang einer neuen Welt) implizit voraussetzt. Erst sekundär stellt sich die Frage nach ihrer Praktikabilität.

---

[13] Luz, Matthäus, 316. Sprachlich handelt es sich beim Feindesliebegebot um das „rhetorische Mittel der Hyperbole, der sinnvollen Übertreibung". In der Form einer allgemeinen Regel wird formuliert, was eigentlich als undurchführbar erscheint.

Das über Konfliktbewältigung hinausgehende Motiv für Feindesliebe bei Mt dürfte dabei sein, dass Feindesliebe Gegenliebe erwecken will. Sie zielt auf eine Veränderung bei dem, der als Feind Liebe erfährt.

Damit wird unsere eingangs aufgestellte Vermutung, dass bei Mt im Zusammenhang mit dem Liebesgebot das Bewusstsein einer Überforderung eine zentrale Stellung einnimmt, durch die Exegese von Mt 5,43-48 bestätigt.

2.3. Das Lukasevangelium

Die Perikope vom Doppelgebot der Liebe (Lk 10,25-28) dient als Einleitung zur Beispielerzählung vom barmherzigen Samariter (Lk 10,29-37). Zentral geht es um den Begriff des „Nächsten" (V.29) – des Nächsten, der geliebt werden soll. Dieser ist Gegenstand des Gleichnisses (V.30-35) und des abschließenden Gesprächsgangs zwischen Jesus und dem Schriftgelehrten (V.36f). Die Frage, wer unter dem Nächsten zu verstehen sei, ist sehr wohl berechtigt, da zur Zeit Jesu darüber keine Einigkeit herrschte. Für Lk dürfte ein natürliches Interesse an dieser Frage bestanden haben, da er sich ohnehin mit sozialen Problemen auseinandersetzt.

Lk unterbreitet dem Schriftgelehrten und damit seinen Hörerinnen oder Lesern mit der Erzählung vom barmherzigen Samariter ein doppeltes Identifikationsangebot – zum einen mit dem Verwundeten, zum anderen mit dem Samariter. Aus der jeweils einzunehmenden Perspektive heraus macht er deutlich, was er unter dem Nächsten und Nächstenliebe versteht. Die zentralen Stellen dieser Interpretation sind: „Und wer ist mein Nächster?" (V. 29) und „Wer von diesen dreien, meinst du, ist der Nächste gewesen dem, der unter die Räuber gefallen war? Er sprach: Der die Barmherzigkeit an ihm tat. Da sprach Jesus zu ihm: So geh hin und tu desgleichen!" (V. 36f).

Auf den ersten Blick muss der Verwundete als Nächster, als Adressat der Liebe, und der Samariter als deren Subjekt erscheinen. Immerhin wendet sich der Samariter diesem barmherzig zu und hilft ihm aus seiner Not. Unter inhaltlichen Gesichtspunkten ist dies richtig. Doch gerät man dann bei der Interpretation von V.36f in Verlegenheit. Hier nämlich wird der Samariter mit dem Begriff „Nächster" etikettiert – er wird zum Adressaten der Liebe, der Verwundete zu deren Subjekt.

Auf einer formalen Ebene ist die Beispielerzählung (V.30-35) nicht aus der Perspektive des Samariters erzählt, sondern aus der des Verwundeten. Mit ihm soll sich der Gesetzeslehrer identifizieren (erstes Identifikationsangebot). In der Frage in V.36 ist der Samariter der von dem jüdischen Gesetzeslehrer zu liebende Nächsten. Auf dieser Ebene geht es um eine Überwindung der ethnischen und religiösen Feindschaft zwischen Juden und Samaritern. Man kann sagen, dass es hier um den Universalitätsanspruch des Liebesgebotes, ja um Feindesliebe geht.

Die Identifizierung mit dem Verwundeten ist aber nur bis einschließlich V.36 möglich. In V.37 ändert sich die Perspektive, und man soll sich nun mit dem Samariter identifizieren und so wie dieser handeln (zweites Identifikationsangebot). Vorausgesetzt, der Verwundete ist ein Jude, dann handelt es sich auch auf dieser Ebene um Grenzüberschreitung aufgrund des Universalitätsanspruchs des Liebesgebotes. Der Gesetzeslehrer wird aufgefordert, ebenso wie der Samariter ethnische und religiöse Grenzen zu überwinden. Im Unterschied zur formalen Ebene scheint hier jedoch eine Beschränkung auf den Menschen in Not vorzuliegen.

Darüber hinaus hat Lukas Interesse, das konkrete Tun der Nächstenliebe darzustellen. Zum Nächsten kann werden, wer jemandem in Not hilft. Da eine altruistische Einstellung im samaritanischen Milieu eine hohe Wertschätzung genoss, ist der Samariter als Beispiel kein Zufall. Der Samariter spielt eine doppelte Rolle: Er ist der zu liebende Nächste und derjenige, der das Liebesgebot befolgt. In Lk 10,25-37 wird somit deutlich, dass es Lukas um eine universale Ausweitung des Nächstenliebegebotes geht. Er beschränkt sich nicht auf Menschen in Not. Gerade die Bezeichnung des Samariters als Nächster (V.36f) zeigt, dass Lk generell Fremde, ja feindliche Personengruppen im Auge hat, zu denen eine Beziehung hergestellt werden soll. Dies deutet darauf hin, dass man bei Lk im Zusammenhang mit dem Liebesgebot von einem *Erweiterungsbewusstsein* reden kann[14].

Betrachtung wir Lk 4,16-30, die Perikope von der Verkündigung Jesu in Nazaret. Auch wenn nicht explizit von Gottes- oder Nächstenliebe die Rede ist, so handelt es sich um eine Perikope, die programmatischen Charakter für Lk besitzt. Von besonderem Interesse sind V.25-27. Darin wird von zwei Heiden berichtet, der Witwe von Sarepta und dem Syrer Naaman, die Hilfe durch Gott erfahren und jeweils jüdischen Gruppen entgegengesetzt werden. Lukas verdeutlicht, dass Gott an Nicht-Juden gehandelt hat, obwohl jüdische Personen in der gleichen Lage waren wie diese. Damit wird das Heil nicht von den Juden weg-

---

[14] Lk kombiniert das radikalisierte Liebesgebot mit einem afamiliären Ethos in der Jesusüberlieferung (vgl. Lk 14,26).

genommen, sondern die spätere Zuwendung zu den Heiden vorabgebildet. Es handelt sich um eine Erweiterung des Adressatenkreises, und es wird an dieser Stelle schon klar, dass Jesu Sendung nicht auf die Juden beschränkt bleibt. Dieser lukanische Universalismus begegnete auch bei der Untersuchung von Lk 10,25-37. Zugleich stoßen wir in Lk 4,16-30 erneut auf Lukas' Interesse an marginalisierten Gruppen. Damit wird deutlich, dass Lk 10,25-37 innerhalb der Gesamtkonzeption des lukanischen Werkes ganz im Rahmen, den die programmatische Nazaret-Perikope Lk 4,16-30 vorgibt, steht.

In den beiden Perikopen vom Hauptmann von Kapernaum (Lk 7,1-10) und der Sünderin (7,36-50) begegnet das Stichwort „lieben" (V.5.42.47) erneut. Und erneut wird das lukanische Interesse an einer Erweiterung des Adressatenkreises beim Thema Liebe deutlich: In der Perikope vom Hauptmann von Kapernaum wird ein Nicht-Jude als paradigmatisches Subjekt einer Liebe gezeichnet, die über die eigene Binnengruppe hinausgeht. Der heidnische Hauptmann hat dem jüdischen Volk seine Liebe erwiesen. Die Perikope von der Sünderin, die ebenfalls als paradigmatisches Subjekt der Liebe dargestellt wird, zeigt außerdem, dass Jesus seine Liebe (in der bekräftigenden Zusage der Sündenvergebung) besonders moralisch ausgegrenzten Gruppen zuwendet. Somit unterstreichen diese beiden Perikopen das vorläufige Ergebnis der Untersuchung von Lk 10,25-37: im Zusammenhang mit dem Thema Liebe scheint Lukas ein *Erweiterungsbewusstsein* zu vertreten.

Dies macht auch die Betrachtung des Feindesliebegebotes (Lk 6,27-36) deutlich. Anders als bei Mt beinhaltet diese Perikope bei Lk die sogenannte „Goldene Regel", und das im zentralen V.31. Theißen versteht von daher die Feindesliebe als „Ausdruck der Goldenen Regel, d.h. als Ausdruck einer prinzipiellen Reziprozität menschlichen Verhaltens". Gegenseitigkeit ist jedoch keine Bedingung oder Berechnung, sondern steht unter dem Vorzeichen der Hoffnung. Im Kontrast zur Gegenseitigkeitsethik sieht Lk in dieser Hoffnung jedoch keine Voraussetzung oder Motivation für das Verhalten. Dieses darf zwar von der Hoffnung auf reziprokes Verhalten begleitet werden, nicht aber darin begründet sein. In diesem Sinne kritisiert m.E. V.35 die Gegenseitigkeitsethik. Liebe soll sich nicht nur auf Menschen beziehen, die sie erwidern können oder die Liebe erwiesen hatten (V.32). Gerade weil das Verhalten und die Liebe voraussetzungslos sind, gilt die Liebe (auch) den Feinden, bei denen erst einmal davon ausgegangen werden muss, dass sie die erfahrene Liebe nicht erwidern. Feindesliebe wird dadurch zu einem Beispiel voraussetzungslosen Liebens par excellence. Nur wer seine Feinde liebt und dies nicht in der Hoffnung auf Reziprozität gründet, erhält auf einer gewissermaßen höheren Ebene die entsprechende Gegenleistung dafür – die Gotteskindschaft. Lk betont den universalen Charakter der Liebe als Feindesliebe dadurch, dass sie nicht von ihrem Adressaten her motiviert sein darf. Sie ist der Ernstfall der voraussetzungslosen Liebe. Dieser Einfluss des Feindesliebegebotes auf das von Christen geforderte soziale Verhalten unterstreicht nur noch einmal die eingangs aufgestellte These, dass Lk im Zusammenhang mit dem Thema Liebe das *Erweiterungsbewusstsein* akzentuiert.

2.4. Zusammenfassende Überlegungen zum Menschenbild der synoptischen Evangelien

Bei Mk steht die Liebe im Zusammenhang der Reich-Gottes-Predigt des markinischen Jesus: Mit Jesus ist etwas Neues angebrochen, das sich auf die Menschen, die ihm folgen, auswirkt (*Schwellenbewusstsein*). Ob der Mensch jedoch zu wirklicher Liebe fähig ist, das problematisiert Mt, indem er die Überforderung durch das Liebesgebot in der Vergebungsbitte aufgenommen sein lässt (*Überforderungsbewusstsein*). Lk wiederum macht deutlich, dass voraussetzungslose Liebe allen Menschen gegenüber zu erweisen ist, selbst den Feinden (*Erweiterungsbewusstsein*).

3. Altruismus und Menschenbild in der Soziobiologie

3.1. Grundfragen der Soziobiologie

E. O. Wilson, Professor am Harvard Museum of Comparative Zoology und von Hause aus Entomologe, machte die Soziobiologie in den 70er Jahren durch seine Trilogie „The Insect Societies" (1971), „Sociobiology. The New Synthesis" (1975) und „On Human Nature" (1978) populär[15]. Wilson definiert die Soziobiologie als „die systematische Erforschung der biologischen Grundlagen des Sozialverhaltens in seinen unterschiedlichsten Ausprägungen, wobei alle Tierarten erfasst werden; die Soziobiologie ist demnach in dieser Ausprägung in erster

---

[15] Weitere Positionen, theologische und philosophische Rezeption und Kritik vgl. Meisinger, Liebesgebot, 194-228. Zur weiteren Entwicklung der Soziobiologie und ihrer Kritik und intendierte „Ablösung" durch die Evolutionäre Psychologie vgl. Meisinger, Soziobiologie, Voland, Soziobiologie, und Barkow, Mind.

56

Linie eine vergleichende Wissenschaft"[16] und kann als eine Disziplin der vergleichenden Verhaltensforschung angesehen werden, die sich mit einem speziellen Aspekt des Verhaltens, dem Sozialverhalten, beschäftigt. Sie baute auf den Erkenntnissen der Populationsgenetik und der Verwandtschafts-Selektions-Theorie auf und wurde zu einem Wendepunkt in der Verhaltensforschung. Ihrem Anspruch nach soll die Biologie als Grundlagenwissenschaft der Sozialwissenschaften eingesetzt werden, in die Aussagen der Psychologie, der Soziologie und der Philosophie – wenn nicht als überflüssig erwiesen – als Spezialsätze integriert werden.

Wilsons Soziobiologie liegt als zentrales Problem die Frage zugrunde, wie im Verlauf der biologischen Evolution der Altruismus über natürliche Selektion Teil des genetischen Apparates geworden sein könnte. Insbesondere wird der Mensch zum „Geheimnis", da er ein unerwartet hohes Maß an Altruismus zeige, obwohl der Verwandtschaftsgrad zwischen den einzelnen Individuen besonders im Vergleich zu Insekten, die sich äußerst altruistisch verhielten, sehr gering sei. Besonders der Schritt zum Menschen löste eine lebhafte Diskussion um die Soziobiologie aus, die u.a. im Sozialdarwinismus-Vorwurf gipfelte[17].

3.2. Altruismus aus soziobiologischer Perspektive

Die Altruismusforschung in der Soziobiologie ist ein facettenreiches Unternehmen. Mindestens zwei verschiedene Altruismuskonzepte lassen sich unterscheiden: 1) der umgangssprachliche Altruismus, bei dem Motive und Intentionen eine Rolle spielen, und 2) der evolutionäre Altruismus, der Motive und Intentionen ausschließt und allein von den Folgen einer Handlung her bestimmt ist.

Von zentraler Bedeutung ist, dass die soziobiologische Altruismus-Diskussion den Gegensatz zwischen Altruismus und Egoismus problematisiert. Durch Tieferlegen der Erklärungsebene versucht sie zu zeigen, dass phänotypisches altruistisches Verhalten wie das der Hilfe zu Verwandten (aufgrund Verwandtschaftsaltruismus) und Nicht-Verwandten (über reziproken Altruismus) auf einer genetischen Ebene letztlich eigennützig ist – beide Verhaltensweisen führen bzw. können zu einer Erhöhung der inklusiven Fitness führen. Greift die theologisch-ethische Diskussion diese Erkenntnis auf, so müssen altruistisches wie egoistisches Verhalten gerade in ihrem Verhältnis zueinander neu bewertet werden.

---

[16] Wilson, Vorwort, 7; vgl. ders., Sociobiology, 4.

[17] Vgl. Segerstråle, Defenders, und Rose, Erben.

An dieser Problematisierung zeigt sich jedoch auch, dass der Begriff Altruismus in der soziobiologischen Forschung nicht unumstritten ist. Es scheinen nicht nur die Grenzen zwischen Altruismus und Egoismus aufgehoben zu werden, sondern dem Begriff Altruismus in seiner soziobiologischen Verwendung fehlt gerade das, was ihn in seiner umgangssprachlichen Verwendung charakterisiert: die Einbeziehung von Motiven und Intentionen.

Für die weitere Darstellung ist daher eine Definition unerlässlich. Unter Altruismus in einem soziobiologischen Kontext verstehen wir in diesem Beitrag ein „Verhalten, das der inklusiven Fitness eines anderen Menschen, der kein naher Verwandter ist, zugute kommt, während es auch auf lange Sicht die inklusive Fitness des Altruisten mindert".

Grundproblem der Altruismusforschung ist die Erweiterung altruistischen Verhaltens auf genetisch nicht verwandte Mitmenschen. In diesem Kriterium der soziobiologischen Versuche, altruistisches Verhalten zu erklären, ist das *Erweiterungsbewusstsein* zu verorten, das nach dem Verhalten über den allernächsten Nächsten hinaus fragt. Ohne dieses gäbe es keine soziobiologische Diskussion zum Altruismus.

In der Anfangszeit der Soziobiologie-Diskussion spielten drei Theorien eine wichtige Rolle, die Entstehung von Altruismus über natürliche Selektion zu erklären: die Gruppenselektions-Theorie, die Verwandtschaftsselektions-Theorie und das Prinzip des reziproken Altruismus. Solche Ansätze werden oft als Legitimation eines naturalistischen Menschenbildes und einer reduktionistischen Deutung menschlicher Moral verstanden. Doch gelingt es mit ihrer Hilfe nicht, altruistisches Verhalten über die nächsten Verwandten hinaus zu erklären:

Dem Ansatz der *Gruppenselektion* als Mittel, altruistisches Verhalten genetisch zu verankern, kann eine nur sehr begrenzte Berechtigung zuerkannt werden, da die vorausgesetzten Bedingungen ihn nicht sehr wahrscheinlich machen und die Verwandtschaftsselektion immer eine Alternative darstellt[18].

Die Theorie der *Verwandtschaftsselektion* gibt eine Antwort auf die Frage, warum wir Menschen dazu neigen, unsere Verwandten günstiger zu behandeln als Nicht-Verwandte. Sie ist jedoch auf kleine Gruppen beschränkt, in denen die Wahrscheinlichkeit groß ist, dass altruistisches Verhalten ein verwandtes Individuum trifft, und kann altruistisches Verhalten nicht erklären, das sich auf

---

[18] Vgl. heute aber Sober/Wilson, Others, die sich für Gruppenselektion stark machen.

nicht-verwandte Individuen richtet. Letztlich ist sie aus der Perspektive der Steigerung der Gesamtfitness eigennützig. Von daher besitzt das Modell der Verwandtschaftsselektion einen eingeschränkten Erklärungsanspruch.

Für den *reziproken Altruismus*, dem umgangssprachlichen „Wie du mir, so ich dir", konnte keine genetische Basis nachgewiesen werden. Außerdem ist seine Entstehung nur über eine Zugrundelegung der Verwandtschaftsselektion zu erklären. Eine gute empirische Basis ist für ihn nicht vorhanden. Interessant ist der Versuch, mit dem Gedanken der Reziprozität altruistisches Verhalten gegenüber Fremden und Feinden erklären zu wollen. Dies würde geschehen, um neue Freundschaften zu schließen.

Insgesamt zeigen die Modelle, dass Erklärungen, die auf dem Weg der natürlichen Selektion altruistisches Verhalten erklären wollen, phänotypischen Altruismus letztlich als genetisch eigennützig darstellen müssen. Individuen, insbesondere der Mensch, scheinen rein biologisch betrachtet nicht in der Lage zu sein, sich zumal gegenüber nicht-verwandten Individuen altruistisch zu verhalten. Wir können folglich in diesem Zusammenhang von einem *Überforderungsbewusstsein* sprechen. Gruppenselektion, Verwandtschaftsselektion und reziproker Altruismus untersuchen den biologischen Menschen. Sie zeichnen ihn als ein Wesen, dessen kooperatives und altruistisches Verhalten in einer Gesellschaft nicht auf genetischer Grundlage erklärt werden kann. Damit lassen solche Ansätze die Notwendigkeit erkennen, über rein biologische Ansätze hinaus nach weiteren Faktoren zu suchen.

Meist wird die Kultur allgemein als weiterer Faktor ins Spiel gebracht. Altruismus wird als „Kultur-Altruismus" erklärt. Eine Ko-Evolution von genetischen und kulturellen Faktoren ermögliche altruistisches Verhalten, das nicht oder nicht ausschließlich durch die „egoistische" Maxime der Fitnessmaximierung bestimmt sei. Hierzu gehören Theorien über das Zusammenwirken von Genen und (kulturellen) Memen[19] und die „Dual-Inheritance-Theorie", die mit einer doppelten Informationsübertragung rechnet: der Überlieferung genetischer Information und kultureller Information[20].

Dieser neue Schritt auf die Ebene der Kultur kann zu dem *Schwellenbewusstsein* in Beziehung gesetzt werden, der Frage also, ob der Altruismus nicht

---

[19] Dawkins, Gen.

[20] Boyd/Richerson, Culture. Zum Folgenden vgl. Meisinger, Liebesgebot, mit weiteren Positionen und entsprechenden Literaturangaben.

einen Schritt auf einen neuen Menschen und eine neue Welt darstellt, die entscheidend von der Kultur geprägt sind.

Der kulturelle Faktor lässt sich noch präziser formulieren: Zum einen ermöglicht die menschliche Gemeinschaft, reziproken Altruismus zu einem indirekten reziproken Altruismus auszuweiten. Ein solcher „Status-Altruismus" basiert darauf, dass bei einer altruistischen Handlung nicht unbedingt der Empfänger dieser Handlung selbst für Wiedervergeltung sorgt, sondern ein anderes Mitglied der Gruppe – dies in Reaktion auf die allgemeine Reputation, die ein altruistisches Mitglied erworben hat. Des Weiteren wird ein den genetischen Egoismus transzendierender Altruismus durch Vernunft möglich. „Vernunft-Altruismus" basiert darauf, dass Menschen die Fähigkeit haben, die Gleichwertigkeit der Interessen anderer Menschen zu erkennen und entsprechend zu handeln. Schließlich kann man von einem „Religions-Altruismus" sprechen. Religionen speichern und tradieren das Wissen über altruistisches Verhalten, das über die Verwandten hinausgeht.

Von theologischer Seite wird im Allgemeinen ein „Kultur-Altruismus" verteidigt, erweitert z.B. um die Gedanken der Schöpfung, der Gnade und des ordo amoris. Die Beziehung des Menschen zu Gott verleiht dem Menschen eine unbedingte Würde – eine „Reputation" unabhängig von seinen Handlungen (vgl. den Status-Altruismus), eine Identifikationsfähigkeit mit den marginalisierten Randgruppen der Gesellschaft (vgl. den Vernunft-Altruismus). Religion verankert zudem altruistische Haltungen in „heiligen" Traditionen (vgl. den Religions-Altruismus).

4. Interdisziplinäre Impulse zum Menschenbild

Dieser abschließende Abschnitt dient dazu, die bisher getrennt voneinander betrachteten Bereiche des synoptischen Liebesgebotes und der Altruismusforschung in der Soziobiologie aufeinander zu beziehen. Eine systematisch objektivierte inhaltliche Beziehung wird nicht angestrebt, eher ein Dialog auf dem Boden einer gemeinsamen methodischen Perspektive. Schließlich sollen zwei theologische Entwürfe im Rahmen des Dialogs mit der Soziobiologie auf das in ihnen enthaltene Menschenbild hin kurz betrachtet werden.

4.1. Erweiterungsbewusstsein, Überforderungsbewusstsein und Schwellenbewusstsein

Sowohl in der Untersuchung der synoptischen Evangelien wie in der Betrachtung der soziobiologischen Altruismusforschung taucht die Frage nach dem Adressaten der Liebe und die Erweiterung des Adressatenkreises über den allernächsten Nächsten und damit das *Erweiterungsbewusstsein* auf. Eine Beziehung kann in der Art hergestellt werden, dass prosoziales Verhalten über den allernächsten Bezugskreis hinaus in den neutestamentlichen Schriften vorwissenschaftlich geboten wird und damit als Faktum etabliert werden soll, während in der soziobiologischen Altruismusforschung wissenschaftlich nach den Ursachen dieses faktisch vorhandenen Verhaltens gesucht wird. Beide Bereiche stehen nicht in Konkurrenz zueinander, sondern können sich aus ihrer jeweiligen Perspektive heraus ergänzen, da sie verschiedene Aspekte ein und desselben Verhaltens beschreiben.

In beiden Bereichen wird ebenfalls deutlich, dass eine rein biologische Betrachtung des Menschen unvollständig ist. Sie kann weder prosoziales Verhalten in einem vorwissenschaftlichen Kontext motivieren noch dieses wissenschaftlich erklären. Der biologische Mensch besitzt in beiden untersuchten Bereichen sehr eingeschränkte Möglichkeiten zu altruistischem, liebendem prosozialen Verhalten (*Überforderungsbewusstsein*)[21].

Eine Beziehung zwischen den beiden Bereichen ist bei der Frage nach der Motivation sehr deutlich zu sehen. In beiden Fällen wird eine Ebene durch eine andere ergänzt, um ein bestimmtes Verhalten hervorrufen oder erklären zu können (*Schwellenbewusstsein*). Außerdem kann die Religion als der Teil der Kultur angesehen werden, der altruistisches oder liebendes Verhalten über den allernächsten Nächsten hinaus fordert und ermöglicht. Damit sind wir bei einem der beiden Entwürfe angelangt, die wir auf das in ihnen ausgedrückte Menschenbild abschließend untersuchen werden.

---

[21] Diese vorsichtige Formulierung trägt der Tatsache Rechnung, dass eine epistemologische Betrachtung nicht mit einer ontologischen Beschreibung des Menschen gleichzusetzen ist.

4.2. Der Mensch als homo sapiens religiosus

Für den amerikanischen Meteorologen und Theologen Ralph Wendel Burhoe ist entscheidend, dass der Mensch ein biologisches *und* ein kulturelles Lebewesen ist. Die Erfordernisse dieser beiden Naturen des Menschen müssen aneinander angepasst sein. Die Vermittlungsaufgabe kommt der Religion zu, die der entscheidende Faktor der Kultur ist, den Menschen zu motivieren, sich nichtverwandten Individuen gegenüber altruistisch zu verhalten. Diese Rolle übernimmt die Religion, da sie als Ritual von allen Teilen der Kultur die größte Nähe zu einem Segment des Gehirns besitze, das zum größten Teil genetisch determiniert sei: dem sog. Reptilienhirn. Im Neokortex müssten dann die Forderungen der Gene und der Kultur miteinander abgestimmt werden. Aufgrund dieser Funktionsbestimmung nimmt die Religion eine wichtige Rolle in der wissenschaftlichen Auseinandersetzung um den Altruismus ein. Nur durch sie könne es zu altruistischem Verhalten über genetisch Verwandte hinaus kommen[22]. Der Mensch, so Burhoe, sei von daher immer ein Homo sapiens religiosus, der eine der naturwissenschaftlich geprägten Welt entsprechende Religionsform entwickeln müsse, um diese Aufgabe zu erfüllen[23].

4.3. Der Mensch als geschaffener Mitschöpfer

Der Ansatz des amerikanischen systematischen Theologen Philip Hefner ist demgegenüber theologisch ausgerichtet. Bei ihm denkt die Evolutionslehre gewissermaßen die Gedanken Gottes nach. Evolution wird verstanden als Handeln Gottes in und an der Welt. Das Neue und die Eigengesetzlichkeiten der Naturwissenschaften werden anerkannt, ihre Erkenntnisse jedoch als Fußspuren Gottes in der Welt interpretiert. In diesem Sinne hilft die humansoziobiologische Altruismus-Forschung, die anthropologischen Voraussetzungen des Menschen zu klären, der als „Ebenbild Gottes" gilt und sowohl geschaffen als auch Mit-Schöpfer („created co-creator") ist. Gleichzeitig stellt Hefner aus einer theologischen Perspektive den intrinsischen Charakter der altruistischen Liebe heraus, die ihren Ursprung in Gott hat.

---

[22] Religion ist hier noch Explanans. Heute wird sie häufig zum Explanandum, vgl. D.S. Wilson, Cathedral, und Söling, Gottesinstinkt.
[23] Zu Burhoes „Scientific Theology" vgl. Burhoe, Theology, und Meisinger, Liebesgebot, 265-281.

Das Adjektiv *geschaffen*[24] korrespondiert mit der Bedingtheit des Menschen durch seine genetischen und kulturellen Voraussetzungen und durch das Ökosystem, in dem er lebt. Letztlich bezieht es sich auf den Schöpfungsakt Gottes, der alles Leben erst ermöglicht. Der Mensch wird als Teil der gesamten Schöpfung verstanden und ihr zugeordnet. Das Substantiv *Mit-Schöpfer* korrespondiert mit der Freiheit der Menschen zu eigenen Entscheidungen, durch die sie an der intentionalen Erfüllung von Gottes Willen partizipieren können. Dadurch kommt eine eschatologische Perspektive ins Spiel, die fragt, in welche Richtung sich der Mensch und der evolutive Prozess insgesamt entwickeln. Eine Übereinstimmung mit Gott als Schöpfer wird damit nicht ausgesagt, wohl aber eine besondere Qualität des Menschen als *imago dei* gegenüber der sonstigen Schöpfung. In ihm gelangt die Symbiose zwischen Genen und Kultur zu ihrer (vorläufigen) Vollendung, so dass Hefner vom Homo sapiens als einem „Vorschlag für die zukünftige Evolution auf diesem Planeten" sprechen kann mit der Aufgabe einer nicht-anthropozentrischen Stellvertretung für die gesamte Schöpfung.

Der Mensch ist dabei mit altruistischer Liebe geschaffen. Sie ist Teil seiner Ausstattung als *imago dei*, die er durch die Schöpfertätigkeit Gottes erhält. Aus diesem Grund sieht Hefner in der soziobiologischen Altruismusforschung eine „archäologische Erforschung" der Vergangenheit des Menschen, seiner biokulturellen Herkunft. Evolution kann als Teil der *creatio continua*, der erhaltenden und neuschöpfenden Tätigkeit Gottes verstanden werden. Damit muss der rückwärts gerichtete Blick ergänzt werden durch den Aspekt der Zukunft, der sich beim Menschen in der Freiheit seines Mit-Schöpfertums ausdrückt. Er unterliegt nicht mehr nur seinen biologischen Zwängen, sondern hat die Freiheit zu eigenen Entscheidungen, die in Einklang stehen sollen zu dem, was Gott mit der göttlichen Schöpfung im Auge hat. Die Menschen haben Hefner zufolge das Potential, eine radikal neue Phase der Evolution zu aktualisieren. Jesus Christus ist dabei das „paradigm, the model of what it means to be humans in the image of God, of what it means to be the human being that God intended"[25]. Im Lichte dieses Paradigmas besteht der Wille Gottes im Prinzip der universalen Liebe, die alle Grenzen sprengt. Darin nutzt der Mensch seine Freiheit zum Guten.

Die soziobiologische Altruismus-Forschung erfährt somit bei Hefner eine doppelte Einbettung. Einmal zeichnet er sie als unvollständig, solange nicht der in-

---

[24] Zum Folgenden vgl. Hefner, Factor, v.a. 23-51.

[25] Hefner, Factor, 243.

63

trinsische Charakter der altruistischen Liebe erkannt wird. Liebe wurzelt letztlich in Gott. Wir können von einer *protologischen* Perspektive reden, aus der heraus die soziobiologische Altruismus-Forschung erst ihren Stellenwert als archäologische Expedition in die grundlegenden biologischen Voraussetzungen des Menschen gewinnt.

Zum anderen ist die soziobiologische Altruismus-Forschung unvollständig, solange sie sich nur auf die Herkunft des Menschen konzentriert. Der Mensch als Teil der *creatio continua* ist auf Freiheit und Zukunft hin angelegt. Entscheidend ist, in welche Richtung sich der Menschen als Symbiose von Genen und Kultur verändert. Die Probleme der soziobiologischen Altruismus-Forschung in der Erklärung von Altruismus über die Nächsten hinaus lassen sich erst aus dieser *eschatologischen* Perspektive heraus überwinden. Sie eröffnet dem freien Menschen die Möglichkeit zu uneingeschränkter Nächstenliebe und damit die Erfüllung dessen, was bereits in ihm angelegt ist.

Literatur

Barkow, Jerome H./Leda Cosmides/John Tooby (Hrsg.): The Adapted Mind. Evolutionary Psychology and the Generation of Culture, Oxford: Oxford University Press, 1992.
Boyd, Richard/Richerson, Peter J.: Culture and the Evolutionary Process, Chicago-London: University of Chicago Press, 1985.
Browning, D.: Altruism and Christian Love, Zygon. Journal of Religion and Science 27 (1992) 421-436.
Burhoe, Ralph Wendell: Toward a Scientific Theology, Belfast: Christian Journals Limited, 1981.
Dawkins, Richard: Das egoistische Gen, Berlin-Heidelberg-New York: Springer, 1978 (amerik. 1976), Reinbek bei Hamburg: Rowohlt, überarbeitete und erweiterte Neuausgabe 1996.
Gnilka, Joachim: Das Matthäusevangelium I. und II. Teil, HThK, Freiburg-Basel-Wien: Herder, I: [3]1993 II: 1988.
Hefner, Philip.: The Human Factor. Evolution, Culture, and Religion, Theology and the Sciences, Minneapolis: Fortress Press, 1993.
Heinrich, Axel: als kulturrevolutionäres Programm, ratio fidei. Beiträger zur philosophischen Rechenschaft der Theologie Bd. 6, Regensburg: Verlag Friedrich Pustet, 2001.
Knapp, Andreas: Soziobiologie und Moraltheologie. Kritik der ethischen Folgerungen moderner Biologie, Weinheim: VCH, Acta humaniora, 1989.
Lumsden, Charles J.: Sociobiology, God, and Understanding, Zygon. Journal of Religion and Science 24 (1989) 83-108.
Luz, Ulrich: Das Evangelium nach Matthäus. 1. Teilband Mt 1-7, EKK I/1, Neukirchen-Vluyn: Neukirchener Verlag, [3]1992.
Meisinger, Hubert: Liebesgebot und Altruismusforschung. Ein exegetischer Beitrag zum Dialog zwischen Theologie und Naturwissenschaft, Novum Testamentum et Orbis Anti-

quus Bd. 33, Göttingen: Vandenhoeck und Ruprecht, Freiburg/Schweiz: Universitäts-verlag, 1996.

Mortensen, Viggo: Theologie und Naturwissenschaft, Gütersloh: Chr. Kaiser/Gütersloher Verlagshaus 1995 (dän. 1988).

Pannenberg, Wolfhart: Wissenschaftstheorie und Theologie, Frankfurt: Suhrkamp 1987.

Peacocke, Arthur: Sociobiology and its Theological Implications, Zygon. Journal of Religion and Science 19 (1984) 171-184.

Rolston, Holmes: Genes, Genesis and God. Values and their Origins in Natural and Human History, Cambridge-New York: Cambridge University Press, 1999.

Rose, Steven: Darwins gefährliche Erben. Biologie jenseits der egoistischen Gene, München: Beck, 2000 (engl. 1997).

Segerstråle, Ullica: Defenders of the Truth. The Sociobiology Debate, Oxford: Oxford University Press, 2000.

Sober, Elliot/David S. Wilson: Unto Others: The Evolution and Psychology of Selfish Behavior, Cambridge: Harvard University Press, 1999.

Söling, Caspar: Der Gottesinstinkt. Bausteine für eine Evolutionäre Religionstheorie, Gießen: Gießener Elektronische Bibliothek, 2002 (http://bibd.uni-giessen.de/ghtm/2002/uni/d020116.htm).

Theißen, Gerd: Zeichensprache des Glaubens. Chancen der Predigt heute, Gütersloh: Kaiser, Gütersloher Verl.-Haus, 1994.

Voland, Eckart: Grundriss der Soziobiologie, Heidelberg-Berlin: Spektrum Akademischer Verlag, 2., vollständig überarbeitete und erweiterte Auflage 2000.

Wilson, David Sloan: Darwin's Cathedral. Evolution, Religion, and the Nature of Society, Chicago: University of Chicago Press, 2003.

Wilson, Edward O.: Sociobiology. The New Synthesis, Cambridge (Mass.)-London: Harvard University Press, 1975.

Wilson, Edward O.: Biologie als Schicksal. Die soziobiologischen Grundlagen menschlichen Verhaltens, Frankfurt-Berlin-Wien: Ullstein 1980.

Wilson, Edward O.: Vorwort, in: D. P. Barash, Soziobiologie und Verhalten, Berlin-Hamburg: Parey, 1980 (amerik. 1977), S. 7f.

Wilson, Edward O.: Die Einheit des Wissens, München: Goldmann Verlag, 2000 (amerik. 1998).

Caspar Söling

Religiosität im Zeitalter der Gene

Die Naturalisierung des Menschenbildes schreitet fort und macht auch vor der Religiosität nicht halt. Hirnforscher wie Michael A. Persinger, Vilayanur S. Ramachandran, James H. Austin oder Andrew Newberg wollen mit Hilfe bildgebender Verfahren herausgefunden haben, dass religiöse Erfahrungen mit Aktivitäten in genau lokalisierbaren Arealen des Gehirns korrespondieren.[1] Es scheint offensichtlich: Religiosität gehört zur biologischen Konstitution des Homo sapiens sapiens. Dabei ist die Frage ungeklärt, wie dieses in der Naturgeschichte einmalige Merkmal biologisch evolvieren konnte. Welchen Selektionsvorteil bietet Religiosität? Wie konnten die daran beteiligten Gehirnareale evolvieren? Im Folgenden soll es nicht um die genetischen Grundlagen dieser Gehirnareale und vermeintliche „Religions-Gene" gehen, die sich bio-chemisch lokalisieren lassen. (In diesem Bereich gibt es bereits Hypothesen, deren spekulativer Aufwand wesentlich größer erscheint als der mancher Theologie und Philosophie.[2]) Vielmehr wollen wir uns mit einer evolutionären Perspektive auf die Spur der Religiosität begeben. Gene lassen sich hier als historische Zeugnisse der geschichtlichen Wandlung in Organismen verstehen.[3] In diesem Sinne wollen wir der Frage nachgehen, ob es sich beim religiösen Verhalten um eine biologische Angepasstheit oder ein biologisch funktionsloses Epiphänomen anderer biologischer Merkmale des Menschen handelt. Dazu wird hier die Methode der evolutionären Psychologie genutzt.[4]

Die evolutionäre Psychologie geht davon aus, dass das Gehirn ein informationsverarbeitendes System ist.[5] Die Verarbeitung von Signalen aus der Umwelt und der Innenwelt erfolgt über ein funktionell und morphologisch strukturiertes Netzwerk zahlreicher, funktionell spezialisierter Subsysteme, die Fodor (1983) als „Module", Pinker als „Instinkte" (1997) und Cosmides and Tooby

---

[1] Grom 2003, Söling 1994.

[2] Vgl. Lumsden, C. 1989, Dawkins, R. 1993.

[3] Hubbard und Wald, 1999.

[4] Vergleiche ausführlicher hierzu Söling 2002.

[5] Barkow, J.H. e.a. 1992.

(1992) als „Evolutionäre Algorithmen" bezeichnet haben. Jeder dieser Algorithmen – ob bei Menschen oder Tieren – wurde durch die natürliche Selektion geformt und ist entsprechend genetisch weitgehend fixiert. Evolutionäre Algorithmen lassen sich auch beim Menschen rekonstruieren, in dem man ihre universale Verbreitung zeigt und danach fragt, auf welche adaptiven Probleme im Pleistozän sie die evolvierte Antwort sein könnten. Diese Methode wird im Folgenden auf das Phänomen der Religiosität angewendet.

Religiosität ist eine menschliche Universalie, die Antwortkonzepte auf Kontingenzfragen bietet.[6] Sie manifestiert sich vor allem, wenn es zu einem Dialog zwischen vorgegebenen Sinnentwürfen und den individuellen Bedürfnissen der Menschen kommt. Nach der Einschätzung der meisten Religionswissenschaftler ist darüber hinaus jede verfasste Religion durch vier konstituierende Elemente (Mystik, Mythen, Ethik und Rituale) gekennzeichnet, die ebenfalls universal verbreitet sind. Es liegt daher nahe, die Frage nach der evolutionären Geschichte und Funktion der Religiosität analytisch zu vierteln und zunächst jede der vier Komponenten getrennt zu betrachten.

Mystik

Das religiöse Phänomen: Es gibt keine Religion, die nicht auch eine mystische Tradition besitzt. Mystik ist dabei kein Lehrgebäude, sondern ein individueller Erfahrungsweg, dessen Ziel die ganz eigene, innere Erfahrung mit Gott ist. Dabei kommt es häufig zu einer Vermischung von Wissen über unterschiedliche Typen von Entitäten in der realen Welt. Die mangelnde Eindeutigkeit ermöglicht erst eine Vermischung von Kategorien und Ontologien, von bekannten Erfahrungen mit unbekannten, unpassenden Vorstellungen. Diese Vermischung schlägt sich häufig in Darstellungen von Göttern in Menschen- oder Tiergestalt nieder.[7] Wie lassen sich diese Darstellungen und die ihnen zugrunde liegenden Erfahrungen erklären?

Der zugrunde liegende Algorithmus: Menschen klassifizieren spontan ihre Wahrnehmung und Erfahrung in vorhandene Kategorien, die von evolutionären Psychologen auch als intuitive Ontologien bezeichnet werden.[8] So kann auch nur unvollständig Wahrgenommenes leicht als ein bestimmtes Lebewesen oder Artefakte kategorisiert werden. Die Annahme solcher Eigenschaften und die

---

[6] Pollack 1995, Scheunpflug 2004.

[7] Gladigow 1993.

[8] Boyer 1994.

weiterführenden Ausmalungen sind eine Konsequenz aus der menschlichen Disposition, präzise ontologische Hypothesen hervorzubringen, wann immer dies in
einem natürlichen Kontext nützlich erscheint. Hierzu zählen vor allem auch
Hypothesen zu den Ursachen von ansonsten unverständlichen Ereignissen, z.B.
Naturerscheinungen, persönliche Katastrophen oder Glücksmomente. Wie andere Hypothesen auch kann die Mehrheit dieser Annahmen im Lichte der jeweiligen wirklichen Erscheinung korrigiert werden – manche der Hypothesen allerdings nicht. Das öffnet die Tür zu „falschen" Anwendungen natürlicher Ontologien, indem beispielsweise unbelebte Objekte mit belebten verglichen werden
(Animismus) oder natürlichen Kräften menschliche Intentionen unterstellt werden (Anthropomorphismus).[9] Wenn aber die nicht verstandenen Naturerscheinungen erst einmal eine anthropomorphe Rekonstruktion erfahren haben, ist es
nur folgerichtig, diesen übernatürlichen Gottheiten auch eine anthropomorphe
Verhaltens- und Sozialtheorie zuzuschreiben. Als evolvierte Machiavellisten
verfügen deshalb Menschen und ansatzweise auch Menschenaffen über eine
„theory of mind": Sie sind in der Lage, sich in die Gemütsverfassung von anderen hineinzuversetzen und ihnen Intentionen zuzuschreiben. Dies betrifft auch
die Götter. Sie mögen zwar in gewisser Hinsicht außergewöhnlich sein, aber sie
sind zugleich Projektionsfläche unserer intuitiven Psychologie. Sie hegen Absichten und empfinden Emotionen, und genau das macht sie trotz transzendenter
Entrücktheit weitgehend berechenbar.[10]

Der evolutionäre Vorteil: Welcher biologische Vorteil liegt diesen Kate-
gorisierungsleistungen zugrunde? Intuitive Ontologien dienen zur Orientierung
im Reich der Wirklichkeit und verhelfen zu schnellen, adäquaten Reaktionen
gegenüber den Gegenständen, auf die sie sich beziehen. Sie dienen also der Heu-
ristik und der Entscheidungsfindung des Individuums. Gigerenzer & Todd
(1999) gehen davon aus, dass eine Ansammlung von domänenspezifischen,
kognitiven Heuristiken der Lösung verschiedener Probleme dient. Menschliche
Rationalität gründet nicht in der Fähigkeit, feste Regeln wie z.B. Logik oder
Wahrscheinlichkeitstheorie inhaltsunabhängig auf alle möglichen Probleme anzuwenden. Vielmehr wird die menschliche Rationalität als die Fähigkeit verstanden, einfache und effiziente angeborene Heuristiken problemadäquat aus-
zuwählen und anzuwenden. Menschliches Denken ist demnach nicht an Wahrscheinlichkeitstheorie und Logik, sondern an die Umwelt angepasst. In diesem
Kontext haben auch die intuitiven Ontologien ihren Platz.

---

[9] Guthrie 1993.
[10] Boyer 1994, Kirkpatrick 1999, Pinker 1997.

Ethik

Das religiöse Phänomen: Jede Religion besitzt ein bestimmtes Menschen- und Weltverständnis, das sich in der sozialen Praxis niederschlägt, weshalb Religion und Moral auf das engste miteinander verbunden sind. Neben dem Ritual ist das moralische Verhalten der manifeste Ausdruck einer religiösen Einstellung. Wenngleich sich die Religionen in ihrer jeweiligen Moralbegründung erheblich unterscheiden können, so zeigen sie doch erstaunlich große inhaltliche Parallelen auf, wenn sie ethische Handlungsanweisungen an einzelne Personen erteilen. Diese große Ähnlichkeit der ethischen Grundausrichtung ermöglichte 1993 zum ersten Mal in der Geschichte der Religionen, dem Parlament der Weltreligionen eine gemeinsame Erklärung vorzulegen.[11] Dabei zeigte sich, dass die sogenannte „Goldene Regel" ('Was du nicht willst, das man dir tu, das füg' auch keinem andren zu.') ganz offensichtlich tief in allen ethischen Traditionen der Menschheit verwurzelt und normativer Gehalt der meisten Religionen ist.

Der zugrunde liegende Algorithmus: Gerne wird in der Literatur darauf hingewiesen, dass der Mensch ein soziales Lebewesen ist. Reziprozität läuft aber ständig Gefahr ausgebeutet zu werden, weil einige zwar die Vorteile des Systems für sich nutzen, aber nicht die Kosten dafür tragen. In dem gleichen Maße, wie die natürliche Selektion Kooperation belohnt, wird sie deshalb dazu parallel und ganz zwangsläufig die Entwicklung protektiver Mechanismen zum bestmöglichen Schutz gegen Ausbeutung fördern. Deshalb entsteht ein Selektionsdruck im Hinblick auf ein möglichst frühzeitiges und sicheres Erkennen von betrügerischen Regelbrechern. Tatsächlich konnten Cosmides und Tooby (1992) und Gigerenzer und Hug (1992) mit Hilfe der „Wason-selections-tasks" nachweisen, dass unser Wahrnehmungs-, Erkenntnis- und Denkapparat ganz speziell dazu eingerichtet ist, soziale Einseitigkeiten aufzuspüren. Menschliche Intelligenz ist primär soziale Intelligenz,[12] und deshalb fällt es uns deutlich leichter, Abweichungen von sozialen Regeln als Regelverletzungen zu erkennen als logisch gleichartige Abweichungen von Regeln, die keinen sozialen Bezug aufweisen. Kurz: Betrüger zu entlarven, gelingt uns leichter, als logisch zu denken, und ein differenziertes sozio-emotionales Gegenseitigkeitsempfinden gehört zu unserer evolvierten psychischen Grundausstattung.[13]

Der evolutionäre Vorteil: Der evolutionäre Vorteil von Moral entsteht in der Regel durch Kooperationsgewinne für alle Beteiligten einer moralischen

---

[11] Küng & Koschel 1993.

[12] Dunbar 1998.

[13] Chasiotis 1995.

Gemeinschaft. Kooperatives Verhalten ermöglicht komplexere und effektivere Handlungsmuster und dies sowohl häufig unter Wettbewerbsdruck mit benachbarten moralischen „in-groups" als auch bei fehlender unmittelbarer Gewinnerwartung. Allerdings führen Kooperationen nur zu einem Erfolg, wenn alle Beteiligten vergleichbare Investitionen, beispielsweise altruistische Vorleistungen, eingehen. Diese Voraussetzung zu gewährleisten und zu kontrollieren, kommt der Moral zu. Freilich darf nicht übersehen werden, dass Moral auch manipulativ und ausbeuterisch eingesetzt werden kann und dann asymmetrische Gewinnverteilungen produziert.[14]

Mythos

Das religiöse Phänomen: Jede Religion besitzt ihren Mythos. Im Unterschied zur rationalen und begrifflichen Erfassung der Wirklichkeit verfügt der Mythos über eine eigene 'Logik'. Sie liegt in dem aus Elementen der Wirklichkeit aufgebauten Symbol für das im religiösen Akt gemeinte Unbedingte oder Jenseitige. Der Mythos ist ein weitgehend kohärentes Erfahrungssystem. Es beruht auf Grundvorstellungen, mit denen das Seiende und Wirkliche im Allgemeinen aufgenommen, geordnet und gedeutet wird.[15] Damit liegt es nahe, religiöse Mythen als sprachliche Entfaltungen religiöser Erfahrungen zu verstehen. Da aber die religiösen Erfahrungen alles Normale, Eindeutige übersteigen, zeichnen sich Mythen durch mehrschichtige Bedeutungen aus. In diesem Sinne beschreibt der Mythos die typisch menschlichen Irritationen durch die Erfahrung von Kontingentem, von Chaos und Vieldeutigkeit. Gleichzeitig erschließt er diese unfassbaren Erfahrungen der Kommunikation und besetzt sie mit Sinn.[16]

Der zugrunde liegende Algorithmus: Für Pinker (1994) bildet Sprache kein kulturelles Artefakt, sondern einen klar umrissenen Teil der biologischen Ausstattung des menschlichen Gehirns, den er „Sprachinstinkt" nennt. Wie aber kommen die Inhalte dessen zustande, was kommuniziert wird? Für Pinker sind sie das Produkt der Interaktionen zwischen einer universalen menschlichen Natur und den Bedingungen, unter denen Menschen leben. Folglich lassen sich in der Sprache Hinweise auf mentale Konzepte finden. Es liegt nahe, diese Perspektive auch auf Mythen zu übertragen. Anstatt einer strukturalistischen Engführung der Mythen auf elementare, biologische Verhaltensweisen[17] oder auf

---

[14] Cronk 1994, Ridley 1996.

[15] Hübner 1994.

[16] Stolz 1997.

[17] Burkert 1996.

elementare entwicklungspsychologische Erfahrungen[18] wäre es aus der Perspektive des „Sprachinstinkts" also möglich und notwendig, Mythen auf ihre kognitive Grundlagen hin zu untersuchen. Eine entsprechende, systematische Analyse steht allerdings noch aus.

Wenn zum Beispiel intuitive Ontologien in die Religiosität einfließen, dann müssen sie auch in universal verbreiteten Mythen nachweisbar sein. Typisch für die Erfahrung des Übernatürlichen ist es, dass sie das intuitive Wissen verletzt. Diese Verletzung müsste sich in den Mythen der Welt niederschlagen. Die bereits diskutierten Definitionen von Mythen zeigen, dass dies so ist. Danach berichtet der Mythos nicht von der rationalen und begrifflichen Erfassung der Wirklichkeit, sondern er beschreibt gerade das, was alles Erkennen und Begreifen übersteigt.

Der evolutionäre Vorteil: In der Primatenevolution hat sich die soziale Fähigkeit, in größeren Sozialverbänden leben zu können, als entscheidender Überlebensvorteil herausgestellt. Je größer eine Gruppe war, desto größer war ihr Vorteil in diesem sozio-ökologischen Konkurrenzgeschehen.[19] Um den Vorteil größerer Lebensgemeinschaften nutzbar machen zu können, bedurfte es der Entwicklung eines entsprechenden sozialen Bindemittels. „Grooming" – der soziale Kitt der Affen – wurde wegen des notwendigen Zeitaufwands zunehmend untauglicher und wurde deshalb ersetzt: An seine Stelle trat die Sprache.[20] Sprache bindet, weil sie eine eminent wichtige biologische Funktion erfüllt: Es geht um den Austausch von sozialem Wissen über die Mitmenschen – und dies gegebenenfalls auch ohne persönliche Beobachtung. Dazu sind nicht-menschliche Primaten nicht in der Lage. Sie können zwar ihre dyadischen Sozialbeziehungen über das „grooming" regulieren, stoßen damit aber an Effizienzgrenzen, die Menschen mit der Evolution der Symbolsprache überwunden haben. Wir wissen auch ohne persönlichen Kontakt von den Merkmalen und Eigenschaften unserer Mitmenschen, von ihrer Zuverlässigkeit, ihrer Ehrlichkeit und auch ihren betrügerischen Neigungen, von ihrer Tauglichkeit als Kooperations- oder Ehepartner, ihrem Mut und ihrer Tatkraft, von ihrer sozialen Dominanz und Hilfsbereitschaft – eben überhaupt von ihren sozialen Tendenzen und Charakterzügen. Dabei sitzen wir auch schon mal falschen Gerüchten und Verleumdungen auf. Aber gelegentliche Fehlinformation ist ein Preis, der den Nutzen nicht übersteigt, den wir

---

[18] Bischof 1996.

[19] Alexander 1987.

[20] Dunbar 1996.

dadurch erfahren, dass wir uns schneller und effizienter soziales Wissen aneignen können als unsere äffischen Vorfahren.

Wenn Mythen die Erfahrung und Verarbeitung von Kontingenz dokumentieren, dann dienen sie demselben Zweck wie Sprache: Indem sie es jedem Mitglied einer Gruppe ermöglichen, an den Erfahrungen der anderen teilzuhaben, helfen sie bei der Bewältigung dessen, was oftmals als nicht zu bewältigen erscheint. Dadurch entsteht Bindung, Gemeinschaftssinn und soziale Identität. Mythen bedienen das Verlangen der Menschen, zu einer solidarischen „ingroup" zu gehören und sich von „out-groups" abzugrenzen.

Rituale

Das religiöse Phänomen: Religiöse Rituale sind im Wesentlichen nicht allein durch Wiederholungen gekennzeichnet, sondern dadurch, dass Routinen neben einer Zweckbedeutung eine Sinnbedeutung erhalten.[21] Es kommt damit zu einer symbolischen Aufladung einer Handlung oder eines Gegenstandes. Sie dienen nicht allein einem utilitaristischen Zweck, sondern werden in andere Kommunikationsstrukturen eingebunden. Bei aller Unterschiedlichkeit der Kulte lassen sich einzelne Riten typisieren, die vermutlich in allen Religionen vorkommen. Es fällt zum Beispiel auf, dass sie eng mit biologischen Vorgängen bzw. entwicklungsphysiologischen Wendepunkten koordiniert sind (Thiel 1984).*Der zugrunde liegende Algorithmus:* Rituale dienen dazu, bestimmte Symbole und Handlungen zu verteuern, um zwischen Signalsender und Signalempfängern Verlässlichkeit herzustellen. Sie unterliegen damit der Funktionslogik des Handicap-Prinzips[22] und signalisieren neben Stärke und Reichtum einer Gruppe auch das moralische Engagement ihrer Mitglieder.[23] Wenn Rituale solidarische Verlässlichkeit und die Übernahme moralischer Verpflichtungen signalisieren, kann man vermuten, dass je kostspieliger die Rituale einer Religion sind, d. h. je mehr Zeit, Ressourcen oder Vitalität sie verbrauchen, desto effizienter sie eine Binnenmoral aufbauen helfen. Umgekehrt steht zu erwarten, dass je überlebenswichtiger Kooperationen für eine Gruppe sind, desto teurer werden ihre Rituale.[24]

Der evolutionäre Vorteil: Rituale gehen mit der Sprache einher, da sie einen Gruppencode kommunizieren. Religiöse Rituale sind deswegen einzigartig

---

[21] Assmann 1992.

[22] Zahavi und Zahavi 1997.

[23] Iannaccone 1994; Irons 2001.

[24] Irons 2001.

gegenüber der Tierwelt, weil sie Konventionen etablieren. Rappaport (1971) vermutet, dass die Sprache und die sozialen Ordnungen, die auf Sprache beruhen, ohne die Unterstützung des Sakralen nicht hätten entstehen können. Lügen und alternative Bedeutungsmöglichkeiten sind der Sprache inhärent. Wenn es überhaupt verbindliche Worte innerhalb einer Gesellschaft geben soll, dann ist es auch notwendig, sie zu etablieren. „Das Wort aber wird durch die Unveränderlichkeit der Liturgie etabliert. Es ist zudem denkbar, dass das Wort phylogenetisch entstanden ist, als gewisse Ausdrücke der neuentstehenden Sprache der frühen Hominiden aufgenommen und der Unveränderlichkeit bereits existierender nicht-verbaler Rituale, die aus der Tierwelt bekannt waren, untergeordnet wurden."[25] Weil diejenigen, die Rituale ausüben, hohe Kosten eingehen, enthält ihr gesprochenes Wort ein entsprechendes Gewicht.[26] Dadurch, dass ein Ritual sichtbar teuer ist, erlangt es seine eigene Authentizität – es kann daher im Prinzip nicht betrügen.

Diskussion

Zusammenfassend lässt sich sagen, dass Religiosität durch vier Domänen gekennzeichnet ist, die jeweils ihre eigene Selektionsgeschichte durchlaufen haben. Damit lässt sich Religiosität als ein biologisch funktionales Phänomen darstellen. Zu klären bleibt freilich, wie aus einer ursprünglich domänenspezifischen Psychologie ein solch komplexes Verhaltenssystem wie Religiosität entstehen konnte. Mit Mithen ist zu vermuten, dass es in der Geschichte des homo sapiens sapiens aus noch näher zu bestimmenden Gründen zu einer kognitiven Vernetzung ursprünglich getrennter Domänen gekommen ist.[27] Die Folge war eine zunehmende kognitive Plastizität, die schließlich zu dem geführt hat, was man die „symbolische Revolution" genannt hat, infolge dessen auch die Religiosität entstand.

Mit der Entstehung der Religiosität aus ihren vier zugrundeliegenden Domänen hat zwar zweifellos eine Komplexitätszunahme menschlichen Verhaltens stattgefunden, nicht aber ein Funktionswandel. Religiosität erfüllt in toto nach wie vor jene vier Funktionen, deretwegen die vier Domänen evolviert sind. Sie leistet auch in modernen Milieus Kontingenzverarbeitung mit wahrscheinlich ganz direkten vorteilhaften Auswirkungen auf Gesundheit und Langlebig-

---

[25] Rappaport 1979.
[26] Knight 1998.
[27] Mithen 1996, 1999.

73

keit.[28] Indem sie Normen etabliert, soziale Bindung und Identität stiftet und nicht zuletzt potenzielle Betrüger fern hält, fördert sie Kooperation nach innen[29] und Konkurrenzfähigkeit nach außen.[30] Kurz: Religiosität ist eine biologische Angepasstheit. Sie kommt immer dann besonders stark zum Vorschein, wenn Ereignisse in unserer Umwelt uns überfordern oder die soziale Bindung in der Gruppe gestärkt werden muss.

Diese Form der Rekonstruktion der Religiosität macht keinerlei Aussagen über die Existenz Gottes. So wenig die Erkenntnisse von Kopernikus und Galilei theologisches Denken oder gar die Religiosität des Menschen zum Untergang geführt haben, so wenig werden naturwissenschaftliche Modelle vom Ursprung der Religiosität ihr Ende bedeuten. Im Gegenteil: Sie werden die Bedeutung der Religiosität in den biologischen, psychologischen und pädagogischen Anthropologien eher stärken und die Aufmerksamkeit ihr gegenüber vermehren. Wenn Religiosität eine Grundkonstituente des Menschen ist, dann kann man sie nicht aus ideologischen Gründen ignorieren. Damit zeichnet sich neben der Evolutionären Erkenntnistheorie und der Evolutionären Ethik und Ästhetik das Desiderat einer Evolutionären Religionstheorie ab.

Literatur

Alexander, R. 1987: The Biology of Moral Systems. Hawthorne.

Assmann, J. 1992: Das kulturelle Gedächtnis. Schrift, Erinnerung und politische Identität. München.

Barkow, J. H.; Cosmides, L. & Tooby, J. (eds.) 1992: The Adapted Mind – Evolutionary Psychology and the Generation of Culture. New York u.a.

Bischof, N., 1996: Das Kraftfeld der Mythen. Signale aus der Zeit, in der wir die Welt erschaffen haben, München.

Boyer, P. 1994: The Naturalness of Religious Ideas: A Cognitive Theory of Religion. Berkeley.

Burkert, W. 1996: Creation of the Sacred: Tracks of Biology in Early Religions. Cambridge MA.

Chasiotis, A. 1995: Die Mystifikation der Homöostase: Das sozioemotionale Gegenseitigkeitsempfinden als grundlegende psychische Dimension. Gestalttheorie 17: 88-129.

Cosmides, L. & Tooby, J. 1992: Cognitive adaptations for social exchange. pp. 163-228 in: Barkow, J. H. e.a. (eds.): The Adapted Mind.

Cosmides, L., Tooby, J. & Barkow, J. H. 1992: Evolutionary psychology and conceptual integration. pp. 3-15 in: Barkow, J. H. e.a. (eds.): The Adapted Mind.

[28] Levin 1994, Sommer 1993.

[29] z.B. Sosis 2000.

[30] Hartung 1995.

Cronk, L. 1994: Evolutionary theories of morality and the manipulative use of signals. Zygon 29: 81-101.

Dawkins, R. 1993: Is God a Computer Virus?, in: Dahlbom, B. (Hrsg.): Dennett and his critics. Demystifying the mind, London, 13-27.

Dunbar, R. I. M. 1996: Grooming, Gossip and the Evolution of Language. London.

Dunbar, R. I. M. 1998: The social brain hypothesis. Evolutionary Anthropology 6: 178-190.

Fodor, J. A. 1983: The Modularity of the Mind. Cambridge, MA.

Gigerenzer, G. & Hug, K. 1992: Domain-specific reasoning: Social contracts, cheating and perspective change. Cognition 42: 127-171.

Gigerenzer, G., Todd, P. M. et al. 1999: Simple Heuristics that Make Us Smart. New York

Gladigow, B. (1993): Gottesvorstellungen. pp. 32-49 in: Cancik, H. et al. (Hrsg.): Handbuch religionswissenschaftlicher Grundbegriffe, Bd. 3. Stuttgart.

Grom, B., Neurotheologie, in: Stimmen der Zeit 36. Jg., 2003, 8.

Guthrie, S. G. 1993: Faces in the Clouds: New Theory of Religion. New York.

Hartung, J. 1995: Love thy neighbor: the evolution of in-group morality. Skeptic 3(4): 86-99

Hübner, K. 1994: Mythos (philosophisch). pp. 597-608 in: Balz, H. R.; Krause, G. & Müller, G. (Hrsg.): Theologische Real Enzyklopädie. Vol. 23. Berlin.

Hubbard, R., Wald, E. 1999: Exploding the Gene Myth: How genetic information is produced and manipulated by Scientists, Physicians, Emplopyers, Insurance Companies, Educators, and Law Enforcers. Boston.

Iannaccone, L. R. 1994: Why strict churches are strong. American Journal of Sociology 99: 1180-1211.

Irons, W. 2001: Religion as a hard-to-fake sign of commitment. pp. 292-309 in: Nesse, R. M. (ed.): Evolution and the Capacity for Commitment. New York.

Kirkpatrick, L. A. 1999: Toward an evolutionary psychology of religion and personality. Journal of Personality 67: 921-952.

Knight, C. 1998: Ritual/speech coevolution: A solution to the problem of deception. pp. 68-91 in: Hurford, J. R.; Studdert-Kennedy, M. & Knight, C. (eds.): Approaches to the Evolution of Language – Social and Cognitive Bases. Cambridge.

Küng, H., Kuschel, K.-J. (Hrsg.) 1993, Erklärung zum Weltethos. Die Deklaration des Parlamentes der Weltreligionen. München.

Levin, J. S. 1994: Religion and health: Is there an association, is it valid, and is it causal? Social Science and Medicine 38: 1475-1482.

Lumsden, C. 1989: Sociobiology, god and understanding, in: Zygon 24, 1989, 83-108.

Lumsden, C., Wilson, E.O. 1985: The relation between biological and cultural evolution, in: J. Soc. Biol. Struct. 8, 1985, 343-359.

Mithen, S. 1996: The Prehistory of the Mind: A Search for the Origins of Art, Science and Religion. London.

Mithen, S. 1999: Symbolism and the supernatural. pp. 147-169 in: Dunbar, R.; Knight, C. & Power, C. (eds.): The Evolution of Culture – An Interdisciplinary View. Edinburgh.

Pinker, S. 1994: The Language Instinct. London.

Pollak, D. 1995: Was ist Religion? Probleme der Definition. Zeitschrift für Religionswissenschaft 3: 163-190.

Rappaport, R. A. 1971: The sacred in human evolution. Annual Review of Ecology and Systematics 2: 23-44.

Rappaport, R. A. 1979: Ecology Meaning and Religion. Berkeley CA.

Ridley, M. 1996: The Origins of Virtue: Human Instinct and the Evolution of Cooperation. New York.

75

Scheunpflug, A. 2004: Evolution und Religion. in: Liebau, E.; Macha, H. & Wulf, C. (Hrsg.): Formen des Religiösen. Pädagogisch-anthropologische Annäherungen. Weinheim.

Söling, C. 1994, Das Gehirn-Seele-Problem. Neurobiologie und theologische Anthropologie.

Söling, C. 2002: Der Gottesinstinkt – Bausteine für eine evolutionäre Religionstheorie. Dissertation, Naturwiss. Fachbereiche, Univ. Gießen (http://bibd.unigiessen.de/ghtm/2002/uni/d020116.htm).

Sommer, V. 1993: Die Vergangenheit einer Illusion: Religion aus evolutionsbiologischer Sicht. pp. 229-248 in: Voland, E. (Hrsg.): Evolution und Anpassung: Warum die Vergangenheit die Gegenwart erklärt. Stuttgart.

Sosis, R. 2000: Religion and intragroup cooperation: Preliminary results of a comparative analysis of utopian communities. Cross-Cultural Research 34: 70-87.

Stolz, F. 1997: Grundzüge der Religionswissenschaft. 2. Aufl. Göttingen.

Thiel, J. F. 1984: Religionsethnologie Berlin.

Zahavi, A. & Zahavi, A. 1997: The Handicap Principle: A Missing Piece of Darwin's Puzzle. New York.

Kultur – Gesellschaft – Theologie

Ulrich Gebhard

Menschenbilder von Jugendlichen angesichts der gentechnischen Herausforderung

1. Die Gentechnik trifft den Menschen im Kern seines Selbstverständnisses

Die Gentechnik hat eine andere Qualität als andere naturwissenschaftliche und technische Entwicklungen, weil noch mehr als zum Beispiel in der Ökologie- oder Atomkraftdebatte metaphysische Fragen nach dem Wesen des Menschen und dem Ziel menschlichen Lebens berührt werden. Die Gentechnikdebatte ist nicht nur eine Sache der Biologie, nicht nur eine Sache der Verantwortung und der Ethik – die Gentechnik betrifft im Kern die Frage, „Was ist der Mensch?" (nach Kant bekanntlich die zentrale Frage der Philosophie, in der alle anderen Fragen zusammenlaufen) und berührt damit letztlich auch Aspekte der Religion. „Der an der Schöpfung manipuliert, muss ein Gott sein oder er wird furchtbar enden." (Eintrag im Gästebuch der Ausstellung „Essen aus dem Genlabor und andere GENiale Geschäfte")

So erfährt in der Diskussion über die Gentechnologie das Nachdenken über das Verhältnis von Mensch und Natur eine Zuspitzung insofern, als die technische Veränderung der Gene nicht nur ein Exempel für die naturwissenschaftliche Beherrschung der äußeren Natur ist, sondern auch die innere Natur des Menschen und damit sein Selbstverständnis trifft. Das gilt interessanterweise nicht nur für die direkte Erforschung und unter Umständen Veränderung menschlicher Gene, sondern betrifft ebenso die „grüne Gentechnik". So hält die kritische Diskussion zur Gentechnik in diesem Bereich unvermindert an, während gentechnologische Verfahren im medizinisch-therapeutischen Bereich („rote Gentechnik") zunehmend akzeptiert werden.

Die Gentechnik trifft also den Menschen im Kern seines Selbstverständnisses. Damit ist das Menschenbild, das die modernen Biowissenschaften entwerfen und – mehr noch – in den Köpfen der Menschen erzeugen bzw. beeinflussen, in das Zentrum des Interesses gerückt. Mit dem zweiten Aspekt, nämlich welche Menschenbildfacetten durch die Gentechnik im Bewusstsein der

Menschen berührt bzw. transformiert werden, werde ich mich im Folgenden beschäftigen. Ich gehe dabei davon aus, dass der Diskurs zur Gentechnik wesentlich von Bildern, Metaphern und Alltagsmythen unterfüttert ist, die diesem Diskurs einerseits die nötige Tiefe verleihen und die andererseits auch in bisweilen fundamentalistisch anmutende Aporien führen. Diese Alltagsmythen werden empirisch rekonstruiert und daraufhin betrachtet, welche Vorstellungen über den Menschen und (damit verbunden) über die eigene und nichtmenschliche Natur dabei zur Sprache kommen. Es ist dabei mit Engels (1999, S. 12) zu erwarten, dass angesichts der Heterogenität der Lebenswelt unterschiedliche Natur- und Menschenbilder existieren. Eben dieser Umstand macht die bioethische Debatte oft so schwierig. Denn: „Hätte es ein einheitliches Natur- und Menschenbild von verpflichtendem Charakter gegeben, so wäre das Bedürfnis nach Bioethik gar nicht erst entstanden" (Engels 1999, S. 12).

2. Alltagsmythen beeinflussen die Gentechnikdiskussion

Die Gentechnik rührt an den Kern des Lebens und der lebendigen Natur. Damit aktiviert und formt sie ein weites Spektrum an Vorstellungen, Phantasien, Hoffnungen und Ängsten. Diese Phantasien und Vorstellungen sind nicht notwendig bewusst bzw. manifest, sondern treten bei den verschiedensten Anlässen aus ihrer Latenz heraus. Sie sind jedoch wirksam und bedeutsam, auch und gerade, wenn sie nicht bewusst sind. Latente, unbewusste Sinnstrukturen beeinflussen den infolgedessen vorrational unterfütterten Diskurs zur Gentechnik. Die Risikowahrnehmung der Menschen ist nicht nur von den rationalen Ergebnissen der Technikfolgenabschätzungsprozesse abhängig, sondern ebenso, wenn nicht noch mehr, von Strukturen des Alltagsbewusstseins, das sich aus ganz anderen Quellen nährt. Das ist im Übrigen weder als kritische Anmerkung zur begrenzten Reichweite rationaler Argumentation noch als eine Diffamierung latenter Sinnstrukturen zu verstehen.

Dieses Implikationsverhältnis von latenten und rationalen Bewusstseinsprozessen, von inneren Vorstellungen und äußeren Gegebenheiten erfährt bei der rasanten Entwicklung der Gentechnik eine besondere Brisanz. Die Ausweitung der Anwendungsgebiete, die in Schlagworten wie genetischer Fingerabdruck, Gentherapie, Genomanalyse, therapeutisches Klonen oder Genfood deutlich wird, spiegelt sich auch in der Tagespresse wider. Angesichts dieser Situation ist die starke affektive Beteiligung in der Bevölkerung, die nicht notwendig Ablehnung bedeuten muss, nicht verwunderlich.

Derartige Vorstellungen erhalten fast täglich neues Anregungspotential aus der Realität bzw. aus der Medienwelt. Die Menschen sind somit vor die Aufgabe gestellt, diese neue Realität bzw. die Vorstellungen darüber in ihre bewährten Vorstellungsmuster zu integrieren. Dabei geht es – wie gesagt – nicht lediglich um die besagte rational geführte Debatte über Chancen und Risiken der Gentechnologie. Zugleich ist natürlich zu sehen, dass die angesprochene andere Ebene, nämlich die der Bilder und Mythen, zwar eine ausgesprochen wirksame, aber dennoch nicht die allein gültige ist. Wir haben kein intuitiv sicheres Wissen vom „Wert der Natur", vom „Wert des Lebens", von „Gut und Böse", vom „Wesen des Menschen", sondern müssen unsere Deutungsmuster prüfen, auch und gerade, wenn sie sich aus latenten Quellen speisen. Dies ist ein Plädoyer für eine erweiterte, gewissermaßen radikalisierte Aufklärung. „Jeder hat eine Philosophie", sagt der Philosoph Karl Popper, die in Wechselwirkung mit den im Alltag wirksamen Weltbildern, Ideologien, Werthaltungen, Lebensphilosophien steht. Ob diese Philosophie „meistens eine schlechte" ist, wie Popper kritisch hinzufügt, ist freilich die Frage, enthält diese Philosophie doch nicht nur ideologiehaltige Muster, sondern zugleich auch sinnstiftende Lebensgrundhaltungen, zum Beispiel Vorstellungen über uns selbst und wie wir leben wollen.

Diese Vorstellungen haben auch eine Nähe zu dem, was bisweilen mit dem „gesunden Menschenverstand" bezeichnet wird, von dem Descartes meinte, „nichts auf der Welt sei so gerecht verteilt wie der gesunde Menschenverstand" (zitiert nach Wagner 1994, S. 45). Wagner versteht darunter das „uns spontan verfügbare und meist unreflektiert gebrauchte Hintergrundwissen, das unserer alltäglichen Praxis unterliegt." (Wagner 1994, S. 45). Angesichts des vorrationalen bzw. vorreflexiven Charakters solcher Strukturen des Alltagsbewusstseins spreche ich von „Alltagsphantasien" oder noch zugespitzter (in Anlehnung an Roland Barthes 1964) von „Alltagsmythen".

Ein zentraler Gedanke dabei ist, dass sich die „Rationalität des Alltags", die ich mit dem Begriff der „Alltagsmythen" belege, zumindest nur teilweise mit aufgeklärter, wissenschaftlicher Rationalität deckt, ja geradezu als eine komplementäre Rationalität gedacht werden muss. Der Geist, der sich in Alltagsmythen verdichtet, ist routinisiert, automatisch (Moscovici 1982), speist sich aus latenten und vorrationalen Quellen, entspricht dem, was Levi-Strauss „wildes Denken" genannt hat. Der Geist dagegen, der im Ideal wissenschaftlicher Rationalität zum Ausdruck kommt, ist logisch, kritisch, kontrolliert, formal.

Im Anschluss an Konzeptionen der Kulturpsychologie (Boesch 1980) und Kulturanthropologie (Levi-Strauss 1968) gehe ich davon aus, dass beide Formen des Denkens nicht gegensätzlich, sondern als komplementäre und damit gleichberechtigte Wirklichkeitszugänge zu denken sind. Sie repräsentieren nicht etwa die primitive oder archaische Form des Denkens gegenüber der entwickelten Form, die eine ist nicht die Vorform der anderen, sondern es handelt sich um zwei komplementäre Möglichkeiten des menschlichen Geistes, mit „denen die Natur mittels wissenschaftlicher Erkenntnis angegangen werden kann, wobei die eine, grob gesagt, der Sphäre der Wahrnehmung und der Einbildungskraft angepasst, die andere von ihr losgelöst wäre" (Levi-Strauss 1968, S. 27).

Wichtig in diesem Zusammenhang ist der Gedanke, dass das Aufeinanderprallen dieser unterschiedlichen Rationalitäten im Falle der Debatte um die modernen Biotechnologien als ein wesentlicher Grund für die Heftigkeit der Auseinandersetzung angesehen werden kann, die nicht selten in schier unauflöslich scheinende Aporien führen kann. Diese Aporien können auch nicht verstanden oder gar aufgelöst werden, beschränkt man sich bei der Analyse lediglich auf die Ebene der rational-logischen Argumente und Sachverhalte. „Es genügt nicht, die argumentative Struktur von Diskursen zu analysieren, solange in qualitativen Studien die kulturellen Bilder und Metaphern nicht berücksichtigt werden, die wie ein Gerüst von Stützbalken das im Diskurs konstruierte Objekt tragen" (Grize 1989, S. 159). Um die Rekonstruktion dieser „Stützbalken" und der damit assoziierten Metaphern und Alltagsmythen geht es mir beim Verständnis des Alltagsdiskurses zur Gentechnik.

Indem die Informationen zur Gentechnik in persönliche und kollektive Geschichten eingebaut werden, werden diese Informationen über ihren objektivierenden Gehalt hinausgehend subjektiviert (vgl. Boesch 1980). Bei diesen Subjektivierungen heften sich an sachliche Gegebenheiten (wie hier die Genetik) subjektive Phantasien, Werte, Konnotationen, Metaphern. Erst durch derartige Symbolisierungsprozesse werden die objektivierbaren Fakten der Wissenschaft zu Elementen der Lebenswelt (Gebhard 1998b).

In Anlehnung an die kulturpsychologische Terminologie von Boesch untersuche ich mit der Perspektive „Alltagsmythen" die Subjektivierungen, die der Gegenstandsbereich „Gentechnik" auslösen kann. Diese Subjektivierungen finden sich in Gestalt von Geschichten, in denen verschiedene persönliche und kollektive Wünsche, Menschenbildaspekte, Wertorientierungen, Befürchtungen und grundlegende Sinnzuschreibungen verdichtet sind und die demzufolge entsprechend metaphorisch aufgeladen sind.

Eben für solche Geschichten hat Roland Barthes (1964) den Begriff „Alltagsmythen" vorgeschlagen. Natürlich ist nicht jede Geschichte ein Mythos oder ein notwendiger Teil eines Mythos. Mythen sind zwar nicht mehr allgemeinverbindliche kulturelle Systeme, doch ihre (sub-)kulturelle Einbettung ist auch gegeben, wenn sie nur von einzelnen Gruppen vertreten werden und in variablen Gestalten auftreten. Auch in der Gegenwartskultur werden solche Mythen des Alltags produziert und vor allem transformiert. Über Mythen wird soziale Realität konstruiert und gerade der naturwissenschaftliche Fortschritt begünstigt die Mythenproduktion, auch wenn Wissenschaft und Technik einerseits und Mythen, Phantasien und Metaphern andererseits oft als Gegensatz empfunden werden. Doch die Entzauberung, die durch Wissenschaft und Technik bewirkt wurde, hat doch häufig für neue Verzauberungen Platz geschaffen.

Denn „Geschichten" ermöglichen eine Transformation naturwissenschaftlicher Erkenntnisse ins Alltagsbewusstsein. Sie dimensionieren diese Erkenntnisse (vor allem durch Emotionalisierung) und reduzieren die Komplexität. Sie rekodieren aus einer fremden Sprache in eine bekannte; sie subjektivieren und humanisieren die „kalte, objektivierende Naturtechnik". Damit wird auch eine Gewichtung vollzogen, d.h. sozial und persönlich relevante Aspekte werden verstärkt, andere ignoriert oder entwertet. So ist es sicherlich kein Zufall, dass im Hinblick auf die Gentechnik die erhoffte Möglichkeit der Heilung von Krankheiten die zentrale Stellung im Alltagsbewusstsein einnimmt.

Im Übrigen „passieren" Phantasieproduktionen, Mythenbildungen und Spekulationen keineswegs nur im Laienbewusstsein. So bezeichnet der Nobelpreisträger Walter Gilbert die vollständige Sequenzierung des menschlichen Genoms als den „Gral der Humangenetik" – wahrlich eine mythologisch starke Aussage. James Watson, mit der Entdeckung der Doppelhelixstruktur der DNA einer der Väter der Molekulargenetik, formuliert geradezu ein Heilsversprechen: „Es liegt alles in dieser DNA, und wir werden es herausfinden. Es geht nicht um die genetische Information per se, sondern darum, das Leben durch genetische Information zu verbessern."

So ist die Mythen- und Phantasieproduktion nicht nur ein vorübergehendes Phänomen einer noch nicht adäquat gebildeten Öffentlichkeit, sondern ein Phänomen, das prinzipiell einen wesentlichen Einfluss auf den Umgang mit der Gentechnik hat. Diese begrenzte Reichweite von rationalen Diskursen, von rationalen Bildungsprozessen, ja von Aufklärung überhaupt, ist ein Umstand, der beim Diskurs zur Gentechnik bedacht werden muss.

3.   Alltagsmythen zur Gentechnik

Vorbemerkung zur Untersuchungsmethode: Um auf die Ebene der Phantasien und der latenten Sinnstrukturen zu gelangen, bedarf es besonderer methodischer Zugänge. Deshalb haben wir ein Gruppendiskussionsverfahren als qualitative

Forschungsmethode angewandt, das Anregungen aus der Kinderphilosophie aufgreift (vgl. Gebhard, Billmann-Mahecha, Nevers 1997). Insbesondere der von Matthews (1989) gut dokumentierte Ansatz, durch das Vorlesen einer im Ausgang offenen Geschichte eine eigenständige Diskussion anzuregen, hat sich in unseren bisherigen Forschungserfahrungen gut bewährt. Verschiedene, begründbare Positionen werden durch ein kontrovers geführtes Gespräch zwischen zwei Jugendlichen in der Geschichte repräsentiert. Die Diskussionen werden wörtlich transkribiert und nach Verfahrensvorschlägen der Grounded Theory ausgewertet. Im Folgenden zunächst die thematischen Kerne der Alltagsmythen, die auf der Grundlage von 25 Gruppendiskussionen mit Hamburger Jugendlichen und jungen Erwachsenen zwischen 16 und 23 Jahren zu verschiedenen Anwendungsgebieten der Gentechnik rekonstruiert wurden:

1. Das Leben ist heilig.
Das Leben hat eine eigene Würde, es entfaltet sich nach immanenten Gesetzmäßigkeiten und birgt viele Geheimnisse.

2. „Natur" als sinnstiftende Idee
Natürliches ist gut. Die Natur zeigt uns in unserer orientierungslosen Zeit, was wir tun und lassen sollen. So sollte man der Natur auch nicht ins Handwerk pfuschen.

3. Tod und Unsterblichkeit
„Länger leben hat schon seine Vorteile." Aber die Vorstellung von Unsterblichkeit macht auch Angst.

4. Gesundheit
Heilsvorstellung von (andauernder) Gesundheit

5. Dazugehörigkeit versus Ausgrenzung
Man kann im Kreis oder draußen sein. Oder auch am Rand.
Es ist mir wichtig, von der Gesellschaft voll und ganz akzeptiert zu werden.

6. Ambivalenz von Erkenntnis und Wissen
Wissen und Erkenntnis sind janusköpfig: einerseits kann sich damit der Mensch selbst befreien, andererseits ist das Wissen auch gefährlich und ein Frevel. Aber der Mensch ist eben neugierig.

7. Der Mensch als homo faber
Der Mensch hat die Fähigkeit, Sachen zu entwickeln, er ist geistreich und man muss auch sehen, sonst hätte Gott auch einem Menschen gar nicht die Gabe gegeben, sich das alles zu überlegen und alles umzusetzen.

8. Der Mensch als Schöpfer
Der Mensch kann sich ein Kind selbst kreieren und hat damit den Schlüssel zur Schöpfung in der Hand. Aber der Mensch darf nicht Gott spielen und mit den Genen spielen.

9. Mensch als Maschine
Im Grunde ist der Mensch eine Maschine, deshalb sind auch die technischen Möglichkeiten der modernen Biomedizin so segensreich.

10. Perfektion und Schönheit
Perfektion als zweischneidiges Schwert: Ambivalenz zwischen Optimierung des Menschen und Langeweile

11. Individualismus
Die Gentechnik bedeutet das Ende des Individualismus. Was ist der einzelne Mensch dann noch wert?

12. "Sprache der Gene"
Das Genom ist zu lesen wie ein Buch.

Diese Übersicht zeigt die Vielfalt und auch Vielschichtigkeit der alltagsmythologischen Elemente, die in den Phantasien der Jugendlichen mit der Gentechnik verknüpft werden. Die einzelnen Themen sprechen natürlich nicht für sich, sondern müssen in einem sorgfältigen hermeneutischen Prozess ausgedeutet werden. In nächsten Abschnitt werden diejenigen Mythenkonstruktionen vorgestellt und erläutert, bei denen explizit ein Bezug zu Menschenbildaspekten hergestellt wird.

Zuvor noch ein kurzer Hinweis auf eine Studie, in der wir untersucht haben, welche Alltagsmythen bei Jugendlichen im Zusammenhang mit gentechnischen Fragen dominieren und wie sie mit bestimmten Einstellungsbereichen zusammenhängen. Auf der Grundlage der in den Gruppendiskussionen gefundenen Alltagsmythen wurde eine Fragebogenuntersuchung an knapp 700 Jugendlichen an Schulen aus Hamburg, Niedersachsen und Schleswig-Holstein durchgeführt (ausführlich in Gebhard/Mielke 2001). Das Ergebnis zeigt, dass der Gedanke an „Krankheitsbekämpfung" am stärksten verfügbar ist. „Ende der Individualität" und „Eingriff in die Natur" wird mit Gentechnik etwa gleichstark assoziiert. Es folgen „Eingriff in die Natur" und „Mensch als Maschine". „Fortschritt" und „Optimierung des Menschen" sind im Vergleich zu den anderen Vorstellungen am wenigsten verfügbar.

Der hohe Stellenwert der Gesundheitsorientierung bei vergleichsweise geringer Verfügbarkeit der technik- und fortschrittsorientierten Alltagsmythen ist auffällig, ist doch der Gewinn der Krankheitsbekämpfung nur zu haben durch technische Verfahren. Stattdessen sind gewissermaßen „postmaterialistische" Deutungsmuster wie Individualismus und Naturorientierung explizit wichtig, während die technomorphen Mythenkonstruktionen latent in den Vorstellungen zur Krankheitsbekämpfung wirksam sind.

4.   Menschenbildaspekte in den Mythenkonstruktionen

4.1.   Natur als sinnstiftende Idee für den Menschen

Der Naturmythos steht in deutlicher Spannung zum Selbstverständnis des Menschen als „homo faber" (s.u.). „Die Neugier des Menschen und seine geistreichen Fähigkeiten stehen also gegen den Erhalt der Natürlichkeit", sagt ein Gesprächsteilnehmer und benennt damit eine der klassischen Antinomien des Abendlandes, nämlich die zwischen Kultur und Natur bzw. Mensch und Natur.

Natur als Norm: Was natürlich ist, ist gut. Auch wenn es grausam ist.
Es handelt sich hier um eine Argumentationsfigur, die in der Philosophie als klassischer „naturalistischer Fehlschluss" bezeichnet wird, die das Sein mit dem Sollen vermengt. Die Natur wird zum Inbegriff einer normativen Instanz, die den Maßstab für moralische Urteile liefert. „Natürlich" und „moralisch richtig" fallen bei einer solchen naturalistischen Ethik zusammen.

- „Aber ich denke mal, dass es von der Natur so gegeben ist, dass das so passiert ist."
- „Ich habe gerade das Bild von Tieren im Kopf, ich weiß nicht, also wenn jetzt eine Tigermama ein Tigerbaby kriegt. Also sie kriegt vier Stück und eins davon ist blind oder so, dann stößt sie es doch auch weg. Und ich weiß nicht, ich mein, das ist Natur und dem Menschen ist es halt selber überlassen und ich schätz mal nicht, dass es unbedingt negativ ist."

- „Gibt es nicht bestimmte Regeln der Natur, die man einfach einhalten sollte?"
- „...und außerdem sollten die natürlichen Prozesse auch natürlich bleiben, denn unsere Natur zeigt uns doch gerade in dieser unserer so häufig doch mehr orientierungslosen Zeit den Weg, also was der Mensch tun und nicht tun sollte."

Im Hinblick auf das Mensch-Natur-Verhältnis bedeutet diese naturalistische Ethik, dass der Mensch der Natur untergeordnet ist und die Natur als normgebende Instanz fungiert.

Die Natur soll so bleiben, wie sie ist.
Die normstiftende Funktion von Natur ist am verlässlichsten und unverbrüchlichsten, wenn die Natur stabil und ewig ist. In diesem Zusammenhang erfordert der „Mythos Natur" einen statischen Naturbegriff. Vor diesem Hintergrund ist es folgerichtig auch „frevelhaft", diese ewige und immergleiche Natur zu verändern. Im Gegenteil: entsprechend der innerhalb dieses Mythos vorherrschenden physiozentrischen Ethik ist die Natur hierarchisch über dem Menschen angesiedelt. Das bedeutet im Hinblick auf das Menschenbild, dass der Mensch sich nicht über die Natur stellen darf bzw. sich in Naturzusammenhänge einordnen muss.

- „Man soll der Natur nicht ins Handwerk pfuschen."
- „Ich weiß nicht, ich finde, wir haben die Natur schon genug verpfuscht und es sollen auch noch natürliche Sachen bleiben."
- „Ich finde das nicht so gut, wenn man in die Natur eingreift. Hat wahrscheinlich irgendeinen Grund, also die Natur hat einen Grund, dass alles so ist, wie es ist, und dass man da nicht so dran rumdreht."

Alles, auch der Mensch ist Natur. Auch dass wir in unsere eigene Natur technisch eingreifen können, ist ein natürlicher Prozess.
Indem der Naturbegriff in eine Allaussage überführt wird, wird er inhaltlich entleert. Insofern Natur alles ist, werden auch seine traditionellen Entgegensetzungen (wie vor allem Technik und Mensch) in ihn aufgenommen. Mit dem Hinweis auf Natur kann nun alles (und damit nichts) legitimiert werden.

- „Man kann auch anders fragen, man kann auch sagen, dass das der natürliche, dass das zur Natur gehört. Dass wir Menschen uns so weiterentwickelt haben, dass wir in unsere eigene Natur eingreifen können, dass das ja ein natürlicher Prozess ist, dass wir uns so weiterentwickelt haben, dass wir in der Lage sind, solche Krankheiten vorherzusagen."

Evolutionäres Menschenbild

Im letzten Zitat wird ein Bild vom Menschen angesprochen, nach dem er als ein Teil der Natur vor dem Hintergrund der Evolutionstheorie interpretiert wird. Dies wird besonders deutlich bei der Gentherapie:

- „Für die Betroffenen sicherlich gut, aber der Mensch ist auch nur ein biologischer Kreislauf, den man nicht um Jahrzehnte aufhalten sollte."
- „Für das Individuum eine optimale Lösung. Für die Menschheit als Ganzes aber an sich nicht nur gut. Bisher gelten die Gesetze des Stärkeren (- er überlebte)."
- „... aber die Krankheiten sind von der Natur eingeführt worden, um eine Selektion durchführen zu können, diese wird dadurch aber unterbrochen, verhindert."
- „Finde ich positiv, wenn es kranken Menschen eine Erleichterung bringt. Doch wo bleibt dann eine natürliche Auslese?"

„Natürliche Auslese" und „Selektion" werden bemerkenswert häufig als Kategorien zur Bewertung der Gentechnik verwendet. Solche eugenischen, z.T. auch sozialdarwinistischen Vorstellungen im Hinblick auf den Menschen offenbaren sich in der Befürchtung, dass sich die „Stärkeren" nicht mehr durchsetzen könnten, wenn durch gentherapeutische Möglichkeiten kranke Menschen geheilt werden oder durch eine gentechnisch optimierte Landwirtschaft zu viele Menschen überleben würden. Zwar wird im Kontext solcher Argumentation die mögliche Bewältigung des Hungerproblems mit Hilfe der Gentechnik durchaus begrüßt, jedoch wird gefragt, ob dies im Sinne der „natürlichen Selektion" sein könne. Die Stärkeren, in diesem Fall die „Satten", könnten sich möglicherweise als Konsequenz der gentechnisch unterstützten Bewältigung des Hungerproblems nicht mehr durchsetzen. Ausgesprochen häufig gibt es das Überbevölkerungsargument.

- „Das bedeutet Überbevölkerung – Neid und Hass wird wachsen. Ein Eingriff in die Natur – keine Selbstbestimmung."
- „Das Problem der 3. Welt ist nicht der Hunger der dort lebenden Menschen, sondern die Tatsache, dass zu viele Menschen in einem Gebiet leben, das einfach von der Natur nicht für so viele Menschen vorgesehen ist."

- „Wäre toll, aber was ist mit der Überbevölkerung? Große Folgen, wenn man in den Kreis der Natur eingreift!"
- „Die Natur sollte das Hungerproblem in Afrika lösen."

Zusammenfassend lässt sich sagen, dass die Naturvorstellungen eine Verbindung mit mannigfachen symbolhaltigen Konstruktionen eingehen: mit naturphilosophischen bzw. -religiösen Vorstellungen („Gibt es nicht bestimmte Regeln der Natur, die man einfach einhalten sollte?"), mit sozialdarwinistischen Konzepten („Die Natur soll das Hungerproblem in Afrika lösen.") und mit Angst („Außerdem wird die Natur sich sicher einmal zur Wehr setzen."). Zu betonen ist außerdem, dass ein normativer Naturbegriff vorherrscht, der im Stile des naturalistischen Fehlschlusses das Sein mit dem Sollen vermengt: Was „natürlich" ist, ist gut. Dies gilt auch im Umkehrschluss: Was auf technische Weise „unnatürlich" gemacht wurde, wird zumindest skeptisch betrachtet. Dieses naturalistische Normengefüge ist offenbar das Netz, in dem sich die Gentechnik, vor allem die „grüne Gentechnik", verfängt. Die in der Phantasie an sich stabile und „ewige" Natur verliert so ihre unverbrüchliche und damit Geborgenheit vermittelnde Funktion. Die im Kern – nämlich gentechnisch veränderte – Natur kann als solche kein Leitbild für den Menschen mehr sein – weder bei Wertorientierungen noch im Bereich persönlich empfundener Geborgenheit im Schoße von „Mutter Natur". Die Entfremdung des Menschen von der Natur gewinnt bei diesen Vorstellungen in der technischen Manipulation des genetischen Kerns der Natur sozusagen einen frevelhaften Höhepunkt, der als Dehumanisierung erlebt wird.

4.2. Der Mensch als sterbliches Wesen

Der Mensch ist das einzige Lebewesen, das ein Bewusstsein vom Tod besitzt. Der Tod, das Bewusstsein und die Angst vor dem Tod wirkt gemäß dem italienischen Sozialpsychologen Marchi (1988) als ein „Urschock", der die Menschen zur Verdrängung und in der Folge davon zu sehr differenzierten Kulturleistungen gleichsam nötigt. Die spezifisch menschlichen Eigenarten bzw. Fähigkeiten des Bewusstseins – Selbstreflexion, Erinnerung, Einfühlungsvermögen und (für den Fall des Todes besonders wichtig) die Fähigkeit zur Antizipation – machen den Schrecken angesichts unmittelbarer Todesgefahr zu einer psychisch ständig wirksamen Bedrohung. Marchi interpretiert die aus dieser Situation erwachsene Notwendigkeit der Todesverdrängung als den Ursprung aller Kultur, die letztlich die Funktion habe, das unabwendbare Schicksal des Todes aushaltbar zu machen. Zentrale Erscheinungsformen der Kultur – Mythen, Religionen, philosophische und wissenschaftliche Systeme, Kunst, Alltagskonventionen – lassen sich Marchi zufolge als eine Umformung bzw. Abwehr dieser zentralen menschlichen Angst verstehen.

Nun wird die moderne Gentechnik häufig mit der Verheißung verbunden, zumindest die biologischen Bedingungen für eine verbesserte oder gar anhaltende Gesundheit zu schaffen. In diesem Kontext spielt die Problematik des Alterns, der begrenzten Lebensspanne und damit letztlich der Sterblichkeit eine nicht unwichtige Rolle. Und in der Tat ist das Problem des Alters, der genetisch prädisponierten Endlichkeit aller mehrzelligen Lebewesen Thema von gentechnischen Forschungsprojekten, die von der Phantasie der Überwindung des Todes inspiriert sind und diese Phantasien ihrerseits antreiben. Natürlich erhebt sich dabei die Frage, ob durch die angestrebte bzw. erhoffte biotechnische Bewältigung der Begrenztheit und Sterblichkeit des Menschen Religion und Metaphysik – zumindest in ihrer traditionellen Form – ihre Funktion verlieren. Angesichts des Todes haben insofern Religion und Wissenschaft zumindest vergleichbare Funktionen: nämlich die Angst angesichts des Todes aushaltbar zu machen. Vor diesem Hintergrund erscheint die Polarität von Mythos auf der einen Seite und Wissenschaft auf der anderen Seite seinerseits als ein Mythos. Diese Variante der Dialektik der Aufklärung besteht nicht nur darin, dass die Ergebnisse der aufgeklärten Wissenschaft weiterhin Mythen transportieren, sondern auch darin, dass wissenschaftliche Erkenntnisse in Mythen umschlagen können. Entsprechende Phantasien nähren sich insofern eher aus mythologischen Quellen als aus realen technischen Möglichkeiten.

Unsterblichkeit als Fluch

Es fällt auf, dass die Vorstellungen zum Thema Unsterblichkeit alles andere als euphorisch sind. Unsterblichkeit wird ausgesprochen skeptisch diskutiert; eher werden ängstliche als hoffnungsgetönte Phantasien geäußert: Unsterblichkeit ist mehr eine Belastung bzw. geradezu ein Fluch als eine Befreiung. Unsterblichkeit ist „schrecklich", weil man einsam wird, weil es Probleme mit der Auswahl der Unsterblichen geben würde, weil es einfach „unnatürlich" wäre. Außerdem ist ein unendlich langes Leben nicht sinnvoll zu leben und deshalb unheimlich.

- „Unsterblichkeit wäre schrecklich."
- „Unsterbliche werden einsam."
- „Sind das dann nur gute Menschen, die länger leben sollen? Und schlechte Menschen dürfen nicht lange leben, oder wie?"

Sterblichkeit als Wunsch

Gewissermaßen als Konsequenz der Unheimlichkeit, die Unsterblichkeitsphantasien hervorrufen, fällt ein häufig explizit geäußerter Sterblichkeitswunsch auf. Das ist ein sehr bemerkenswerter Befund, steht er doch in auffälliger Spannung zur Annahme, dass moderne Gesellschaften sich durch eine Tendenz zur Abwehr von Tod, Sterblichkeit und Begrenztheit auszeichnen (Gebhard 1998a, Nassehi/Weber 1989) sollen.

- „Das ist Schwachsinn. Irgendwann hast du genug vom Leben, spätestens nach tausend Jahren. – Ja dann kann ich ja sagen, ich hab genug. – Und dann lässt du dich umbringen, toll."
- „Auf dieser Welt, die ganzen Katastrophen, einen dritten Weltkrieg mittendrin, da hab ich ehrlich gesagt keine Lust drauf. Da sterbe ich lieber vorher."
- „Ich kann mir nicht vorstellen, dass alle Menschen für die Ewigkeit leben wollen. Irgendwann ist man so alt und dann will man vielleicht auch sterben."

Was kommt nach dem Tod?

Angesichts der Anerkenntnis, dass irgendwann „die Zeit einfach vorbei" ist, entsteht bisweilen auch die Frage, was nach dem Tod kommt. Natürlich konnte diese Frage in unseren Gesprächen nicht geklärt werden, auffällig ist jedoch, wie selten sie überhaupt berührt wurde.

- „Also ich möchte gerne wissen, was nach dem Tod kommt. Das heißt nicht, dass ich mich irgendwie umbringe. ... Bei mir ist schon so eine gewisse Neugierde dabei ..."

Altern und „ewige Jugend"

Mit der Option auf Lebensverlängerung ist das Thema des Alterns impliziert. Es wird in den Phantasien zugespitzt auf Vorstellungen von anhaltender Jugend. Auch hier könnte eine unausgesprochene Unsterblichkeitsphantasie im Spiel sein. Solche Jugendlichkeitsvorstellungen scheinen jedoch ambivalent zu sein: auf der einen Seite sind sie durchaus verlockend, auf der anderen Seite jedoch – ähnlich wie bei Unsterblichkeit – unheimlich.

- „Sei mal immer 27, 200 Jahre!"
- „Die Frage ist, ob man auch alt wird. Wenn man den Alterungsprozess vom Kopf her, vom Verstand her wie ein 80jähriger hat, aber trotzdem noch 150 Jahre alt wird, also immer älter wirst, aber vom Verstand her,

vom Geist die Aufnahmefähigkeit ja nachlässt, dann vegetierst du doch."

Unsterblichkeit bedeutet Überbevölkerung
Ein ausgesprochen zentrales Argument ist der logische Einwand, dass Unsterblichkeit schon deshalb absurd sei, da sie zwangsläufig das Problem der Überbevölkerung drastisch verschärfen würde.

- „Wenn Babys unsterblich sind, dann brauchst du bestimmt hundert Jahre, um herauszufinden, wie man die wieder altern lässt. Dann hast du schon deine Billion Menschen."
- „Dann muss auch die Chance für neue Leute sein oder für die nächste Generation, auch was zu schaffen. Wenn ich aber immer da bleibe und immer selber noch was mache, dann nehme ich anderen Leuten die Chance dazu und nehme anderen Leuten den Platz weg und auch andere Sachen einfach weg und deshalb muss ich irgendwann , glaube ich, einfach gehen."

Unsterblichkeit als positive Utopie
Sehr selten wird Unsterblichkeit als positiv und erstrebenswert diskutiert. Auch bei den wenigen Beispielen, die sich finden lassen, werden meistens relativierende Anmerkungen angebracht.

- „Ich würde das nicht schlecht finden, wenn es nur für jeden möglich wäre."
- „Ich meine, da müssten alle unsterblich sein. Die Kinder der Unsterblichen müssten ja auch unsterblich sein."
- „Aber ich finde, wenn einer unsterblich ist, dann sollten alle unsterblich sein. Weil es ja schwer ist, seine Kinder sterben zu sehen. Wenn jetzt die Eltern sagen: „Okay, wir werden jetzt zum Unsterblichen geklont." Dann muss mit der nachkommenden Generation auch was passieren, weil ich glaube, das überlebt kein Mensch, seine Kinder, Enkelkinder, Urenkelkinder ...."

4.3. Heilsvorstellung Gesundheit

Die zentrale Rolle der Gesundheit als positiv assoziierter Komplex bei der Akzeptanz der modernen Biotechnologie ist durch eine Vielzahl von Umfrageergebnissen gut belegt und Phantasien hinsichtlich körperlicher Unversehrtheit,

Gesundheit und Verlängerung des Lebens sind auch im vorliegenden Material besonders zentral.

Dabei werden Gene als Schlüssel für die Gesundheit angesehen. Der Gesundheitsmythos hat in gewisser Weise die Nachfolge des christlichen Heilsmythos angetreten, d.h. jenseitiges wurde durch diesseitiges Heilsversprechen ersetzt. Die Einlösung dieses Versprechens wird vom Staat und von der Wissenschaft erwartet. Religiös motivierte Jenseits- und Todesvorstellungen werden transformiert in wissenschaftlich orientierte Bilder.

- „Es wird hierbei das Leben der Person nur verlängert. Die Person wird ja nicht von Grund auf verändert. Es werden ja nicht Eigenschaften, die diese Person besitzt, verändert. Krankheiten sind ja keine Eigenschaften."

- „Ich denke, länger leben hat schon seine Vorteile."

- „Einigen Leuten wird das ja auch angeboren, dass sie keine Organe haben. Das ist doch gut, dass Organe nachproduziert werden können. Das finde ich halt okay. Das ist wieder eine Sache, die das Leben halt verlängert, aber nicht in den Menschen eingreift."

Im Hinblick auf die grüne Gentechnik verhält es sich im Übrigen genau umgekehrt. „Ich esse keine Gene." „Gesundheit", die bei der „roten Gentechnik" zum Vehikel der Akzeptanz wurde, ist bei der „grünen Gentechnik" der Hauptgrund für die Ablehnung.

- „... Die Vorstellung allein schon, dass ich da quasi, wo ich empfinde, das ist was Giftiges, mal übertrieben ausgedrückt, das macht mir wiederum Angst."

- „Das (Genfood) könnte ja, wenn das irgendwie das Grundwasser in Deutschland verseuchen würde, wäre ja dann ziemlich aussichtslos, dann noch die Großstädte am Leben zu halten."

- „Wir leben heutzutage 'n Stück gesünder als früher, weil wir das ganze Jahr Gemüse essen können. ... Also wir leben im Prinzip schon gesünder als früher. Aber mit unnatürlichen Beistoffen."

In diesem Kontext zusätzlich bedeutsam ist, dass Lebensmittel „einverleibt" werden: Man ist, was man isst. Gentechnisch veränderten Lebensmitteln fehlt in der Phantasie die lebendige Sinnlichkeit. Die genetische Manipulation macht aus den lebendigen Lebensmitteln in der Phantasie gleichsam technische Sachen. Die Aufnahme dieser Lebensmittel führt in der Phantasie offenbar auch zu einer Technisierung, zu einer Verdinglichung des Menschen selbst. Auch die menschliche Person wird zur Sache, befürchtete Günter Anders bereits in den 50er Jahren in der „Antiquiertheit des Menschen".

4.4. Menschen sind neugierig: Ambivalenz von Erkenntnis und Wissen

Hierbei handelt es sich in gewisser Weise um eine Transformation der biblischen Paradiesgeschichte. Es wird das Menschenbild des neugierigen Menschen aktualisiert, der damit zugleich zum Frevler werden kann. Die Früchte vom Baum der Erkenntnis führen einerseits dazu, dass die Menschen frei werden, indem sie die Natur für sich nutzen können (siehe „homo faber"), andererseits auch dazu, dass diese Erkenntnis eine verbotene und damit frevelhafte ist – zumindest, wenn bestimmte Grenzen überschritten werden. Deutlich wird das in phantasierten Szenarien, in denen der Mensch die Kontrolle verliert und entsprechend Angst hat. Angst vor Kontrollverlust ist z.b. bei der grünen Gentechnik ein zentraler Topos; Grenzüberschreitung ist dabei eine häufig gebrauchte Metapher.

- „Und dann ist plötzlich das Kind in den Brunnen gefallen. Davor hätte ich nämlich natürlich auch Angst."
- „Es kann ja auch sein, dass überhaupt mit der Atmung was verändert wird, dass sie, statt dass sie ganz normal Sauerstoff und Kohlendioxid benutzt, dass sie irgendwelche anderen Gase produziert, aus der Umwelt zieht."
- „Man hätte eigentlich ab dem Zeitpunkt, wo es in Amerika Milch mit Vitamin D Zusatz gibt, ab der Zeit evolutionsmäßig Reset drücken müssen. Und dann neue Forschung anstellen müssen."
- „Ich denke, dass man da gesetzlich einen Riegel vorschieben muss. Und dass man sagen sollte, bis hierher können wir das vertreten und es ist auch nützlich, zum Beispiel, dass man eben Erbkrankheiten ausmerzt oder mit den Tomaten. Aber dass man dann zumindest irgendwo sagt, so das Klonen von Menschen, das muss nicht sein."

4.5. Der Mensch als „homo faber"

Das Selbstverständnis des Menschen als „homo faber" wird natürlich von der Ambivalenz von Erkenntnis und Wissen berührt. Der „homo faber" darf bzw. muss geradezu die Natur technisch verändern, weil es nützlich ist. Dieser utilitaristische Aspekt ist dominant:

- „... die Sachen dann weniger anfällig sind für Feuchtigkeit, länger haltbar. Dann hält die Tomate drei Jahre."
- „Wenn man das jetzt gezielt einsetzt, um Menschen zu retten vor dem Hungertod, und da 'ne Gentechnik hat, dass das Getreide nicht eingeht und mal halbwegs ausreicht."
- „Das birgt ja unheimlich viele Chancen. Man kann ja wahrscheinlich resistentes Gemüse anbauen durch diese Gensachen, das auf irgendwelchen unfruchtbaren Böden wächst."
- „... Pflanzen praktisch so vermehrt, dass die auch in solchen Ländern wachsen können. Wo nur Wüste ist, dann kann man auch Tiere züchten, und dann hat man das Fleisch automatisch."

Verbunden damit sind eine entsprechende Risikobereitschaft und ein bisweilen geradezu euphorischer Optimismus im Hinblick auf die Fortschrittsmöglichkeiten des „homo faber":

- „Im Labor sollte man ruhig alles – oder fast alles – machen dürfen."
- „Ich meine, wenn man Forschung zulässt, und ich will Forschung zulassen, dann muss man mit dem Risiko leben können."
- „Vieles wäre auch nicht entdeckt worden, hätten wir vorher gesagt: Wozu brauchen wir denn das?"
- „Keiner weiß, wo es hingeht. Nur die Menschen wissen halt instinktiv, dass es immer weitergeht, und es gibt immer was Neues. Das ist so beim Menschen: Man muss weiterkommen. Wenn man nichts entwickelt, dann bleibt man stehen."

Auch wenn „das beim Menschen eben so ist" bekommt derartiger Fortschrittsglaube allerdings manchmal einen fatalistischen Aspekt: Der Fortschritt sei ohnehin nicht aufzuhalten, wir sitzen im fahrenden Zug und vor diesem Hintergrund der Eigendynamik von Wissenschaft bekommt die Angst vor Kontrollverlust eine geradezu ausweglose Note:

- „Die Sache ist, man kann das sowieso nicht kontrollieren. Das ist halt so 'n Ding, das hat angefangen und das läuft. Das ist etwas, das einfach in Gang gesetzt wurde. Es wurde auch überhaupt nicht nachgedacht: Warum mach ich das jetzt? Ist das jetzt wirklich zum Wohle der Menschen?"

So erscheint der „homo faber" auch bisweilen als Frevler, der die besagten Grenzen in selbstsüchtiger Manier überschreitet:

- „Ob da nicht ein Doktor Mabuse schon ist, hier, der Bärtige, der das Schaf gezüchtet hat, genmanipuliert."
- „Nur damit sich ein paar Wissenschaftler ausspinnen können, damit sie da an irgendeinem Schwein rummanpulieren dürfen."
- „Dass da so ein geltungssüchtiger, öffentlichkeitsgeiler Forscher im Labor sitzt und dann natürlich der ganzen Welt zeigen will, dass er jetzt 'n Schwein mit 'ner Rippe mehr manipulieren kann."

4.6. Der Mensch als unverwechselbares Individuum

Als letztes Beispiel sei hier ein für die Gentechnik durchaus wichtiger Menschenbildaspekt noch kommentiert, nämlich die Bedeutung unverwechselbarer Individualität. „Wenn es eine Welt von Menschen gibt, die alle gleich sind, ist das die Abschaffung des Individualismus." Mit der drohenden Auflösung des individuellen Selbst, die freilich in modernen Gesellschaften nicht nur durch Gentechnik und Klonen droht, ist eine der zentralen Konstrukte der abendländischen Tradition in Gefahr, nämlich die Bedeutung des einzigartigen Individuums. Genmanipulation und Klonen auf der einen Seite ebenso wie Kulturindustrie und soziale Anpassungsmechanismen auf der anderen Seite bedrohen die Konstitution des Selbst und es werden entsprechende psychische Probleme phantasiert.

- „...und auf einmal gibt es noch einen zweiten von einem selbst. Schwer zu sagen, wie man darauf reagieren soll. Es wird ziemlich Probleme geben für denjenigen, für die beiden, wenn auf einmal man selbst sich begegnet – nur eben zehn Jahre jünger, weil das ja erst verpflanzt werden muss."
- „Schlimm ist es erst recht, wenn es die nächste Generation gibt, wenn es schon eine Generation gibt, die einmal geklont wurde, und diese Klone dann wieder selber entscheiden, ob wieder welche geklont werden. Dann sollte es eine Welt von Menschen geben, die alle gleich sind. Das ist die Abschaffung des Individualismus."

Vielleicht ist diese Gefährdung des Selbst analog zu den drei großen Kränkungen des abendländischen Menschen (kopernikanisches Weltbild, Evolutionstheorie, Psychoanalyse) als vierte narzisstische Kränkung zu interpretieren – nun freilich als narzisstische Kränkung im engeren Sinne, weil zentral die Konstruktion des Selbst berührt ist. Denn die Individualität wird in modernen Gesellschaften in historisch bisher einmaligem Maße hochgeschätzt. Andererseits wird vor allem die Identitätserhaltung immer mehr zum Problem. Moderne Menschen erleben immer mehr biographische Brüche, die sich durch räumliche, berufliche, soziale und kulturelle Mobilität und durch den beschleunigten sozialen Wandel ergeben. Die psychologischen und sozialwissenschaftlichen Forschungen verweisen auf wechselnde Konstruktionen von Identität und tragen somit auch zum Zweifel an einer Stabilität in diesem Bereich bei.

Die Annahme einer genetisch feststehenden Identität kann somit der Entlastung von solchen Zweifeln und der ideologischen Absicherung der Individualität des Menschen dienen. Das Individuum ist damit von der Geburt bis zum Tod auch bei gewaltigen Änderungen des Phänotyps einmalig, festgelegt und unverwüstlich. Es handelt sich gewissermaßen um einen naturgegebenen Identitätsausweis. Wenn schon die Identität des modernen Menschen durch mannigfache Vermassungsphänomene fragwürdig geworden ist, sollen zumindest auf der Ebene des individuellen Genoms die Grenzen des Selbst gewahrt bleiben. „Ich finde es sowieso bescheuert, Menschen zu verdoppeln. Ich denke, jeder Mensch ist ein Individuum. Niemand sollte wiederholt werden."

Interessanterweise droht allerdings eine Gefahr des Selbstwerts auch in umgekehrter Richtung. Dabei geht es nicht primär um die Grenzen des individuellen Selbst, sondern um dessen Qualität: „Das ist doch schlimm für einen zu wissen: Ich bin menschlicher Abfall, weil: ich werde nicht geklont. Ich bin nicht gut genug dafür."

Im Zusammenhang mit der narzisstischen Thematik stehen auch Phantasien über eine mögliche Verbesserung des Menschen. Zentral dabei ist der Aspekt der körperlichen Schönheit. Der Gedanke der Perfektionierung des Menschen hat einerseits faszinierende Anziehungskraft, andererseits bedeutet die technisch hergestellte Schönheit auch eine Entwertung. Diese Ambivalenz wird besonders deutlich bei der Verknüpfung mit der hohen Bewertung des Individualismus:

- „Wer möchte denn nicht gerne gut aussehen? Nur, das würde nach der dritten, vierten fünften Generation nicht mehr auffallen, weil es dann keine anderen Menschen mehr gibt, die nicht gut aussehen."

5.   Fazit

Beim Nachdenken über die Gentechnik wird eine Reihe von Menschenbildaspekten berührt, die sich bündeln lassen in der Doppelnatur des Menschen als biologisches Naturwesen einerseits und als historisches Kultur- und Geistwesen andererseits.

Am auffälligsten ist, dass und wie der *Mensch als ein im Biologischen verwurzeltes Naturwesen* betrachtet wird, das evolutionär verankert ist. Dieses naturalistische Bild vom Menschen kommt am klarsten auf den Punkt im Alltagsmythos „Natur als sinnstiftende Idee", in dem auch die evolutionären Deutungsmuster zu Tage treten. Allerdings wird im Rahmen dieses Menschenbildes nicht nur der Mensch als Naturwesen betrachtet, sondern zusätzlich und auch davon unabhängig wird die Natur für den Menschen zur Orientierung stiftenden Norm erhoben. Nicht die Natur sei „dem Menschen untertan" sondern umgekehrt: „Gibt es nicht bestimmte Regeln der Natur, die man einfach einhalten sollte?" Trotz gut begründbarer philosophischer Kritik an einer derartigen naturalistischen Ethik muss vor dem Hintergrund der vorliegenden Befunde zumindest konstatiert werden, dass viele Menschen „Natürlichkeit" intuitiv als einen zentralen Wertbezugspunkt ansehen. Das gilt für die Natur im Allgemeinen, noch mehr jedoch im Hinblick auf die Natürlichkeit des Menschen, ganz im Sinne der Habermas`schen Mutmaßung zur „Zukunft der menschlichen Natur". Danach wird die menschliche Natur zu einem wichtigen Bezugspunkt der Selbstdeutung der menschlichen Gattung und Habermas verweist auf „das unscheinbare normative Zusammenspiel zwischen der moralisch gebotenen und rechtlich garantierten Unantastbarkeit der Person und der Unverfügbarkeit des naturwüchsigen Modus ihrer leiblichen Verkörperung" (Habermas 2001, S. 41).

Die Auffassung vom Menschen als ein Naturwesen noch in weiteren Aspekten zum Ausdruck: Die zentrale Bedeutung der Gesundheitsorientierung ist zu verstehen vor dem Hintergrund eines Bildes vom Menschen, der als Naturwesen auch den naturgesetzlichen Prozessen unterliegt, die technisch und eben auch medizinisch zu beeinflussen sind. Die quantitativen Befunde (Abschnitt 3) haben gezeigt, dass technische bzw. mechanistische Vorstellungen vom Menschen in die Phantasien zur Krankheitsbekämpfung einfließen. Die säkulare Heilsvorstellung Gesundheit ist nur möglich im Zusammenhang mit einem Bild vom Menschen als Maschine. Bemerkenswerterweise wird dadurch allerdings die Auffassung vom Menschen als sterbliches Wesen kaum angetastet – jedenfalls in den Vorstellungen der Jugendlichen.

Zudem erscheint der Mensch gewissermaßen von Natur aus als ein Lebewesen, das die Natur (und damit sich selbst) verändert: „Der Mensch hat die Fähigkeit, Sachen zu entwickeln, er ist geistreich und man muss auch sehen, sonst hätte Gott auch einem Menschen gar nicht die Gabe gegeben, sich das alles zu überlegen und alles umzusetzen." Diese „natürliche Künstlichkeit" (Plessner 1965) des Menschen hat zur Folge, dass der Mensch eben nur „von Natur halb"

(Plessner 1965, S. 321) ist und daher durch Kultur im weitesten Sinne „ergänzungsbedürftig" ist.

Demzufolge wird neben dem zentralen naturalistischen Deutungsmuster als „homo naturalis", dem sich eine Reihe von Menschenbildaspekten zuordnen lassen, der Mensch auch interpretiert als ein *historisches Kultur- und Geistwesen*. Der „Mensch als homo faber" ist eben nicht nur ein Wesen, das biologischen, „natürlichen" Mustern folgt, sondern neue Formen und Muster erdenkt und herstellt. Die damit im Zusammenhang stehende „Ambivalenz von Erkenntnis und Wissen" transportiert ein Bild vom zerrissenen Menschen: zwischen befreiender Neugier, die Natur und damit sich selbst zu erkennen einerseits und frevelhafter Grenzüberschreitung bei diesem Erkenntnis- und Machtstreben andererseits. Das Erkenntnisstreben und zugleich die Ergebnisse dieser Erkenntnis transzendieren den Menschen aus ummittelbaren Naturzusammenhängen zu einem historischen Kultur- und Geistwesen, das sich zudem durch individuelle Muster auszeichnet.

Diese dialektische Dopplung der Selbstdeutung des Menschen als gleichermaßen Natur- und Kulturwesen erfährt angesichts der Möglichkeiten der Gen- und Reproduktionstechnologie eine besondere Zuspitzung insofern, als die biotechnischen Möglichkeiten, die das Kulturwesen Mensch erdacht und entwickelt hat, es zunehmend erlauben, in die grundlegenden biogenetischen Strukturen des Naturwesens Mensch einzugreifen. Diese Deutung des Menschen, die in den Gruppendiskussionen latent mitschwingt bzw. auch bisweilen als Befürchtung geäußert wird, expliziert der Bioethiker Kurt Bayertz (2002, S. 7) prägnant wie folgt: „Was der Mensch ist, was er kann und wie er aussieht, wird in Zukunft immer weniger von den vorgegebenen biologischen Tatsachen abhängen und immer mehr vom Fortschritt der Medizin und Biotechnologie. Mit einem Wort: die menschliche Natur wird technologisch kontingent."
Die anthropologische Grundposition, dass der Mensch von Natur aus ein Kulturwesen ist, die in Plessners Formulierung von der „natürlichen Künstlichkeit" treffend zum Ausdruck kommt, wird angesichts der modernen Biotechnologie auch in seiner dialektischen Komplementärbedeutung gültig: sozusagen als „künstliche Natürlichkeit" des Menschen.

100

Literatur

Barthes, R.: Mythen des Alltags. Suhrkamp, Frankfurt/M. 1964

Bayertz, K.: Der moralische Status der menschlichen Natur. In: Information Philosophie 4/2002, S. 7-20

Boesch, E.E.: Kultur und Handlung. Einführung in die Kulturpsychologie. Huber, Bern 1980

Engels, E.-M.: Natur- und Menschenbilder in der Bioethik des 20. Jahrhunderts. In: Engels, E.-M. (Hrg.) Biologie und Ethik. Reclam, Stuttgart 1999

Gebhard, U.: Todesverdrängung und Umweltzerstörung. In: Becker U, Feldmann K, Johannsen F (Hrsg.): Sterben und Tod in Europa. Neukirchener Verlag, Neukirchen-Vluyn 1998a, S. 145-158

Gebhard, U.: Weltbezug und Symbolisierung. Zwischen Objektivierung und Subjektivierung. In: H. Baier, H. Gärtner, B. Marquart-Mau, H. Schreier (Hrsg.): Umwelt, Mitwelt, Lebenswelt. Klinkhardt, Bad Heilbrunn 1998b

Gebhard, U.: „Länger leben hat schon seine Vorteile". Gentechnik im Bewusstsein von Jugendlichen. Friedrich Jahresheft 1999 „Mensch-Natur-Technik", Velber, 90-94.

Gebhard, U., Billmann-Mahecha, E., Nevers, P. (1997): Naturphilosophische Gespräche mit Kindern. Ein qualitativer Forschungsansatz. In: H. Schreier (Hrsg.): Mit Kindern über Natur philosophieren. Agentur Diek, Heinsberg, S. 130-153

Gebhard, U., Mielke, R.: Selbstkonzeptrelevante Aspekte der Gentechnik. In: Bielefelder Arbeiten zur Sozialpsychologie 200, November 2001, S. 1-14

Grize, J.-B.: Logique naturelle et représentations sociales. In: D. Jodelet (Ed.): Les représentations sociales. Paris: Presses Universitaires de Frances 1989

Habermas, J. Die Zukunft der menschlichen Natur. Frankfurt 2001

Levi-Strauss, C.: Wildes Denken. Frankfurt/M. 1968

Marchi, L. de: Der Urschock. Unsere Psyche, die Kultur und der Tod. Luchterhand, Darmstadt 1988

Moscovici, S.: The coming era of social representations. In: J.P. Codol, J.P. Leyens (Ed.): Cognitive approaches to social behaviour. The Hague: Nejhoff 1982

Moscovici, S., Hewstone, M.: Social representations and social explanationes from the „naive" to the „amateur" scientist. In: Hewstone, M. (Ed.): Attribution Theory. Social and functional extension. Oxford: Blackwell 1983

Nassehi, A./Weber, G.: Tod Modernität und Gesellschaft. Entwurf einer Theorie der Todesverdrängung. Opladen 1989

Plessner, H.: Die Stufen des Organischen und der Mensch. 2. Auflage Berlin 1965 (1. Auflage 1928)

Wagner, W.: Alltagsdiskurs. Die Theorie Sozialer Repräsentation. Göttingen: Hogrefe 1994

Corinna Hößle

Wann ist der Mensch ein Mensch?
Naturwissenschaftlich-deskriptive und religiöse Schülervorstellungen zur Frage nach dem Beginn des menschlichen Lebens am Beispiel der embryonalen Stammzelltherapie

Einleitung

Seit der Ort der menschlichen Zeugung aus dem weiblichen Körper in das Labor verlegt werden kann, und die Existenz eines Embryos außerhalb der Schwangerschaft zumindest vorübergehend möglich ist, ist der moralische Status des Embryos zu einem Zentrum der Ethikdiskussion der vergangenen Jahre geworden. Aus den Vorschriften des Embryonenschutzgesetztes (§ 1 Abs. 1 Nr. 2, § 2 Abs. 1 und 2) folgt zwar, dass die verbrauchende und die fremdnützige Embryonenforschung verboten ist, es gibt jedoch vehemente Forderungen von Wissenschaftlern, Politikern und Philosophen, die die Forschung an Embryonen für bestimmte hochrangige Zwecke und zu Verbesserung bestehender und zur Entwicklung neuer Verfahren für unverzichtbar halten. Hinsichtlich der ethischen Vertretbarkeit der embryonalen Stammzelltherapie stellt sich die Frage nach dem moralischen Status des menschlichen Embryos in aller Deutlichkeit. Kaum ein anderes Thema berührt die zentralen ethischen Werte abendländischen Denkens mehr als die embryonale Stammzelltherapie. Auf der einen Seite verspricht die Anwendung dieses Verfahrens die Heilung bisher tödlich verlaufender Krankheiten, aber auf der anderen Seite ist es dafür notwendig, menschliche Embryonen zu töten. Was wiegt mehr: die Aussicht auf Heilung oder der Schutz menschlicher Embryonen?

Der Diskurs über diese existentielle Frage sollte nicht nur in der Öffentlichkeit, sondern auch in der Schule stattfinden, um die Schüler auf den verantwortungsbewussten und reflektierten Umgang mit menschlichem Leben und neuen Technologien vorzubereiten und ihnen die Reichweite ihres Urteilens und Handelns bewusst zu machen.

Um dieses wesentliche Bildungsziel zu erreichen, sollte in einem ersten Schritt ermittelt werden, welche naturwissenschaftlich-deskriptiven und religiösen Vorstellungen zum Beginn menschlichen Lebens und dessen Schutzwürdigkeit Schüler heute mit in den Unterricht bringen. Dies zu eruieren, ist Ziel der darzustellenden Untersuchung. Diese wurde von der Autorin an der Universität Hamburg im Fachbereich Erziehungswissenschaft im Rahmen des Habilitationsverfahrens durchgeführt.

Der Beitrag gliedert sich in zwei Teile: Zunächst werden naturwissenschaftlich orientierte und religiöse Konzepte zum Beginn menschlichen Lebens dargestellt. Anschließend werden ausgewählte Ergebnisse aus den Interviews mit Jugendlichen zur Frage nach dem Beginn menschlichen Lebens dargestellt und hinsichtlich ihrer Bedeutung diskutiert.

1. Sachbezogener Schwerpunkt: Humane embryonale Stammzelltherapie

Die Ermittlung der Schülervorstellungen zum Beginn und der Schutzwürdigkeit menschlichen Lebens erfolgte am Beispiel der embryonalen Stammzelltherapie. Schüler wurden in das Verfahren dieses neuen Forschungsbereiches eingeführt und anschließend aufgefordert, dieses zu bewerten. Dabei steht dieses Verfahren exemplarisch für neue, ambivalente Technologien, die zwar eine Aussicht auf Heilung durch Leidminderung ermöglichen, dabei aber das menschliche Leben in seiner Existenz berühren (wie z.B. auch die Keimbahntherapie und embryonenverbrauchende Forschung).

Warum nun werden solche Hoffnungen in dieses Verfahren gesetzt? „Jede Zelle, die die Fähigkeit besitzt, sich selbst beliebig oft durch Zellteilung zu vermehren und die sich zu Zellen unterschiedlicher Spezialisierung entwickeln kann, wird als Stammzelle bezeichnet. ... Die Möglichkeit, pluripotente embryonale menschliche Stammzellen in Kultur zu halten, eröffnet eine völlig neue Dimension medizinischer Forschung." (DFG 2001, S. 3)

Embryonale Stammzellen sind nur bei Embryonen anzutreffen. Sie werden aus dem Inneren von wenigen Tagen alten Embryonen gewonnen. Die Entnahme der vielversprechenden embryonalen Stammzellen endet für den Embryo stets tödlich.

Ist der Embryo ca. drei Tage alt, befindet er sich in der Regel im Blastomerenstadium und besteht aus acht Zellen. Kennzeichen dieses Stadiums ist, dass sich zu diesem Zeitpunkt noch aus allen acht Zellen, den sogenannten Blastomeren, ein vollständiger Embryo bilden kann. Die Zellen werden deshalb als totipotent bezeichnet. Bereits im 16-Zellstadium hat der Embryo diese Fähigkeit verloren. Die Zellen gehen vom totipotenten in den pluripotenten Zustand über. Die pluripotenten Stammzellen zeichnen sich dadurch aus, dass sie vermehrbar sind und sich unter Zugabe geeigneter Wachstumshormone zu einem späteren Zeitpunkt in alle 270 Zelltypen des menschlichen Körpers differenzieren können. Aus embryonalen Stammzellen ließen sich Gewebeersatz und in weiterer Zukunft noch komplexere und sogar komplette Organe züchten. Wesentliches Forschungsziel ist deshalb die Entwicklung von Zelltransplantationstherapien für Erkrankungen, für die derzeit noch keine Therapieverfahren zur Verfügung stehen, und für Erkrankungen, für die eine Verbesserung der Behandlungsmöglichkeiten erforderlich wäre, wie Herz-Kreislauferkrankungen, Krebs, Diabetes oder Krankheiten des Nervensystems, z.B. der Parkinsonschen und Alzheimer Krankheit.

Die aktuelle Diskussion, die sich hinsichtlich der Methode der humanen embryonalen Stammzelltherapie entfacht, dreht sich vor allem um die Frage, ob der Mensch Embryonen zu therapeutischen Zwecken versachlichen, d.h. verbrauchen darf. Rechtfertigt die Aussicht auf Leidminderung den Verbrauch von Embryonen?

Das Urteil dazu hängt wesentlich von der Antwort auf die Fragen ab, wann menschliches Leben beginnt und welcher moralische Status dem pränatalen Leben zukommt. Diese Fragen können jedoch nicht allein unter Rückgriff auf naturwissenschaftliches Sachwissen beantwortet werden. Vielmehr kann die Antwort nur im Horizont individueller, religiös und philosophisch geprägter Denk- und Sinnstrukturen formuliert werden, die das jeweilige Menschenbild bedingen.

2. Bedeutung der schülerischen Alltagsvorstellungen für die Didaktik der Biologie

„Ohne die Kenntnis des Standpunktes des Schülers ist keine ordentliche Belehrung desselben möglich." (Diesterweg 1835). Diese Aussage drückt eine der didaktischen Grundüberzeugungen für einen schülerbezogenen Unterricht aus. Schüler kommen nicht als unbeschriebene Blätter in den Biologieunterricht. Sie bringen bereits Vorstellungen zu bestimmten Phänomenen, Begriffen, Prinzipien und moralische Urteile und Wertvorstellungen mit. Diese Vorstellungen stammen aus alltäglichen Sinneserfahrungen, Handlungen, aus der Alltagssprache, den Massenmedien und anderen Quellen (Duit 1992). Der Biologieunterricht sollte an diese Vorstellung anknüpfen und auf diesen aufbauen, da sie das kognitive Gerüst darstellen, auf dem die Lernenden ihr neues Wissen konstruieren. Um zu erfassen, welche naturwissenschaftlich-deskriptiven, religiösen und moralischen Vorstellungen Jugendliche zum Beginn menschlichen Lebens aufweisen, wurden fünf Schüler der gymnasialen Oberstufe in Schleswig-Holstein (Rendsburg) einzeln interviewt.

3. Theoretische Vorstellungen zum Beginn menschlichen Lebens

3.1. Naturwissenschaftlich geprägte Vorstellungen

Die naturwissenschaftlich geprägten, deskriptiven Vorstellungen zum Lebensbeginn, die sich in der Literatur wiederfinden lassen, sind in der Regel abhängig vom Entwicklungsgrad des Embryos (Eibach 1983). Dabei können unter Anderem folgende Entwicklungsschritte als Kriterien zugrunde gelegt werden:

Befruchtung/Zellkerntransfer: Als erstes biologisches Kriterium für den Lebensbeginn gilt für viele Personen die Befruchtung d.h. die Verschmelzung von Ei- und Samenzelle (u.a. Eibach 1983, Korff et al. 1998).
Nidation: Am 4. bzw. 5. Tag nach der Befruchtung umfasst der Embryo ungefähr 32 Zellen. Er wächst nun in die Uterusschleimhaut hinein und ist am Ende der ersten Woche nach der Befruchtung vollkommen implantiert.
Unteilbarkeit des Embryos: Bis zum 13./14. Tag nach der Befruchtung ist eine Teilung des Embryos in zwei selbstständig sich entwickelnde Individuen, also Zwillingsbildung möglich. Vertreter dieser Position betonen, dass sich erst nach diesem Zeitpunkt die typische Individualität einer jeden Person ausbildet.
Ausbildung des Nervensystems: Die Ausbildung des zentralen Nervensystems, vor allem des Gehirns und der davon abhängigen Gehirntätigkeit sind unabdingbare Voraussetzung für psychische und physische Leistungen des Menschen. Die Ausbildung dieser Strukturen beginnt etwa 15-42 Tage nach der Befruchtung und dauert ein Leben lang.
Extrauterine Lebensfähigkeit: Dank qualifizierter und intensiver medizinischer Betreuung sind Frühgeburten ab der 22. Woche überlebens- und entwicklungsfähig. In den Vorstellungen einiger Personen beginnt menschliches Leben deshalb zu diesem Zeitpunkt, da der Fötus von diesem Augenblick an zwar abhängig von einer maschinellen Versorgung, aber unabhängig vom mütterlichen Körper ist.
Geburt: Die Geburt bringt biologisch und physiologisch betrachtet eine neue Lebensweise mit sich, da der Säugling nun nicht mehr über den mütterlichen Kreislauf mit Nährstoffen und Sauerstoff versorgt wird und Exkremente an die-

105

sen abgibt. Mit der Geburt und der Umstellung auf eine eigene Verdauung und Lungenatmung beginnt das extrauterine Leben.

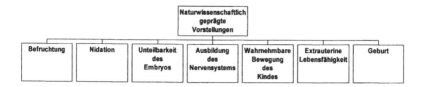

3.2. Religiöse Vorstellungen zum Lebensbeginn

3.2.1. Altgriechische Vorstellungen vom Leib-Seele Dualismus

In den traditionellen platonischen und aristotelisch-thomasischen Vorstellungen, die auch heute noch im Denken vieler Schüler ihren Niederschlag finden, ist der Lebensbeginn abhängig vom Zeitpunkt der Beseelung des Leibes und des damit verbundenen Vernunfts- und Freiheitsbesitzes. Im Zusammenhang damit tritt auch die Frage nach der Herkunft der Seele auf. Es werden, abhängig vom Zeitpunkt der Beseelung und der Herkunft der Seele, unterschiedliche Vorstellungen unterschieden (Bender 2001).

Zeitpunkte der Beseelung
Sukzessivbeseelung: Aristoteles geht in seinen Schriften davon aus, dass die Beseelung des Menschen in drei Schritten, d.h. sukzessiv stattfindet. Der Embryo durchläuft eine phasenhafte Entwicklung, nach der zunächst der vegetative (pflanzliche) Seelenteil, dann der sensitive (tierische) und zuletzt der rationale Seelenteil auf den Leib übertragen wird. Erst mit der Übertragung der Vernunftseele auf den Leib wird von menschlichem Leben gesprochen.
Simultanbeseelung: Die Simultanbeseelungstheorie besagt im Gegensatz zur Sukzessivbeseelungstheorie, dass eine einzige Seele des Menschen existiert (forma unica), die ab dem Zeitpunkt der Zeugung mit dem Leib des neuen Individuums verbunden ist. Beseelung und Beginn des Eigenlebens erfolgen simultan.

Herkunft der Seele
Bezüglich der Frage nach der Herkunft der Seele werden vier Denkrichtungen unterschieden (Korff et al. 1998).

Präexistenzialismus: Vertreter dieser Richtung sind der Auffassung, dass die Seele bereits vor der Einsenkung in den Leib durch die Eltern existiert hat. Mit der Einkehr der Seele in den Leib beginnt dann ein neues menschliches Leben.

Generatianismus: Diese Denkrichtung geht davon aus, dass die Seele während des Zeugungsaktes der Eltern entsteht und der Beginn des menschlichen Lebens hier anzusiedeln ist.

Traduzianismus: Die Vertreter dieser Tradition sind der Auffassung, dass die Übertragung der Seele auf den Leib mit dem Samen des Vaters stattfindet. Dabei wird die Seele aus der Seele des Vaters mitgegeben.

Kreatianismus: Thomas von Aquin betont in seiner Summa theologica, dass die Seele unmittelbar von Gott aus dem Nichts geschaffen und in den von den Eltern gezeugten Leib eingesenkt wird. Dies findet bei männlichen Embryonen am 40. und bei weiblichen am 80. Tage nach der Befruchtung statt. Noch heute hält die katholische Lehre an dieser Überzeugung fest und betont aber, dass die Seele mit dem elterlichen Zeugungsprodukt vom Zeitpunkt der Befruchtung an verbunden wird.

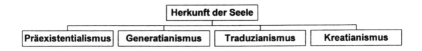

3.2.2. Vorstellungen ausgewählter Weltreligionen

Judentum: Jüdische Rechtsspezialisten bezeichnen den In-vitro gezeugten Embryo in den ersten Tagen nach der Befruchtung noch als Präembryo. Dieser ist nur ein potentielles menschliches Wesen ohne menschlichen Charakter. Deshalb hat das mündliche jüdische Gesetz, die Halacha, keine Bedenken gegen die Nutzung eines so frühen Embryos. Solange es nicht in einen Uterus eingepflanzt ist, bleibt es eine Zygote oder ein Vor-Embryo (Jerouschek 1989). Eine andere Strömung in der jüdisch-orthodoxen Philosophie geht davon aus, dass dem Embryo erst nach dem 49. Tag Leben (göttlicher Odem) eingehaucht wird. Eine dritte Tradition löst sich ganz von dem Kriterium der Beseelung, dass für die Frage nach dem Beginn des menschlichen Lebens herangezogen wurde, und betont, dass „Mensch der- oder diejenige ist, der oder die von einer Frau geboren ist."(Bender 2001).

Katholische Kirche: In der aktuellen Stellungnahme der katholischen Kirche ist nachzulesen, dass menschliches Leben vom Augenblick der Empfängnis an absolut geachtet und geschützt werden muss. Von dem Augenblick an, in dem die Eizelle befruchtet ist, beginnt das Abenteuer des menschlichen Lebens. Dieses ist zu schützen, weil es heilig ist und von seinem Beginn an der Schöpfermacht Gottes bedarf und für immer in einer besonderen Beziehung zu seinem Schöpfer bleibt (Die deutschen Bischöfe 2001).

Evangelische Kirche: Die evangelische Kirche betont, dass Gottes Liebe zu jedem einzelnen Menschenkind nicht erst mit der Geburt beginnt. Schon ein Embryo ist ein menschliches Wesen mit eigener Identität und Wert. Das menschliche Leben als Ebenbild Gottes stellt einen absoluten, unumstößlichen Wert dar, den es zu schützen gilt (EKD 1997).

Islam: Im Koran heißt es zur Frage nach dem Beginn des menschlichen Lebens folgendermaßen: „Die Schöpfung eines jeden von euch wird im Leibe seiner Mutter in vierzig Tagen als Samentropfen zusammengebracht, danach ist er ebenso lang ein Blutklumpen, danach ist er ebenso lang ein kleiner Klumpen Fleisch, dann wird zu ihm der Engel gesandt, der ihm den Lebensgeist (Seele, ruh) einhaucht." Dieser Spruch wird in zwei Versionen ausgelegt: 1. Es handelt sich um vierzig Tage, in denen der Fötus diese Stadien bis zur Einhauchung der Seele durchläuft. 2. Es handelt sich um drei mal vierzig Tage, d.h. 120 Tage bis zur Einhauchung der Seele.

In Anlehnung an diese Konzepte beginnt menschliches Leben für einen Moslem mit dem 40. bzw. dem 120. Tag (Zentralrat der Muslime 2001).

Buddhismus: Einen Embryo in der ersten Phase seines Lebens zu töten, ist nach buddhistischer Auffassung die Tötung eines Menschen. Denn bereits wenn Same und Eizelle zusammenkommen und ein Wesen aus dem sogenannten Zwischenzustand zwischen altem und neuem Leben in diese Verbindung eintritt, startet im gleichen Moment die neue Existenz, die zuerst Phase der Menschwerdung genannt wird. Allerdings gehört die Phase der Menschwerdung bereits zur Phase des Menschseins, die es zu schützen gilt (Ngawang 2001).

4. Untersuchungspersonen

Im Rahmen der Vorstudie wurden 5 Schülerinnen und Schüler der 11. Klasse des Rendsburger Helene-Lange Gymnasiums hinsichtlich ihrer Vorstellungen zum Lebensbeginn und dessen Schutzwürdigkeit in Einzelinterviews befragt. In der sich anschließenden Hauptstudie wurden 22 Schülerinnen und Schüler derselben Schule interviewt. Die Schüler wiesen ein Altersspektrum zwischen 17-19 Jahren auf. Die Daten der Hauptstudie werden zurzeit noch ausgewertet, so dass an dieser Stelle die Ergebnisse der Vorstudie dargestellt werden sollen.

5. Methodisches Vorgehen

In Anlehnung an Bortz/Döring (1995) wurden in dieser qualitativen Untersuchung 45-minütige Einzelinterviews durchgeführt, um die Schülervorstellungen zum Beginn menschlichen Lebens zu erfassen. Zur Auswertung der Interviews wurde das Computerprogramm MaxQDA unterstützend zur „paper and pencil"-Methode herangezogen (Ahrend 2001, Althof 2001, Landwehr 2001).

6. Ergebnisse der Vorstudie

Die Ergebnisse spiegeln die Vorstellungen wider, die die befragten drei Schülerinnen und zwei Schüler hinsichtlich des Beginns menschlichen Lebens und dessen Schutzwürdigkeit äußern. Dabei lassen sich die Schüleraussagen den folgenden drei Oberkategorien zuordnen: naturwissenschaftlich-deskriptive, religiöse und philosophische Vorstellungen.

6.1. Naturwissenschaftlich-deskriptive Vorstellungen

Anhand des ersten Fragekomplexes sollte ermittelt werden, welche Vorstellungen Schüler vom Beginn menschlichen Lebens haben (Tab. 6.1.1). Alle Schüler vertraten die Auffassung, dass menschliches Leben mit dem Zeitpunkt der Befruchtung beginnt. Hinsichtlich der individuellen Argumentationsweisen traten jedoch Unterschiede auf. Eine Schülerin (Kathrin) führt an, dass der Zeitpunkt der Befruchtung als Anfangspunkt von allem zu betrachten ist. Ähnlich formuliert es ein Schüler (Gregor), wenn er sagt, dass es die Grundvoraussetzung von allem ist. Für einen anderen Schüler (Philip) beinhaltet dieser Zeitpunkt bereits die Chance, Mensch zu werden. Als anderes Argument wurde von einer Schülerin (Verena) angeführt, dass mit der Befruchtung auch die Teilungsfähigkeit einsetzt und dies als entscheidendes Kriterium herangezogen werden kann.

Dass alle Schüler den Beginn menschlichen Lebens mit der Befruchtung gleichsetzen, scheint jedoch nicht verallgemeinerbar zu sein. In der Hauptbefragung wurde deutlich, dass in einigen Schülerköpfen durchaus auch die Vorstellung vertreten ist, dass menschliches Leben zu einem späteren Zeitpunkt beginnt. Dabei wurden zum Beispiel die Herztätigkeit, die Tätigkeit des Nervensystems oder das Auftreten eines menschlichen Antlitzes als Kriterien genannt, die für den Beginn des menschlichen Lebens herangezogen werden. Auffällig war allerdings, dass die Schüler große Schwierigkeiten besaßen, die genannten Kriterien dem richtigen Entwicklungsstadium des Embryos bzw. des Föten zuzuordnen. Den Schülern war dabei häufig nicht bewusst, dass die genannten Kriterien bereits relativ früh in der Entwicklung des Menschen auftreten. Es konnte also diesbezüglich eine Diskrepanz zwischen dem Bilden von Kriterien und dem biologischen Grundlagenwissen bezüglich dieser Kriterien beobachtet werden. Es ist zu überprüfen, ob Urteile bezüglich des Beginns menschlichen Lebens also anhand von Kriterien gefällt werden, die auf einer mangelnden Wissensgrundlage basieren.

Kriterium: Befruchtung						entwick-lungsabhän-gig
Schüler/in	Kathrin	Philip	Gregor	Lisbeth	Verena	-
Argumente	Anfangspunkt der Entwicklung	Chance, Mensch zu werden	Grundvoraussetzung von allem	kein Argument genannt	Teilungsfähigkeit vorhanden	-
Arg.:	5					0

Tabelle 6.1.1: Ergebnisse zur Fragekategorie: Wann beginnt menschliches Leben?

Es sollte zusätzlich ermittelt werden, welche Vorstellungen Schüler über den Ursprung des individuellen menschlichen Lebens haben und ob diese Vorstellungen an religiöse Denkstrukturen gebunden sind (Tab. 6.1.2). Drei von fünf Schülervorstellungen zeichneten sich dadurch aus, dass nicht nur ein Bild hinsichtlich des Ursprungs menschlichen Lebens, sondern gleich mehrere beschrieben werden konnten. Ein Schüler konnte keine konkrete Vorstellung zu dieser Fragekategorie äußern.

Auffällig war, dass drei Schüler (Kathrin, Philip, Verena) die Vorstellung hatten, dass Gott einen Einfluss auf die individuelle Entstehung menschlichen Lebens hat (Tab. 6.1.2). Die Vorstellungen zu der abgefragten Kategorie sind folglich durchaus religiös geprägt. Zwei Schülerinnen (Kathrin, Lisbeth) vertraten die Auffassung, dass die Eltern Ursprung des individuellen Lebens sind und zwei (Kathrin, Philip) betonten die Funktion der Natur. bzw. der Biologie. Deutlich wird, dass die Vorstellungen zum Ursprung menschlichen Lebens zwar alle sehr individuell sind, sich aber offensichtlich auf die drei Kategorien Gott, Eltern und Natur beziehen.

Schüler	Kathrin	Philip	Gregor	Lisbeth	Verena
Ursprung	- Eltern und Gott - Natur hat es so eingerichtet, damit sie überlebt	- 100%ig biologische Entwicklung, aber von Gott gelenkt	- keine Angabe	- durch die Eltern oder durch einen „Unfall", wenn es die Eltern nicht selbst direkt wollten	- von Gott vorherbestimmt (Determinismus)

Tabelle 6.1.2: Ergebnisse zur Fragekategorie: Was ist der Ursprung des individuellen menschlichen Lebens?

6.2. Religiöse Vorstellungen und Denkstrukturen

6.2.1. Religiöse Glaubenstypen

Die Frage nach dem Beginn und der Schutzwürdigkeit menschlichen Lebens ist eine allumfassende existentielle Frage, die am Menschenbild jedes Einzelnen rührt und nicht allein anhand naturwissenschaftlicher Kriterien zu beantworten ist. Vielmehr erfolgt die Beantwortung unter Rückbezug auf individuelle, religiöse, orientierungsgebende und sinnstiftende Denk- und Glaubensstrukturen, die in dieser Untersuchung mit erfasst werden sollen. Deshalb stand ganz am Anfang dieses zweiten Interviewabschnittes die Frage nach dem individuellen Glauben (Tab. 6.2.1.3). Dies kann ein Glaube an etwas Göttliches, Heiliges oder Letztgültiges sein (Oser/Gmünder 1992, Tillich 1980) oder aber der Glaube an die eigene Autonomie. Glaube wird in dieser Untersuchung in Anlehnung an Tillich (1980) als dasjenige beschrieben, was den Menschen unbedingt angeht, woran er sein Herz hängt.

In Anlehnung an Oser/Gmünder (1992) wurden vorab fünf Glaubenstypen zugrunde gelegt, die daraufhin überprüft werden sollten, ob sie sich auch zur Erfassung der schülerischen religiösen Denkstrukturen eignen (Tab. 6.2.1.1).

Glaubensstufe 1 Orientierung an absoluter Heteronomie	Letztgültiges aktiv, greift unvermittelt in die Welt ein. Mensch reaktiv.
Glaubensstufe 2 Orientierung an „Do ut Des"	Letztgültiges wird immer noch external und als allmächtig gesehen, das Sanktionen erteilt oder belohnt.
Glaubensstufe 3 Orientierung an absoluter Autonomie	Letztgültiges wird aus der Welt gedrängt. Transzendenz und Immanenz voreinander getrennt. Mensch ist solipsistisch autonom, selbstverantwortlich für die Welt und sein Leben.
Glaubensstufe 4 Orientierung an vermittelter Autonomie und Heilsplan	Letztgültiges wird mit der Immanenz wieder vermittelt, sei es als Ermöglichungsgrund, sei es als Chiffre des „self". Mannigfaltige Formen von Religiosität, wobei aber Ich-Autonomie vorausgesetzt und nicht mehr in Frage gestellt wird.
Glaubensstufe 5 Orientierung an religiöser Intersubjektivität	Völlige Vermitteltheit von Letztgültigem und Dasein und Welt. Universalität. Unbedingte Religiosität. Subjekt nimmt einen ganz und gar religiösen Standpunkt ein und braucht sich nicht mehr an einen Heilsplan, eine religiöse Gemeinschaft zurückzubinden, vielmehr erfährt es sich als immer schon und unbedingt angenommen. Ausprägungen: unio mystica, boddhi, göttliche Illumination etc.

Tabelle 6.2.1.1: Stufen religiösen Glaubens nach Oser/Gmünder (1992)

Während Oser und Gmünder in ihren Untersuchungen von einem strukturgenetischen, hierarchischen Modell religiöser Entwicklung ausgehen, wurden die Stufen in dieser Untersuchung als Glaubenstypen „gleichberechtigt" nebeneinander gestellt. Ziel dieser Untersuchung ist es, zu erfassen, inwieweit sich die Glaubenstypen tatsächlich im Denken Jugendlicher widerspiegeln, wenn es um die Frage nach dem Beginn menschlichen Lebens geht und ob sie eventuell ergänzt oder verfeinert oder durch andere ersetzt werden müssen.

Während der Auswertung der Interviewdaten stellte es sich dann tatsächlich als notwendig heraus, die fünf Glaubenstypen leicht zu verändern (siehe Abb. 6.2.1.2). So wurde der von Oser und Gmünder beschriebene Typ der Stufe 3 gespalten in die Typen 3 und 4. Die Daten ließen sich sehr exakt in zwei Glaubenstypen trennen. Der bisherige Typ 5 wurde gestrichen, da sich keine Daten dieser Beschreibung zuordnen ließen und auch für die Hauptuntersuchung keine entsprechenden Daten zu erwarten waren. Der Typ 2 wurde neu definiert, da sich aus den Daten ein neuer Typ herauskristallisierte, der sich den bestehenden Typen nicht zuordnen ließ. Nur so ließen sich nun alle Daten hinsichtlich der entsprechenden Glaubenstypen eindeutig systematisieren.

Folgende sechs Glaubenstypen wurden also in dieser Untersuchung zugrunde gelegt:

Glaubenstyp	Glaubensstruktur
Typ 1: absolute Heteronomie	Gott oder etwas Heiliges/Letztgültiges greift direkt in das Leben ein und ist Herrscher über Leben und Tod in dem Sinne, dass er nach seinem Willen Leben gibt und nimmt. Gott ist aktiv, der Mensch ist reaktiv. Gott lenkt, leitet, führt alles. Gott gibt Leben nach seinem Ermessen. Eingriffe in Gottes Wirken sind nicht erlaubt, weil Gott selbst weiß, wie er handeln muss.
Typ 2: eingeschränkte Autonomie	Gott oder Letztgültiges ist immer noch allmächtig, kann aber durch bestimmte Taten beeinflusst werden. Gott erteilt Sanktionen. So könnte der Verlust eines Kindes in der Schwangerschaft als Strafe Gottes angesehen werden. Gleichsam kann das Töten von Embryonen als derart böse Tat angesehen werden, dass sie den Zorn Gottes auf sich zieht. Gott könnte sich eines Tages an der Menschheit rächen, greift der Mensch in seinen Wirkungskreis ein.
Typ 3: leicht eingeschränkte Autonomie	Gott wird als ständige Lebenshilfe, als allgegenwärtig angesehen, kann aber immer noch anthropomorphe, strafende und belohnende Merkmale tragen und Forderungen stellen, wie z.B. Gesetzestreue. Dieser Typ kennzeichnet eine Phase der Ablösung von der beschränkten Autonomie, aber es liegt noch kein vollständiges Erlangen der religiösen Autonomie vor.

Typ 4: anthropozentrische Autonomie	Mensch ist anthropozentrisch autonom und selbstverantwortlich auf dieser Welt. Gottes Existenz, Wirken und Einfluss auf das Leben, dessen Entstehung, Entwicklung und Ende wird angezweifelt bis verneint. Atheistische Positionen betonen die Nicht-Existenz Gottes und die völlige Autonomie des Menschen.
Typ 5: deistische Autonomie	Gott gilt als Schöpfer dieser Welt. Diese Tat hat er jedoch in einem einmaligen Akt vollzogen. Sein heutiges, diesseitiges Wirken wird in Frage gestellt. Mit dem einmaligen „In-Gang-Setzen" der Welt ist sein Wirken und Einfluss beendet. Der Mensch muss nun selbst sein Wirken hinterfragen und verantworten. Gott hat einmal Leben gegeben. An der individuellen Belebung ist er nicht mehr beteiligt.
Typ 6: religiöse Autonomie	Gott wird als Symbol angesehen, dass auch durch universale Prinzipien ersetzt werden kann. Gott kann Ereignis werden in Naturfrömmigkeit, Kontemplation, gesellschaftlichem Engagement. Mensch ist selbstverantwortlich, aber Gott gilt als Voraussetzung von allem, als Ermöglichungsgrund. Gott ist Bedingung der Möglichkeit aller Entscheidungen und Handlungen. Gott ist also auch die Voraussetzung, die Bedingung der Möglichkeit, dass neues Leben entsteht.

Tabelle 6.2.1.2 : Sechs Typen religiösen Glaubens

Die Auswertung der Interviews hinsichtlich der individuellen Glaubensstrukturen brachte hervor, dass alle Schüler ein religiöses Glaubensbild vertraten. Alle Schüler beschrieben ihren Glauben an nur einen Gott. Dieses Ergebnis ist in dieser Absolutheit nicht haltbar. Der bisherige Auswertungsstand der Hauptstudie macht deutlich, dass hier mindestens vier von 22 Schülern auch atheistische Glaubensstrukturen aufweisen.

In der Pilotstudie wiesen drei Schüler (Kathrin, Philip, Verena) Denkstrukturen einer leicht beschränkten religiösen Autonomie auf und zwei Schüler (Gregor, Lisbeth) konnten dem Glaubenstyp der deistischen Autonomie zugeordnet werden.

Eine Schülerin (Kathrin), die dem Typus der leicht beschränkten religiösen Autonomie zugeordnet werden konnte, sprach Gott zusätzlich pantheistische Merkmale zu. Sie bezeichnete Gott als etwas, dass in der Natur zu jeder Zeit anzutreffen ist. In der Vorstellung der Schülerin trägt Gott zusätzlich deterministische Merkmale. So geht die Schülerin davon aus, dass Gott den Verlauf des individuellen menschlichen Lebens bereits vorher festgelegt hat. Ähnliche Vorstellungen von einem deterministischen Gott vertritt ein Schüler (Philip), der ebenfalls dem Typus der leicht beschränkten Autonomie zugewiesen werden kann. Für Philip ist Gott ein helfender, liebender, stets anwesender Gott, der jedoch auch darauf achtet, dass seine Gesetze nach Möglichkeit eingehalten werden.

Für Verena, die dem gleichen Typus religiösen Denkens zuzuordnen ist, ist Gott ebenfalls stets gegenwärtig und helfend. Allerdings spricht Verena Gott zusätzlich anthropomorphe Züge zu, wenn sie ihn als den Menschen sehend und beobachtend bezeichnet.

Gregor, der dem Typus der deistischen Autonomie zugewiesen werden kann, spricht Gott eine aktive Einflussnahme auf das menschliche Leben ab. Gott hat seiner Vorstellung nach die Welt einst geschaffen, hat sich nun jedoch von seinem Wirken zurückgezogen und ruft den Menschen umso stärker in seine Eigenverantwortung. Der Mensch hat sein Handeln selbst zu bestimmen und zu verantworten.

Lisbeth spricht Gott eine ähnlich passive Rolle zu. In ihrer Vorstellung beobachtet Gott das Handeln und Wirken der Menschen aus der Ferne. Allerdings stattet Lisbeth Gott zusätzlich mit anthropomorphen Merkmalen aus, wenn sie beschreibt, dass Gott sich Gedanken darüber macht, wie die Menschen wohl über ihn denken und reden.

Allen Schülern gemeinsam ist der Glaube an nur einen Gott, dem sie jedoch sehr individuelle Merkmale zuschreiben, die aus ganz unterschiedlichen religiösen, meist monotheistischen Strömungen stammen. Man kann in Anlehnung an Fetz, Reich und Valentin (2001) von einem Patchwork-Glaubensbild reden.

Proband	Kathrin	Philip	Gregor	Lisbeth	Verena
Glaubenstyp	leicht eingeschränkte religiöse Autonomie mit pantheistischen und deterministischen Merkmalen	leicht eingeschränkte religiöse Autonomie mit deterministischen und gesetzes-orientierten Merkmalen	deistische Autonomie mit Betonung der Eigenverantwortlichkeit	deistische Autonomie mit anthropomorphen Merkmalen	leicht eingeschränkte Autonomie mit anthropomorphen Merkmalen

Tabelle 6.2.1.3: Ergebnisse zur Fragekategorie:
Woran glauben Sie/Was ist Ihnen heilig?

6.2.2. Vorstellungen zur Beseelung des Menschen

Zusätzlich zu den religiösen Glaubensstrukturen sollten die Seelenvorstellungen der Schüler ermittelt werden.

Alle Schüler vertreten die Vorstellung, dass die Seele zum menschlichen Leben dazu gehört. Während zwei Schüler (Philip und Lisbeth) lediglich die Menschen als beseelte Objekte ansehen, spricht jeweils eine Schülerin (Verena) auch den Tieren bzw. allem Lebendigen (Kathrin) eine Seele zu. Auf die Frage, wann die Beseelung stattfindet, äußert die Mehrheit, dass die Seele sich bereits zum Zeitpunkt der Befruchtung auf den Menschen herabsenkt (Theorie der Simultanbeseelung). Zwei Schülerinnen (Lisbeth und Verena) vertreten die Auffassung, dass die Beseelung erst nach der Geburt erfolgt, d.h. postnatal. Vier Schüler (Philip, Gregor, Lisbeth und Verena) formulieren die Vorstellung, dass die Seele von Gott aus dem Nichts geschaffen wird und sind somit der Denkrichtung des Kreatianismus zuzuordnen. Einer dieser Schüler (Gregor) könnte sich auch vorstellen, dass die Seele durch die Eltern bereits vorher existiert hat. Diese Theorie des Präexistentialismus vertritt noch eine weitere Schülerin (Kathrin). Die Funktion der Seele wurde sehr individuell als Lebens- und Denkkraft, moralische Instanz, Lebenshilfe oder Schutz beschrieben.

A: Seele gehört zum Menschen dazu						*B: Seele gehört nicht dazu*
Proband	Kathrin	Philip	Gregor	Lisbeth	Verena	-
Seelenträger	alles, was lebt	Menschen	keine Angabe	Menschen	Menschen und Tiere	
Zeitpunkt Beseelung	Simultan	Simultan	Simultan	Postnatal	Postnatal	
Herkunft der Seele	Generatianismus / Präexistentialismus	Kreatianismus	Kreatianismus / Präexistentialismus	Kreatianismus	Kreatianismus	
Funktion	keine Angabe	Lebens- u. Denkkraft	moralische Instanz	Schutz / Lebenshilfe	Schutz	

Tabelle 6.2.2: Ergebnisse zur Fragekategorie:
Gehört die Seele zum Menschen dazu?

7. Zusammenfassung und Reflektion der Ergebnisse

Fasst man die Ergebnisse zusammen, so kristallisieren sich zwei Punkte heraus:

1. Die Ergebnisse der Pilotstudie machen deutlich, dass alle befragten Schüler die Auffassung vertreten, dass menschliches Leben mit dem Zeitpunkt der Befruchtung beginnt. Der bisherige Stand der Hauptstudie zeigt jedoch, dass dieses Ergebnis in dieser Absolutheit nicht haltbar ist. In der Hauptstudie wiesen einige Schüler durchaus auch die Vorstellung auf, dass menschliches Leben zu einem späteren Zeitpunkt beginnt. Allerdings tritt in der Hauptstudie bei gerade diesen Schülern eine Diskrepanz auf zwischen den Kriterien, die für den Beginn menschlichen Lebens herangezogen werden (z.b. Herztätigkeit) und dem biologischen Wissen um die Bedeutung dieser Kriterien (dass z.B. ab der 3. Woche die Herztätigkeit beginnt). Dieses Ergebnis lässt sich aus der Beobachtung ableiten, dass die Schüler Schwierigkeiten besaßen, die genannten Kriterien den entsprechenden Entwicklungsstadien der Embryonen zuzuordnen.

Es werden von den Schülern also Kriterien für eine Urteilsbildung über den Beginn menschlichen Lebens herangezogen, die auf einer unzureichenden Wissensgrundlage basieren. Um ein reflektiertes und verantwortungsbewusstes Urteil zu fällen, bedarf es jedoch einer korrekten Wissensgrundlage bezüglich dessen, was beurteilt werden soll. Tödt (1977), Bayrhuber (1997) und Hößle (2001) weisen in ihren Untersuchungen zur moralischen Urteilsfähigkeit darauf hin, dass der erste Schritt einer Urteilsfindung das Erkennen und Beschreiben des zu bewertenden Dilemmas ist. Damit ist gemeint, dass nicht nur das Dilemma selbst, sondern auch der dort angesprochene Sachverhalt (z B. das biologisch-medizinische Verfahren der embryonalen Stammzelltherapie) erklärt werden kann. Fehlt eine solide Wissensgrundlage, um das Dilemma sachanalytisch zu erfassen, könnten daraus leichtfertige Urteile über einen nicht korrekt erfassten Sachzusammenhang resultieren. Das Problem kann nicht umfassend beschrieben und folglich auch nicht entsprechend reflektiert beurteilt werden.

Dieses erste Ergebnis macht deutlich, dass der Vermittlung naturwissenschaftlichen Fachwissens bezüglich der humanen embryonalen Entwicklungsstadien im Biologieunterricht eine stärkere Beachtung geschenkt werden sollte, will man die naturwissenschaftlichen Vorstellungen und moralischen Urteile der Schüler bezüglich des Umgangs mit dem pränatalen menschlichen Lebens erweitern und differenzieren.

2. Betrachtet man die Ergebnisse zu den religiösen Vorstellungen und Denkstrukturen so fällt auf, dass alle Schüler an die Existenz Gottes glauben. Dieser
wird im Rahmen der individuellen Glaubensstrukturen sehr unterschiedlich beschrieben. Am häufigsten ist der Glaubenstyp der leicht beschränkten religiösen
Autonomie unter den Schülern vertreten. Schüler, die diesem Typus zuzuordnen
sind, glauben, dass Gott eine ständige und allgegenwärtige Lebenshilfe ist. Gott
kann in diesen Vorstellungen sowohl anthropomorphe, strafende und belohnen-
de Merkmale tragen und Forderungen stellen, wie z.b. Gesetzestreue.

Die noch verbleibenden Schüler ließen sich dem deistischen Glaubenstyp
zuordnen. Die Schüler beschrieben Gott als Schöpfer dieser Welt. Diese Tat hat
er jedoch in einem einmaligen Akt vollzogen. Sein heutiges, diesseitiges Wirken
wird von den Schülern in Frage gestellt.

Hinsichtlich der Frage nach der Beseelung des Menschen vertreten alle
Schüler die Vorstellung, dass jedes menschliche Leben mit einer Seele ausgestattet ist. Die Mehrheit der Schüler vertritt die Vorstellung, dass die Beseelung
simultan mit der Befruchtung stattfindet und die Seele von Gott aus dem Nichts
für jeden Menschen neu geschaffen wird. Dies entspricht dem christlichen
Glaubensverständnis, wie es heute von beiden großen Kirchen vertreten wird.

Auffallend ist, dass die Frage nach dem Beginn des menschlichen Lebens
religiöse Glaubensbilder der Schüler aktiviert und die Beantwortung nicht allein
durch Zugriff auf naturwissenschaftliche Kriterien geschieht. Das zeigt, dass
religiöse Modelle, die für Schüler sinnstiftende Orientierungshilfen sein können,
ebenso erfasst werden sollten wie naturwissenschaftliche Vorstellungen, will
man heute nachvollziehen, welche Bilder in den Köpfen der Schüler zur Frage
nach dem Beginn und der Schutzwürdigkeit menschlichen Lebens vorliegen.
Verfolgt die Schule nun die zentralen Ziele des allgemeinen Bildungsauftrages,
nämlich persönlichkeitsbildend und orientierungshelfend zu wirken (KMK
2002), erscheint es sinnvoll, die bereits bestehenden Konzepte der Schüler ernst
zu nehmen und sie im Unterricht aufzugreifen, um an sie in geeigneter Weise
anknüpfen zu können. Insbesondere der naturwissenschaftliche Unterricht ist
heute angesichts neuer Technologien und deren Möglichkeit, auf das pränatale
menschliche Leben einzugreifen, aufgefordert, nicht nur eine solide Wissensgrundlage zu schaffen, sondern auch persönlichkeitsbildende Orientierungshilfen und Sinnkonzepte vorzustellen und kritisch zu diskutieren.

118

Aussicht

Mit der Möglichkeit, den menschlichen Embryo außerhalb des Mutterleibes zu zeugen, stehen heute Therapieansätze zur Verfügung, die einen Zugriff auf den Menschen in seiner frühesten und ungeschütztesten Phase (außerhalb des Mutterleibes, im Reagenzglas) seines Lebens ermöglichen. Doch rechtfertigt die Aussicht auf Heilung den Verbrauch von Embryonen? Die Antwort darauf hängt wesentlich von der Frage ab, welcher moralische Status dem menschlichen Embryo zukommt. Der Bildungsauftrag der Schule umfasst sowohl die Begegnung und Auseinandersetzung mit neuen Wissenschafts- und Forschungsbereichen, wie z.b. Eingriffsmöglichkeiten in die vorgeburtliche Phase des menschlichen Lebens, als auch die kritische Reflektion religiöser, weltanschaulicher und philosophischer Überzeugungen. Auf diese Weise soll Schülern eine Orientierungshilfe im Fühlen, Denken, Glauben und Handeln gegeben werden, die dazu beitragen soll, Fragen nach dem Sinn des Lebens, nach Wahrheit, Gerechtigkeit, Verantwortung, Hoffnung und Glaube angesichts neuer Handlungs- und Urteilsmöglichkeiten zu beantworten. Damit Schule dies leisten kann, sollte in einem ersten Schritt ermittelt werden, welche Vorstellungen Schüler mit in den Unterricht transportieren, wenn sie über existentielle Fragen wie die nach dem Beginn des menschlichen Lebens nachdenken. So stand im Zentrum der dargestellten Untersuchung die Frage, ob Schüler zur Beantwortung der Frage nach dem Beginn des menschlichen Lebens neben naturwissenschaftlich-deskriptiven auch auf religiöse Vorstellungen zurückgreifen. Es konnte im Rahmen der Studie festgestellt werden, dass Jugendliche tatsächlich nicht nur ihr naturwissenschaftlich orientiertes Alltagswissen nutzen, sondern auf sehr differenzierte, individuell geprägte religiöse Glaubensstrukturen zurückgreifen, um derartige existentielle Fragen zu beantworten. Will Schule identitäts- und persönlichkeitsbildend wirksam werden, so sollten diese Glaubensstrukturen der Schüler ernst genommen, im Unterricht aufgegriffen, vertieft und zur Diskussion und Reflektion mit anderen gestellt werden. Dem kognitionszentrierten, strukturgenetischen Ansatz Osers und Gmünders (1992) folgend könnte es so in der Schule gelingen, die bestehenden Glaubensstrukturen zu einer je höheren, d.h. differenzierteren religiösen Tiefenstruktur zu führen, die identitätsbildend wirkt. Unter dem Stichwort „Entwicklung als Ziel der Erziehung", das der Entwicklungspsychologe L. Kohlberg geprägt hat, ist dieses wenige, aber so Zentrale angedeutet: die sich organisierende und entwickelnde geistige Kraft des Kindes, seine aktive Auseinandersetzung mit dem Religiösen. Dieses wird stimuliert durch Konfrontation mit Problematischem, Unerklärlichem, Ungelösten, auf das aber eine

Antwort gegeben werden muss, sofern der Einzelne seine Identität nicht verlieren, sondern differenzieren will. Zugleich ist es verankert in einem universalen Kern: Die nächste Entwicklungsstufe, die durch Erziehung erreicht wird, ist trotz unterschiedlicher Inhalte für die einzelnen Subjekte und im Großen und Ganzen auch in jeder Kultur dieselbe.

Wenn also Jugendliche ihre Wirklichkeit religiös erschließen, wie dies am Beispiel der Frage nach dem Beginn des menschlichen Lebens deutlich wurde, um dadurch dieser Wirklichkeit Stabilität und Sinn zu verleihen, so ist dies ein Vorgang, der vom Erzieher auf zweierlei Weise angeregt werden kann: Einmal kann die bestehende religiöse Denkstruktur jeweils neu so stimuliert werden, dass sie unterschiedlichen inhaltlichen Situationen Sinn verleiht; dazu eignet sich die Konfrontation mit unterschiedlichen Problemen, Dilemmata und Konflikten, die einen möglichst engen Alltagsbezug zu Schülern aufweisen. Zweitens konnte anhand von Untersuchungen gezeigt werden, dass die Auseinandersetzung mit der jeweils differenzierteren Denkweise zur Stimulation der eigenen Strukturen führen (Konfrontation mit der Stufe n+1 nach Blatt, siehe Oser/Althof 1994).

Zusammenfassend lässt sich festhalten, dass bei der Konzeption von Unterricht zu bioethischen Themen Wert auf eine Stimulation der Persönlichkeitsbildung durch Konfrontation mit differenzierten religiösen Sinn- und Wertsystemen gelegt werden sollte.

Literatur:

Ach, J. (2000): Schwangerschaftsabbruch. Einführung. In: Wiesing U. (Hrsg.). Ethik in der Medizin. Reclam 2000.

Ahrend, C. (2001): Mobilitätsstrategien zehnjähriger Jungen und Mädchen. Waxmann. Berlin 2000.

Althof, W./Oser, F. (2001): The just-community programm in elementary schools. In Bridging Instruction to Learning-Programme. Hrsg. Oser, F. und Baetz, U.: Vortrag auf der 9th European Conference of European Association für research on learning and instruction (EARLI) in Salzburg.

Bender, W. (2001): Unbestimmbarkeit des moralischen Status humaner embryonaler Stammzellen? Zu einigen ethischen Problemen der Stammzellforschung. In: Hrsg.: Speyrer Texte – Optionen für eine Medizin der Zukunft. Aus der evangelischen Akademie der Pfalz. Nr. 6, 1/2001.

Bodden-Heidrich, R./Cremer, Th./Decker, K./Hepp, H./Jäger, W./Rager, G./Wickler, W. (1998): Beginn und Entwicklung des Menschen: Biologisch-medizinische Grundlagen und ärztlich-klinische Aspekte. In: Beginn, Personalität und Würde des Menschen. Hrsg.: Rager, G. 1998. Alber Grenzfragen. München

120

Bortz, J./Döring, N. (1995): Forschungsmethoden und Evaluation. Heidelberg. Springer Verlag.

Bossard, St./Höver, N./Schulte, R./Waldenfels, H. (1998): Menschenwürde und Lebensschutz. Theologische Aspekte. In: Rager, G.: Beginn, Personalität und Würde des Menschen. München.

Deutsche Forschungsgemeinschaft. DFG-Stellungnahme zum Problemkreis „Embryonale Stammzellen", Online-Version: http://www.dfg.de/aktuell/dasneueste/wissenschaftsgespraech_hintergrund.html. Version Sept. 2001

Diesterweg, A. (1835): Wegweiser zur Bildung deutscher Lehrer.

Duit, R. (1992): Forschungen zur Bedeutung vorunterrichtlicher Vorstellungen für das Erlernen der Naturwissenschaften. In: Riquarts u.a.: Naturwissenschaftliche Bildung in der Bundesrepublik Deutschland. Bd.4. IPN. S.47-84.

Eibach, U. (1983): Experimentierfeld: Werdendes Leben. Eine ethische Orientierung. Göttingen.

Fetz, R.L./Reich, K.H./Valentin, P. (2001): Weltbildentwicklung und Schöpfungsverständnis. Eine strukturgenetische Untersuchung bei Kindern und Jugendlichen. Kohlhammer.

Hößle, C. (2001): Moralische Urteilsfähigkeit. Eine Interventionsstudie zur moralischen Urteilsfähigkeit von Schülern zum Thema Gentechnik. Innsbruck. Studienverlag.

Hößle, C. (2002): Embryonale Stammzelltherapie im Biologieunterricht – naturwissenschaftliche, rechtliche und ethische Aspekte. In: Der mathematische und naturwissenschaftliche Unterricht (MNU), Heft 6.

Hößle, C. (2004): Stammzellforschung. Fluch oder Segen? In: Kattmann, U. (Hrsg.): Gentechnik am Menschen. In: Unterricht Biologie 291, Januar 2004, 28. Jahrgang.

Korff, W./Beck, L./Mikat, P. (1998): Lexikon der Bioethik. Hrsg. Im Auftag der Görres Gesellschaft. Gütersloh.

Kuckartz, U. (1999): Computergestützte Analyse qualitativer Daten.

Landwehr, B. (2001): Konzeption einer verbesserten physikalischen Ausbildung von Sachunterrichtslehrerinnen. Vortrag auf der Fachtagung Computergestützte Analyse qualitativer Daten, Marburg, 11.10. 2001.

Leist, A. (1990): Eine Frage des Lebens. Ethik der Abtreibung und künstlichen Befruchtung. Frankfurt/Main.

Mayring, Ph. (1993): Qualitative Inhaltsanalyse. Grundlagen und Techniken. Weinheim. Deutscher Studienverlag.

Ngawang, G. Th. (2001): Mit der Befruchtung beginnt die menschliche Existenz. In: Lotusblätter. Zeitschrift für Buddhismus. Dt. buddhistische Union. 3/2001. S. 46.

Oser, F./Althof, W. (1994): Moralische Selbstbestimmung. Modell der Entwicklung und Erziehung im Wertebereich. 2.Aufl. Klett-Cotta Verlag. Stuttgart.

Oser, F./Gmünder, P. (1992): Der Mensch. Stufen seiner religiösen Entwicklung. Ein strukturgenetischer Ansatz. 3. Auflage. Gütersloh.

Wiesing, U./Ach, J. (2000): Ethik in der Medizin. Ein Reader. Reclam Stuttgart.

Zentralrat der Muslime: Publikationen zur Gentechnik und Familienplanung, 2001, Internetadresse: http://www.islam.de/?site=zmd/publikationen/docs&di=v03

121

Erhard Geißler

Schärfung oder Abstumpfung von Biowaffen:
Auch die militärische Bedeutung der Gentechnik ist ambivalent

Es war reiner, aber äußerst folgenschwerer Zufall, dass die Einführung der Gentechnik zeitlich mit der Vereinbarung eines internationalen Abkommens zum Verbot der Biowaffen zusammenfiel: Am 10. April 1972 wurde die Bio- und Toxinwaffen-Konvention, das „Übereinkommen über das Verbot der Entwicklung, Herstellung und Lagerung bakteriologischer (biologischer) Waffen und von Toxin-Waffen sowie über die Vernichtung solcher Waffen" zur Unterzeichnung ausgelegt[1], und ein Vierteljahr später reichte der später mit dem Nobelpreis ausgezeichnete Molekularbiologe Paul Berg gemeinsam mit seinen Mitarbeitern David A. Jackson und Robert H. Symons bei einer der angesehensten naturwissenschaftlichen Zeitschriften ein Manuskript ein, in dem beschrieben wurde, dass und wie es gelungen war, das genetische Material eines Tumorvirus mit dem des Darmbakteriums *Escherichia coli* zu koppeln[2].

Mit dieser Publikation führte Paul Berg die Gentechnik ein, das „genetic engineering". In der Regel versteht man darunter nicht nur die gezielte Manipulation des genetischen Materials, sondern einen ganzen Methodenkomplex. In der molekularen Biotechnologie werden die gentechnischen Kernverfahren üblicherweise gemeinsam mit den Erkenntnissen und Techniken weiterer moderner biowissenschaftlicher Spezialrichtungen („Genomics", „Proteomics", Immuntechnik, Zelltechnik usw.) eingesetzt. Hinzu kommt die Verbindung mit den klassischen Methoden und Apparaten der Biotechnologie, sowie mit Informatik, Mikroelektronik und wissenschaftlichem Gerätebau. Wenn üblicherweise, nicht nur in diesem Buch, vereinfachend von „Gentechnik" die Rede ist, handelt es sich also meistens tatsächlich um molekulare Biotechnologie.

Wie nahezu alle naturwissenschaftlichen und technischen Kenntnisse, Entwicklungen, Methoden, Einrichtungen und Anlagen ist auch die Gentechnik eine „dual-use"-Technik. Sie kann zum Wohle des Menschen oder zu seinem Schaden genutzt werden, für zivile oder militärische beziehungsweise kriminelle

---

[1] Levin 1990.
[2] Jackson, Symons and Berg 1972.

oder terroristische Zwecke, und im militärischen Bereich mit offensiver oder defensiver Intention. und zwar vor allem im Zusammenhang mit der Entwicklung, Produktion und Anwendung biologischer und Toxin-Waffen oder zum Schutz vor solchen Kampfmitteln.

Biologische Waffen (Biowaffen) sind Krankheitserreger – Bakterien, Viren und Pilze – sowie Schädlinge, die als Kampf-, Terror- oder Sabotagemittel eingesetzt werden, um bei Mensch, Tier oder Pflanze Krankheit oder Tod zu verursachen. Toxin-Waffen sind von Lebewesen gebildete Giftstoffe („Toxine"), die als Kampf-, Terror- oder Sabotagemittel verwendet werden. Die derzeit als gefährlichsten eingeschätzten, von Bio- und Toxinwaffen verursachten Krankheiten sind in der Tabelle aufgeführt.[3]

Krankheit	Konsequenzen		Verbreitbarkeit	
	Erkrankung	Tod	Populationen	Mensch-Mensch
Pocken	+	++	+	+++
Milzbrand	++	+++	+++	0
Pest	++	+++	++	++
Botulismus	++	+++	++	0
Tularämie	++	++	++	0
Ebola u.a.[4]	++	+++	+	+
VEE u.a.[5]	++	+	+	0
Q-Fieber	+	+	++	0
Bruzellose	+	+	++	0
Rotz	++	+++	++	0
Pseudorotz	+	+	++	0
Psittakose	+	+	++	0
Rizin-Intoxination	++	++	++	0
Fleckfieber	+	+	++	0
Cholera	+	+	++	+/-
Shigellose	+	+	++	+

---

[3] nach Rotz, Khan, Lillibridge et al. 2002, leicht verändert.

[4] und andere hämorrhagische Fieber.

[5] Venezolanische Pferde-Enzephalitis und andere Virus-Enzephalitiden.

Den Einsatz solcher Kampfmittel hoffte man vor drei Jahrzehnten durch Vereinbarung der Bio- und Toxinwaffen-Konvention verhindern zu können. Aber der am 26. März 1975 in Kraft getretene und inzwischen von 146 Staaten ratifizierte Vertrag erwies sich bald als zahnloser Papiertiger – nicht zuletzt wegen der Einführung der Gentechnik und anderer molekularer Biotechnologien.

Die Bio- und Toxinwaffen-Konvention besitzt nämlich eine Reihe gravierender Schwachstellen. Eine davon besteht darin, dass das Übereinkommen unbegrenzt Forschungsarbeiten mit potentiellen biologischen und Toxinkampfmitteln erlaubt. Bei der Ausarbeitung des Vertrags war zwar diskutiert worden, auch dafür entsprechende einschränkende Bestimmungen zu formulieren. Schließlich wurde aber darauf verzichtet, weil man die friedliche, speziell die medizinische Forschung nicht beeinträchtigen wollte – bei den entsprechenden Untersuchungsobjekten handelt es sich ja schließlich um Agenzien, deren Bekämpfung vor allem im Rahmen des zivilen Gesundheitsschutzes unerlässlich ist: Bio- und Toxinkampfstoffe sind keine eigens für militärische oder terroristische Zwecke konstruierte Waffensysteme, sondern „dual-threat"-Agenzien (DTAs), die sowohl ein natürliches Bedrohungspotential besitzen, als auch böswillig verbreitet werden können.

Inzwischen erweist sich die Entscheidung, auf die Regulierung entsprechender Forschungsaktivitäten an DTAs zu verzichten, vor allem angesichts der Möglichkeiten der molekularen Biotechnologien als sehr problematisch. Das war während der Ausarbeitung der Konvention noch nicht absehbar, da die neuen biowissenschaftlichen Techniken gerade zu dieser Zeit erst allmählich eingeführt wurden.

Als 1973 auf einer Tagung in den USA die ersten erfolgreichen gentechnischen Experimente vorgestellt wurden, fragten Konferenzteilnehmer, ob sich die neue Technik und ihre Produkte nicht für Laborpersonal und Öffentlichkeit als gefährlich erweisen könnten[6]. Daraufhin berief der Präsident der US Akademie der Wissenschaften ein „Komitee für rekombinante DNS-Moleküle". Das sollte beurteilen, ob von gentechnisch hergestellten Neukombinationen des Erbmaterials Gefahren ausgehen könnten. Die Experten erarbeiteten eine in mehreren angesehenen Fachzeitschriften veröffentlichte Stellungnahme[7]. Darin teilten sie die Bedenken und schlugen ein Moratorium, einen Forschungsstopp auf diesem Gebiet vor. Außerdem regten sie an, auf einer internationalen Konferenz über die potentiellen Gefahren zu beraten und darüber, wie man mit ihnen

---

[6] Singer and Söll 1973.

[7] Berg, Baltimore, Brenner et al., 1974.

umgehen sollte. Daraufhin wurde im Jahre 1975 im kalifornischen Asilomar eine „Internationale Konferenz über rekombinante DNA-Moleküle" veranstaltet –
zufällig im gleichen Jahr, in dem die Biowaffenkonvention in Kraft trat.

Das hatte es in der Wissenschaftsgeschichte zuvor noch nicht gegeben:
Zum ersten Mal bedachten Wissenschaftler von vornherein die Folgen ihres
Tuns, und zum ersten Mal unterwarfen sie sich freiwillig einem Forschungs-
stopp.

Das Komitee für rekombinante DNA diskutierte auch darüber, ob die
Gentechnik dazu missbraucht werden könnte, biologische Kampfmittel zu entwickeln. In den ersten beiden Entwürfen der Stellungnahme wurde deshalb formuliert: „Da es offensichtlich ist, dass diese neuen technologischen Möglichkeiten potenziell dafür genutzt werden könnten, neue hochentwickelte biologische
Kampfmittel zu schaffen, fordern wir die Bürger, die Wissenschaftler und die
zuständigen Mitarbeiter der Regierung auf, angemessene Maßnahmen zu ergrei-
fen, um derartige Anwendungen zu verhindern"[8]. Analog kam eine der Arbeits-
gruppen, die die Asilomar-Konferenz vorbereiteten, zu dem Schluss, „dass vielleicht das größte Potenzial für Gefahren der genetischen Veränderung von Mikroorganismen in möglichen militärischen Anwendungen liegt. Wir sind völlig
davon überzeugt, dass die Konstruktion genetisch veränderter Mikroorganismen
durch einen internationalen Vertrag ausdrücklich verboten werden sollte"[9].

Die Mitglieder des Komitees entschlossen sich jedoch unverständlicher-
weise, diese Bedenken nicht in der Endfassung ihrer Stellungnahme zu artikulie-
ren, und Biowaffen-Angelegenheiten wurden nicht in die Tagesordnung der
Konferenz von Asilomar aufgenommen. Tatsächlich gab es eine ganze Reihe –
zum Teil sehr einflussreiche, meinungsbildende – Biowissenschaftler, die bis in
die zweite Hälfte der achtziger Jahre hinein bestritten, dass die neuen Techniken
den militärischen Wert biologischer Kampfmittel erhöhen könnten. Nobelpreisträger Joshua Lederberg und andere Experten, die 1981 für das Außenministeri-
um der USA die Bedeutung der Gentechnik einschätzen sollten, meinten beispielsweise[10]: „Durch genetic engineering können keine Pathogene erzeugt werden, die tödlicher sind als solche, die (wie z.B. Milzbrand-Erreger) bereits existieren. Gentechnik ist [für biologische Kriegsführung] wirklich nicht notwendig

---

[8] Russell 1988, 59-61.

[9] Plasmid Working Group 1975, 19.

[10] US Department of State 1981, 4.

– Napoleons Armee ging an Ruhr zugrunde"[11]. Und der Generalsekretär der Pugwash-Bewegung Dr. Martin Kaplan, selber erfahrener Mikrobiologe und Epidemiologe, schrieb klipp und klar: „Die DNA-Rekombinationstechnologie kann die militärische Unbrauchbarkeit solcher Waffen nicht verändern"[12]. Solche Einschätzungen wirkten sich natürlich auch auf die Meinung von Politikern aus. Jürgen W. Möllemann, seinerzeit Staatsminister im Auswärtigen Amt, sagte beispielsweise am 25. September 1986 im Deutschen Bundestag zu „Befürchtungen in der Öffentlichkeit über einen möglichen Missbrauch" der Gentechnologie für B-Waffenzwecke, „nach Ansicht der überwiegenden Zahl der Fachwissenschaftler ist diese Furcht jedoch unbegründet. Auch nach Auffassung von Pugwash [...] sind die Möglichkeiten für den Missbrauch dieser Technologien nicht größer – *in der Tat vielleicht sogar geringer* – als z.Zt. der Annahme des B-Waffen-Übereinkommens im Jahre 1972"[13] [Hervorgehoben von E.G.].

Das aber wurde und wird von zahlreichen Autoren bis heute als profunde Fehleinschätzung gewertet. Schon zum Zeitpunkt von Möllemanns Erklärung hatte das Stockholmer Internationale Friedensforschungsinstitut SIPRI ein ganzes Buch publiziert, in dem Experten aus West und Ost ausführlich begründeten, dass und warum durch Einführung der Gentechnik eine neue Ära im Bereich der biologischen und Toxinwaffen angebrochen war[14].

Erst im Laufe der Zeit setzte sich auch bei den Skeptikern die Einsicht durch, dass die molekularen Biotechnologien für Biowaffenaktivitäten von großer Bedeutung sind, und dass die Experten des Pentagon recht hatten, die 1986 formulierten, die Einführung des genetic engineering sei vielleicht das wichtigste Ereignis in der Geschichte der Entwicklung biologischer Waffen gewesen, da dieser Durchbruch biologische Kriegsführung sehr einfach und wirksam mache[15].

---

[11] Selbst in dieser Hinsicht irrten die Experten: Napoleons Armee wurde durch Fleckfieber dezimiert und nicht durch Ruhr.

[12] Kaplan 1983.

[13] Möllemann 1986.

[14] Geissler 1986.

[15] US Department of Defense 1986, I-7.

Möglichkeiten zur Optimierung von biologischen und Toxin-Kampfmitteln

Allerdings zeigt sich ein Vierteljahrhundert nach Einführung der molekularen Biotechnologien, dass dies glücklicherweise noch keine praktischen fatalen Folgen gehabt hat. Dieser weiter unten belegte Befund ist – auch für den Autor dieses Beitrages – überaus überraschend, denn im Prinzip bieten die neuen Technologien tatsächlich vielfältige Möglichkeiten zur Schärfung vorhandener biologischer Kampfmittel und zur Vergrößerung des Bio- und Toxinwaffenarsenals.

Erstens können pathogene Bakterien, Pilze und Viren nunmehr wesentlich schneller und *in größeren Mengen produziert* werden als bisher. Gleichzeitig kann die Gefährdung der am Herstellungsprozess oder beim Einsatz solcher Kampfmittel Beteiligten durch Anwendung der neu entwickelten Sicherheitstechniken und -laboreinrichtungen minimiert werden. Dies ermöglicht es, auf die aufwändige Vorratshaltung der – oft kurzlebigen – biologischen Kampfmittel verzichten zu können. Beispielsweise war der größte sowjetische Biorüstungsbetrieb im kasachischen Stepnogorsk so ausgestattet worden, dass dort – bis ins Jahr 1991 hinein, also noch 15 Jahre nach Inkrafttreten der Biowaffenkonvention! – in zehn 20.000-Liter-Fermentern täglich eine Tonne waffenfähiger Milzbrandsporen[16] hätte produziert werden können – ausreichend, um über dicht bevölkertem Gebiet bei günstigen atmosphärischen Verhältnissen etwa zehn Millionen Menschen umzubringen.

Noch bedeutsamer erwies sich die Einführung der neuen Techniken für die Massenproduktion von Toxinen, speziell durch Einfuhr von Toxin-Genen in geeignete Produzentenbakterien und -zellen. Vor Einführung der molekularen Biotechnologie konnten dagegen nur drei Toxine in für einen militärischen Einsatz geeigneten Mengen gewonnen werden: Das tödliche Botulinum-Toxin, das normalerweise handlungsunfähig machende Staphylokokken-Enterotoxin B (SEB)[17], sowie das militärisch wenig, aber für Attentate gut geeignete Rizin aus den Samen des Wunderbaums *Ricinus communis*.

Zweitens können mit den neuen Methoden die Möglichkeiten zur *effizienten Verbreitung* biologischer und Toxinkampfmittel signifikant erhöht werden: Durch gezielte genetische Manipulationen können sie beispielsweise für Um-

---

[16] Milzbrandsporen sind allerdings alles andere als kurzlebig: Im Polizeimuseum von Trondheim blieben in Zuckerstückchen eingebettete Milzbrandsporen 90 Jahre lang vital. Sie waren 1917 bei einem deutschen Agenten gefunden worden.

[17] Inzwischen sind Verfahren entwickelt worden, um SEB auch als Aerosol auf dem Luftwege verbreiten zu können, was tödlich wirken kann.

welteinflüsse wie die schädliche Wirkung des UV-Anteils des Sonnenlichts und Austrocknung unempfindlicher gemacht werden. Außerdem gelingt es, ihre Überlebensdauer zu verlängern oder zu verkürzen.

Drittens ist es nunmehr möglich, die *Wirksamkeit* solcher Kampfmittel drastisch zu erhöhen. Krankheitserreger können durch gezielte Veränderung der verantwortlichen Gene oder durch Einbau zusätzlicher Erbanlagen virulenter gemacht werden. Sie können gegen dem Gegner zur Verfügung stehende Antibiotika und Chemotherapeutika resistent gemacht werden und/oder fähig, Immunbarrieren zu überwinden, die im gegnerischen Lager durch Schutzimpfungen aufgebaut wurden. Schließlich kann dem Gegner durch Veränderung bestimmter diagnostischer Charakteristika die Diagnose der eingesetzten Kampfmittel erschwert werden, sodass gezielte Bekämpfungsmaßnahmen erst deutlich verzögert eingesetzt werden können.

Die größte Gefahr aber droht von einem Missbrauch der neuen Methoden dadurch, dass „*Biowaffen der zweiten Generation*" entwickelt und produziert werden könnten. Durch Einführung von einem oder mehreren Toxin- und/oder Virulenzgenen dürfte es möglich sein, Krankheitserreger oder leicht übertragbare, bisher als harmlos geltende Bakterien, Pilze oder Viren in höchst gefährliche, schwer zu bekämpfende Kampfmittel zu verwandeln. Da solche „Superkiller" im Gegensatz zu „klassischen" Biowaffen in der Natur bisher nicht vorkommen und auch kaum durch natürliche genetische Austauschprozesse entstehen dürften, da sie ihre Existenz also nur menschlichem Forschergeist verdanken, kann man sie als „Biowaffen der zweiten Generation" bezeichnen.

Superkiller können aber auch unbeabsichtigt entstehen

In diesem Zusammenhang ist nicht eben beruhigend, dass „Superkiller" auch im Verlauf von Experimenten entstehen können, die überhaupt nicht zur Entwicklung biologischer Kampfmittel gedacht waren. Dies hat ein australisches Forscherteam im Jahre 2001 eindrucksvoll demonstriert. Die Wissenschaftler wollten ein biologisches Schädlingsbekämpfungsmittel entwickeln und sind unabsichtlich bei einem – zum Glück nur bei Mäusen wirksamen – Killervirus gelandet. Um Mäuse unfruchtbar zu machen, führten sie das Gen für einen körpereigenen Bioregulator in das Erbmaterial von Mäuse-Pockenviren ein. Angestrebt war eine biologische Kontrolle der Mäusevermehrung durch gezielte Zerstörung der Eizellen. Unerwarteterweise wurde durch das in die Viren eingebaute Gen aber auch eine Hemmung des Immunsystems der behandelten Tiere bewirkt.

128

Deshalb erlagen die Mäuse der Wirkung des Virus, obwohl sie normalerweise eine Infektion mit diesem Erreger überleben[18].

Für Menschen ist das zunächst nicht weiter gefährlich. Höchst bedenklich ist dabei aber, dass die australischen Wissenschaftler ein Virus verwendeten, das sowohl mit dem menschlichen Pockenvirus wie auch dem Vakzinia-Virus, das man zur Schutzimpfung gegen die Pocken verwendet, eng verwandt ist: Sind derartige Manipulationen auch mit einem humanpathogenen Erreger möglich und dann für Menschen absolut tödlich? Wenn das gleiche Experiment mit Menschenpockenvirus praktiziert worden wäre, dann hätte dessen Mortalität vermutlich von 30 auf 100% erhöht und ihm vielleicht sogar die Fähigkeit verliehen werden können, Immunbarrieren zu überwinden.

Interessant und bedenklich ist in diesem Zusammenhang, dass die Arbeiten mit dem Mäusepockenvirus nichts mit Biowaffenaktivitäten zu tun hatten. Aber auch Tabun, der Prototyp der bekannten, hochwirksamen anderen Nervenkampfstoffe Sarin und Soman ist ja nicht in einer chemischen Waffenschmiede, sondern 1936 im Labor von Gerhard Schrader bei der Entwicklung von Schädlingsbekämpfungsmitteln entstanden, ehe er in die Hände der deutschen Militärs geriet. Die australischen Forscher haben anderthalb Jahre darüber diskutiert, ob sie ihre Ergebnisse veröffentlichen sollten und dann schließlich ihre Regierung um Rat gefragt. Die meinte, „der beste Weg, den Missbrauch solcher Methoden zu verhindern ist, weltweit zu warnen"[19].

Möglichkeiten zur Verbesserung des B-Schutzes

Allerdings könnten die molekularen Biotechnologien für die potentiellen Opfer militärischer und terroristischer Einsätze von Bio- und Toxin-Waffen nicht nur von Nachteil sein. So, wie ganz allgemein die Chancen und Risiken der Gentechnologie im Mittelpunkt vieler Diskussionen stehen, muss man auch die Chancen der neuen Techniken und der ihrem Einsatz zu verdankenden Erkenntnisse und Produkte für den B-Schutz zur Kenntnis nehmen: Die Tatsache, dass sie militärisch oder terroristisch missbraucht werden kann, ist kein Grund dafür, die Gentechnik generell zu verketzern.

Auf dem hier behandelten Gebiet bestehen die Chancen vor allem darin, dass man sich mit den neuen Methoden und Kenntnissen besser vor Bio- und Toxinkampfstoffen schützen kann.

---

[18] Jackson, Ramsay, Christensen et al. 2001.

[19] Epstein 2001.

Sehr viel schneller und genauer wirkende Verfahren zur *Erkennung und Bestimmung* eingesetzter Kampfmittel werden eingeführt, die es erlauben, rascher Gegenmaßnahmen zu treffen. Sie basieren vor allem auf der sogenannten „Polymerase-Ketten-Reaktion" (PCR), mit der es unter anderem möglich ist, unterschiedliche Krankheitserreger über ihr Erbmaterial zu identifizieren[20]. Dabei handelt es sich um ein enzymatisches Verfahren, das es erlaubt, selbst geringste Mengen von Abschnitten des Erbmaterials zu vervielfachen und dabei in kürzester Zeit Millionen von Kopien davon herzustellen. Die können anschließend weiterverarbeitet und beispielsweise hinsichtlich ihrer Zusammensetzung analysiert werden.

Auf diese Weise können innerhalb weniger Minuten selbst geringste Mengen der Erreger von Cholera, Gasbrand, Gelbfieber, Maltafieber, Milzbrand Pest, Pocken, Rotz, Tularämie und Venezolanischer Pferde-Enzephalitis automatisch nachgewiesen werden, beispielsweise noch zehn *Bacillus-anthracis*-Bakterien innerhalb einer Viertelstunde! Mit den klassischen mikrobiologischen Verfahren würde man dazu Tage brauchen. Da man mit diesen Methoden in einem Arbeitsgang gleich mehrere charakteristische Abschnitte des genetischen Materials bestimmen kann, ist es auf diese Weise auch möglich, innerhalb kürzester Zeit herauszufinden, ob es sich bei den identifizierten Erregern um natürlich vorkommende Formen handelt oder um für den militärischen beziehungsweise terroristischen Einsatz präparierte.

Gleichzeitig werden mit immuntechnologischen Methoden solche Bestimmungsverfahren deutlich verbessert, die auf dem Einsatz von Antikörpern beruhen. Sogenannte „Biochips" erlauben den Nachweis von Bakterien und Toxinen sozusagen im Handbetrieb, ohne auf aufwändige, nur mit dem Fahrzeug zu befördernde Geräte angewiesen zu sein. Mit solchen Biochips dürften vermutlich in absehbarer Zeit auch ABC-Spürfahrzeuge von der Art des „Fuchs" ausgerüstet werden, der bislang nur unzureichend zur Erkennung von Bio- und Toxinkampfstoffen geeignet ist.

Große Fortschritte wurden in den zurückliegenden Jahren aber auf dem Gebiet der Entwicklung neuartiger *Impfstoffe* gemacht, die nicht nur leichter herzustellen sind, sondern auch zielgerichteter wirken und dabei weniger Nebenwirkungen auslösen als klassische Vakzinen. Außerdem ist es möglich, wirksamere *Therapeutika* zu entwickeln, speziell gegen Viren, von denen die meisten bisher ja noch nicht gezielt bekämpft werden können.

---

[20] Gläser 2000.

Entsprechende gentechnische Arbeiten werden im Rahmen des B-Schutzes auch bei der Bundeswehr und ihren Vertragspartnern durchgeführt[21] – zwar nicht in absoluter Transparenz, aber ganz sicher nicht in Verletzung der Biowaffenkonvention, sodass Kritik daran[22] unberechtigt ist.

B-Schutz vermittelt aber offensives Know-how

Dennoch darf nicht unberücksichtigt bleiben, dass auch – von der Konvention ausdrücklich erlaubte – B-Schutz-Aktivitäten janusköpfig sind. Bereits vor achtzig Jahren erkannte der Chef der damals für chemische (und implizit auch für biologische) Kriegsführung zuständigen Inspektion der Artillerie der Reichswehr Major Auer: „Die Behandlung der Abwehrmöglichkeiten setzt allerdings auch die Kenntnis und Erforschung der Wege voraus, die ein vom Bazillenkrieg aktiv Gebrauch machender Feind mit Erfolg einschlagen kann und wird."[23] Diese Einschätzung, die bis heute von allen Experten geteilt wird, besagt nichts anderes, als dass solche Aktivitäten – beabsichtigt oder nicht – offensives Knowhow generieren – selbst dann, wenn sie nicht bewusst als Deckmantel für offensive Rüstungsanstrengungen genutzt werden. Darüber hinaus darf die Tatsache nicht übersehen werden, dass selbst so scheinbar unschuldige Maßnahmen wie die Entwicklung von Impfstoffen gegen potentielle biologische und Toxinkampfmittel tatsächlich offensiv motiviert sein können, denn Impfstoffe sind ja auch für die Anwender solcher Massenvernichtungswaffen unentbehrlich.

Derlei Missbrauch der molekularen Biotechnologien vermag die Biowaffenkonvention leider nicht zu verhindern. Notwendig wäre mindestens die Einführung eines entsprechenden Kontrollregimes, so wie das in den Jahren 1996 bis 2001 mit der Ausarbeitung eines Zusatzprotokolls zu diesem Übereinkommen versucht wurde, das dann aber am Veto der USA gescheitert ist. Das ist sehr bedauerlich, denn ein wirksames Kontroll- und Überwachungssystem wird auch zur Erhärtung oder aber Wiederlegung von aus trüben Quellen gespeisten Behauptungen geheimer Biokriegsvorbereitungen benötigt. Es kann nicht hingenommen werden, dass ein Land auf Grund unbewiesener Geheimdienstinformationen mit Krieg überzogen wird oder dass entsprechende Behauptungen zum Vorwand genommen oder gar konstruiert werden, um ganz andere Ziele durchzusetzen.

---

[21] Siehe z.B. Sunshine Project 2001, und van Aken 2002.

[22] Siehe z.B. Kieper und Streich 1990.

[23] Auer 1924.

Darüber hinaus müssten künftig B-Schutzarbeiten und alle anderen Aktivitäten mit dual-threat agents in voller Transparenz und internationaler Kooperation betrieben werden. Das würde Misstrauen verhindern und das Risiko minimieren, auf falsche Informationen über angebliche Biowaffenaktivitäten hereinzufallen und folgenschwere Fehlentscheidungen zu treffen. Außerdem könnten die Produkte solcher globaler Aktivitäten dem internationalen Gesundheits- und Katastrophenschutz zu Gute kommen.

Auch dieses bietet jedoch keinen hundertprozentigen Schutz. Krankheitserreger, Toxine und Schädlinge werden unsere natürlichen Feinde bleiben und andererseits kann nicht ausgeschlossen werden, dass es kriminelle Elemente doch fertig bringen könnten, noch so stringente Kontrollmaßnahmen zu unterlaufen und böswillig Bio- und Toxinkampfmittel zu verbreiten. Deshalb ist schließlich – weit über die bereits erfolgreich praktizierten Bemühungen der WHO hinaus – eine globale Allianz gegen biologische Bedrohungen aller Art notwendig – sowohl gegen böswillig verbreitete Agenzien als vor allem auch gegen „emerging diseases".

Der Schutz gegen solche „emerging diseases", völlig neuartige – wie SARS – oder auch gegen eigentlich schon besiegt scheinende – wie Polioviren oder Antibiotika-resistente Tuberkulose-Erreger –, dürfte dabei sogar im Vordergrund stehen: Trotz der zweifellos großen Bedeutung von Gentechnik und anderer molekularer Biotechnologien für die Schärfung von Bio- und Toxinwaffen sind in den vergangenen 25 Jahren, seit Einführung des genetic engineering, weniger als eintausend Menschen als Folge des Einsatzes von Bio- oder Toxinkampfmitteln erkrankt und weniger als einhundert – nämlich 73 Personen – davon sind daran gestorben[24] – also weitaus weniger als beispielsweise an SARS innerhalb weniger Wochen. Und diese Opfer von Biowaffen-Einsätzen sind nicht Opfer einer missbräuchlichen Nutzung der Gentechnik: die überwiegende Mehrzahl von ihnen, 751 oder ein paar mehr, erkrankten 1982 in The Dallas, Oregon, als Folge eines bioterroristischen Einsatzes von nicht genetisch manipulierten *Salmonella typhimurium*-Bakterien durch Mitglieder einer Sekte[25]. Vermutlich um die einhundert Einwohner von Swerdlowsk, dem heutigen Jekaterinburg, erkrankten 1979 unbeabsichtigt an Milzbrand, und 66 von ihnen starben, weil in einer sowjetischen Biowaffeneinrichtung ganz offenbar eine technische Panne passierte[26].

[24] Geißler 2003
[25] Török et al. 1997.
[26] Guillemin 1999.

Und schließlich erkrankten ab Herbst 2001 in den USA 23 Personen an Milzbrand, fünf davon mit tödlichem Ausgang. Aller Wahrscheinlichkeit nach stammten sie aus einem Biowaffen(schutz?)programm der USA[27], aber es gibt keine Hinweise darauf, dass sie gentechnisch bearbeitet worden waren. Und Massenmord wollten der oder die Versender der Milzbrandbriefbomben vermutlich auch nicht verüben[28].

Mit anderen Worten: nach Einführung der molekularen Biotechnologien wird zwar von Geheimdiensten, Dissidenten und gewissen Massenmedien zunehmend vor bevorstehenden Einsätzen biologischer und Toxinkampfmittel gewarnt – tatsächlich sind aber im ersten Vierteljahrhundert des „Zeitalters der Gentechnik" weitaus weniger Menschen durch diese „Atombomben der kleinen Mannes"[29] zu Schaden gekommen oder gar umgebracht worden als durch den privaten Gebrauch von Schusswaffen[30]. Nach dem Einmarsch im Irak wegen dessen angeblichen Besitzes von Massenvernichtungsmitteln sind keine Soldaten der US-Armee und ihrer Verbündeten solchen Waffen zum Opfer gefallen – viele aber dem eigenen „friendly fire". 1400 Experten der „Iraq Survey Group" haben nach dem von Präsident Bush verkündeten offiziellen Ende des Golfkrieges mehr als ein halbes Jahr nach solchen Waffen gesucht, aber nichts gefunden[31], sodass das Magazin „Time" schon spottete, bei den ursprünglich als Kriegsgrund angegebenen Mitteln handle es sich offensichtlich um „weapons of mass disappearence", also um „Massenverschwindungswaffen"[32]. Und die nach dem 11. September 2001 immer wieder verübten Terroranschläge wurden mit Sprengstoff durchgeführt, aber nicht mit Biowaffen, geschweige denn mit genmanipulierten.

Dass trotzdem der militärische oder terroristische Missbrauch der molekularen Biotechnologien nicht völlig ausgeschlossen werden kann und weltweit

---

[27] Geißler 2003, 279-291.

[28] Merkwürdigerweise sind bis zur Drucklegung dieses Bandes weder der bzw. die Attentäter gefasst oder ihre Motive bekannt geworden. Ist dies ein weiteres Indiz für das sträfliche Versagen der Geheimdienste auf diesem Gebiet, wofür an anderer Stelle zahlreiche Belege gegeben werden (Geißler 2003) oder kennt man die Hintergründe und darf sie der Öffentlichkeit nur nicht zur Kenntnis geben?

[29] Merck 1946.

[30] Jedes Jahr sterben in den USA mehr als 10.000 Menschen durch Schusswaffen (Nicodemus 2002).

[31] AP 2003. Gibbs, N. and M. Ware 2003.

[32] Duffy, M. 2003, „Weapons of Mass Disappearance", *Time*, 9 June, 18-23.

133

verhindert und dass die Bio- und Toxinwaffen-Konvention weiter gestärkt werden muss, steht natürlich außer Frage.

Literatur

AP (2003): „USA finden keine verbotenen Waffen im Irak", Der Tagesspiegel, 4. Oktober.

Auer (1924): Schreiben an den Chef des Stabes m.w.b. [mit der Wahrnehmung beauftragt] der S In [Sanitäts-Inspektion] Herrn Generaloberst Prof. Dr. Napp „Betr.: Bekämpfung von Seuchen". Geheim. 24. 1. Bundesarchiv Militärarchiv, RH 12-9/v.27.

Berg, P./D. Baltimore/S. Brenner et al. (1974): „Potential biohazards of recombinant DNA molecules". Science 185, 303.

Duffy, M. (2003): „Weapons of Mass Disappearance", Time, 9 June, 18-23.

Epstein, G.L. (2001): „Controlling biological warfare threats: Resolving potential tensions among the research community, industry, and the National Security Committee", Critical Reviews in Microbiology, 27, 321-354.

Geissler, E. (ed.) (1986): Biological and Toxin Weapons Today. Oxford Unversity Press, Oxford.

Geißler, E. (2003): Anthrax und das Versagen der Geheimdienste. Kai Homilius Verlag, Berlin.

Gibbs, N. and M. Ware (2003): „Chasing a mirage. The U.S. was sure Saddam had WMD, but Iraq scientists tell TIME the weapons were destroyed long before the war", Time, 6 October, 28-32.

Gläser, H.-U. (2000): „Schnellnachweis von Krankheitserregern. Molekularbiologie im Technischen B-Schutz". Zeitschrift für Wehrtechnik u. Verteidigungswirtschaft, Nr. 1, 75-77.

Guillemin, J. (1999): Anthrax. The Investigation of a Deadly Outbreak. University of California Press, Berkeley, Los Angeles, London.

Jackson, D.A./R.H. Symons and P. Berg (1972): „Biochemical method for inserting new genetic information into DNA of simian virus 40: Circular SV 40 DNA molecules containing lambda phage genes and the galactose operon of Escherichia coli." Proc. Nat. Acad. Sci. USA 69, 2904-09.

Jackson, R.J./A.J. Ramsay/C.D. Christensen et al. (2001): „Expression of mouse interleukin-4 by a recombinant ectromelia virus suppresses cytolytic lymphocyte responses and overcomes genetic resistance to mousepox. J. Virol. 75, 1205-1210.

Kaplan, M.M. (1983): „Another view", Bulletin of the Atomic Scientists, 39, No. 9. 27.

Kieper, M. und J. Streich (1990): Biologische Waffen: Die geplanten Seuchen. Rowohlt Taschenbuch-Verlag, Reinbeck.

Levin, A. L. (1990): „Historical outline". In: E. Geissler (ed.) 1990, Strengthening the Biological Weapons Convention by Confidence-Building Measures. Oxford University Press, 5-14.

Merck, G.W. (1946): „Biological Warfare". Report to the Secretary of War. In: Biological Testing Involving Human Subjects by the Department of Defense. Hearings before the Subcommitee on Health and Scientific Research of the Committee on Human Resources, US Senate, Washington, DC (1977), 64-71.

Möllemann, J.W. (1986): Rede im Deutschen Bundestag zum Thema „Überprüfungskonferenz des Übereinkommens über biologische Waffen". Bundesministerium des Auswärtigen, Bonn, 25. September.

Nicodemus, K. (2002): „Panzerfaust unterm Kissen? Kein Problem. Ein Gespräch mit dem Dokumentarfilmer Michael Moore", DIE ZEIT , No. 48, 43.

Plasmid Working Group (1975): „Proposed Guidelines and Potential Biohazards Associated with Experiments involving Genetically Altered Microorganisms". Zitiert von S. Krimsky, 1982: „Social responsibility in an age of synthetic biology", Environment. 24, No. 6, 2-11.

Rotz, L.D./A.S. Khan/S.R. Lillibridge et al. (2002): „Public Health assessment of potential biological terrorism agents", Emerging Infectious Diseases 8, 225-230.

Russell, A.M. (1988): The Biotechnology Revolution. An International Perspective. Wheatsheaf Books: Sussex - St. Martin's Press: New York.

Singer, M. and D. Söll (1973): „Guidelines for DNA hybrid molecules". Science 181, 1114.

Sunshine Project (2001): „Biologische Waffen: Forschungsprojekte der Bundeswehr", Hintergrundpapier Nr. 7, Juni.

Török, T. J./R.V. Tauxe/R.P. Wise et al. (1997): „A large community outbreak of salmonellosis caused by intentional contamination of restaurant salad bars", Journal of the American Medical Association 278, 389-95.

US Department of Defense (1986): „Biological Defense Program". Report to the Commission on Appropriations, House of Representatives, Washington, DC, May.

US Department of State (1981): „Summary of the Genetic Engineering Expert Panel", submitted to Assistant Secretary of State James Malone, 26 May.

van Aken, J. (2002): „Gentechnische Arbeiten bei der Bundeswehr 2002", Biowaffen-Telegramm 3, 2. April, 2-5.

Georg Pfleiderer

„Principium individuationis"
Theologisch-ethische Anmerkungen zu einigen grundsätzlichen Fragen der Gentechnologie

1. Religion und Technologie

Technologischen Innovationsschüben gegenüber verhält sich Religion von jeher in der Regel defensiv und konservativ. Am Vertrauten, Gewohnten, Altherge-brachten lässt sich Sinn leichter erfahren und symbolisieren als am Neuen, das zunächst eher Irritationen, Sinndissonanzerfahrungen auslöst. In der Moderne als derjenigen Gesellschaftsformation, die den technologischen Innovationspro-zess prinzipialisiert und zur Lebens- und Verfahrensgrundlage des gesellschaft-lichen Zusammenlebens erhoben hat, ist die allgemeine Tendenz der Religion zur Verlangsamung, zur Rückwärtsbezogenheit ihr phänotypisches Markenzei-chen geworden. Semantik und Symbolik der Religion bedienen sich, man denke an Gesangbuch und Bibelübersetzungen, sehr häufig Codes, die aus einer Welt stammen, die es ansonsten nur noch in Kinderliedern und Märchen gibt: Da liegt das Kindlein noch in einer Krippe, melkt die Magd im Stall das Vieh von Hand, und der Schuster bleibt bei seinem Leisten. Die Affinität der Religion zum Ver-trauten geht mit der Affinität zum Lebensweltlich-Erfahrbaren, zur Nahbereich-semantik des Familiären einher. Die Anonymität der Großstädte, der Industrie-anlagen, der Labors wird als entfremdete Gegenwelt empfunden, in der – durch familiarisierende Aneignungen, also nicht selten durch Religion – allenfalls le-bensweltliche Inseln, Innenwelten, Kleingartenkolonien gebildet werden kön-nen, mehr aber auch nicht.

Jedoch: Einige durchaus nicht zu vernachlässigende Tendenzen des Reli-gionssystems selbst stören dieses relativ einheitliche Bild und steigern seine Komplexität beträchtlich. Diese Tendenzen entstammen der theologischen Selbstreflexion des Religionssystems. Erstens hat die jüdisch-christliche Traditi-on nahezu von ihren frühesten Anfängen an ein reflexives und durchaus selbst-kritisches Verhältnis zum religiösen Präjudiz der Prävalenz des Überkommenen und Vertrauten entwickelt: Rettung, Erlösung wird von der Wiederherstellung

136

von Zuständen erwartet, deren Urbild zwar in der paradiesischen Vergangenheit liegt, deren Realisierung jedoch von der Zukunft erhofft wird. Die symbolisch-semantische Ausgestaltung des eschatologischen Heils kann sich dann auch mit positiveren Wertungen gesellschaftlicher, auch technologischer Veränderungsprozesse verbinden. Schon der noch schriftlose Prophet Elia fährt auf einem Wagen in den Himmel[1], besetzt damit gleichsam das Fortschrittsymbol urbaner Technologie religiös; bei Ezechiel, dem Großstadtpropheten par excellence, wird dieselbe Vorstellung gesteigert, indem ein solches, jedoch weitaus höher technisiertes Gefährt zum Vehikel Gottes selbst wird: Die Auto-Mobilisierung des Heiligen, des Tempelthrons, wird zum Kennzeichen der Dynamik des göttlichen Heilschaffens.[2]

Der Vorgang zeigt zugleich – zweitens – die Fähigkeit jüdisch-christlicher Religion, technologische Erzeugnisse ihrerseits poietisch in den Dienst religiöser Ästhetik zu stellen. Gerade etwa die avancierte Technologie urbaner Großarchitektur wird in der Bibel keineswegs nur im Turmbau zu Babel perhorresziert, sondern sie wird ja zugleich auch – samt des dafür nötigen internationalen Technikerwissens – in Dienst genommen, um Gott ein Haus zu errichten, das seiner Schöpferkunstfertigkeit ein adäquates Denkmal setzt: den Tempel Salomos[3]. In der ästhetischen Poiesis liegt die eigentliche Brücke, auf der die jüdisch-christliche Religion ein positives Verhältnis zu technologischer Inventions- und Schaffenskraft entwickelt hat: Der unendliche ‚technologische' Überschuss, den das Weltschaffen Gottes kennzeichnet, ist für den Menschen nicht nur Einschärfung der Grenze seiner eigenen begrenzten Schaffenskräfte, sondern immer auch Grund und Ansporn, diese Grenzen zu verschieben. Biblischer Schöpfungsfrömmigkeit entspricht nicht nur ein kindlich-staunendes: „Weißt Du wie viel Sternlein stehen?", sondern durchaus auch ein beherzter und kalkulierter Griff nach den Sternen: „per aspera ad astra". Gerade auf den Neues schaffenden Menschen ist die Feststellung von Psalm 8 bezogen: „Du hast ihn wenig niedriger gemacht als Gott, mit Ehre und Herrlichkeit hast Du ihn gekrönt. Du hast ihn zum Herrn gemacht über deiner Hände Werk, alles hast du unter seine Füße getan." (Ps. 8, 6f) Der Herrschaftsauftrag, die Erde zu „bebauen und zu bewahren" (Gen 2, 15), ist nicht einfach als Aufforderung zu verstehen, alles beim Alten zu lassen, sondern auch als der Auftrag, an die Schöpfung innovativ Hand anzulegen. Das anthropologische Wissen darum, dass die menschliche

[1] Vgl. 2. Kön. 2,11.
[2] Vgl. Ez. 1, 15-28.
[3] Vgl. 1. Kön. 6.

Welt, die Welt, in der der Mensch allein lebensfähig ist, prinzipiell eine kultivierte Welt, eine künstlich-manipulierte Welt ist, ist der jüdisch-christlichen Theologie ursprünglich eingestiftet.

Die jüdisch-christliche Tradition ist, so lässt sich dieses divergente Bild zusammenfassen, mithin durch ein gesteigertes, nämlich theologisch reflektiertes Bewusstsein für die fundamentalen ethischen Ambivalenzen menschlicher Schaffenskraft und der mit ihr strukturell verbundenen technologischen Innovativität gekennzeichnet. In der Kultiviertheit, ja in der ‚Manipuliertheit‘ menschlicher Existenz liegt ihre Größe und ihre Ehre, liegt aber auch ihre stete Bedrohtheit, die eine Bedrohtheit durch sich selbst ist. Der Jerusalemer Tempel des großen Pontifex und Artifex Salomo ist in der steten Gefahr zum Turmbau zu Babel zu werden. Doch nicht von den eingesetzten Technologien als solchen hängt es ab, ob der – stets mögliche – Kollaps geschieht, dies ist vielmehr eine Frage des Geistes, in dem der Aufbau vorgenommen wird, nämlich eine Frage des Gelingens oder Misslingens der wechselseitigen Verständigung unter den Baumeisterinnen und Baumeistern aus aller Herren Länder.

Damit ist diese religiös-theologische Feststellung fundamentaler ethischer Ambivalenz des innovativen Schaffensdrangs des Menschen durchaus genau zu unterscheiden von einer Haltung, die zu solcher Ambivalenz in ein modern-ästhetisches Verhältnis ethischer Indifferenz oder sublimer ethischer Autostabilitätsunterstellung tritt: Für die Theologie ist der Mensch sich selbst kein opakes faustisches Mysterium tremendum et fascinosum; und sie geht auch nicht davon aus, dass der Mensch „in seinem dunklen Drange (sich doch stets) des rechten Weges wohl bewusst" sei. Als notorischer Technologe und Artifex ist der Mensch in theologischer Perspektive als das ontologisch riskante Wesen zu erkennen, das sich darum selbst nie aus der Pflicht entlassen kann und darf, Maß und Ziel seines Tuns verantwortlich zu reflektieren und gemeinschaftlich zu kommunizieren.

Nicht zu leugnen, sondern zu betonen ist, dass in solchen Feststellungen über religiöse und theologische Technologieverhältnisse Deskriptives und Normatives ineinander geht. Man braucht sich nur in der Gegenwart umzusehen: Technologische Innovationsprozesse werden im Religionssystem genauso unterschiedlich und divergent beurteilt, wie häufig außerhalb desselben, etwa im Recht, in der Politik oder in der Kunst. Die Gründe für solche Divergenzen hängen, wie angedeutet, mit strukturellen Gegebenheiten des Sinnsystems Religion zusammen, und sie sind überdies vielfältig. Vor allem hängen sie damit zusammen, dass auch das Religionssystem – genau wie alle anderen Systeme – den allgemeinen gesellschaftlich-technologischen Wandlungsprozessen unterliegt.

Visionäre theologisch-technologischer Zukunftsphantasien von einst, man denke an den Propheten Ezechiel oder an den imperialen Kunstkönig Salomo, werden von späteren Zeiten als Heroen einer längst vergangenen großen alten Zeit, einer aurea aetas, rezipiert, die es zu restituieren gelte. Unter den Bedingungen kodifizierter Religion bedarf es der historisch geschulten theologischen Interpretation, um gegen die rückwärtsgewandten Sakralisierungsbedürfnisse gegenwärtig gelebter und institutionalisierter Religion die ursprünglichen Verflüssigungspotenziale theologischer Reflexionsreligion wieder fruchtbar zu machen. Auch theologische Schöpfungen lassen sich nur bewahren, indem sie in ihrem ursprünglichen Gehalt und Sinn geklärt und dadurch schöpferisch aktualisierbar werden.

2. Zur Kriteriologie ethisch-theologischer Urteilsbildung in Sachen Gentechnologie

2.1. ‚Gott spielen' I: Zur (Un-)Möglichkeit prinzipieller theologischer Verdikte über die Gentechnologie

Dass die moderne Gentechnologie eine Steigerungsform technologischer Naturverfügung durch den Menschen darstellt, der gegenüber darum auch eine gesteigerte ethische Aufmerksamkeit angezeigt ist, ist kaum zu bestreiten und wird auch kaum irgendwo (noch) ernsthaft bestritten. Selbst die euphorischsten Verkünder einer ‚brave new genetic world' können nicht in Abrede stellen, dass der Weg in ihr Paradies nicht nur weit und kostspielig, sondern auch steinig und vor allem gefährlich ist. Umgekehrt wächst aber auch bei entschiedenen Kritikern die Erkenntnis, dass es sinnvolle, wenn auch vielleicht sehr begrenzte Anwendungsbereiche von Gentechnologie gibt oder geben könnte oder zumindest: dass man nicht allen Menschen verbieten kann, für sich selbst solche Anwendungsbereiche zu definieren und zu nutzen. Damit ein ethischer Diskurs über Gentechnologie stattfinden kann, muss vorausgesetzt werden können, dass Befürworter wie Kritiker die probate wechselseitige Hermeneutik des Verdachts zumindest so weit suspendieren, dass ein sachliches Gespräch möglich wird. Damit ein gehaltvoller theologisch-ethischer Diskurs über Gentechnologie stattfinden kann, muss darüber hinaus zum einen vorausgesetzt werden, dass auch die theologische Beurteilung der Gentechnologie nicht von vornherein apodiktisch feststeht, sondern in ethisch-theologischer Argumentationsarbeit zu finden und zu belegen ist.

Zum andern muss die Einsicht bei allen Diskursteilnehmern vorhanden sein, dass normative theologische Argumentationsfiguren stets mit empirischen

Sachaussagen verknüpft sind und darum – weil in gentechnologischen Fragen sehr häufig und in hohem Maße die Erfahrungsgrundlagen noch fehlen – spekulative Momente, Wahrscheinlichkeits- und Risikoeinschätzungen enthalten. Das besondere Gewicht ,spekulativer' Elemente in Sachen Gentechnologie kann aber wiederum nicht einfach als Argument herangezogen werden, um die Gentechnologie – aus solchen gewissermaßen verfahrenspraktischen Gründen – einem pauschalen und prinzipiellen ethischen Verdikt zu unterwerfen. ,Spekulative' Elemente sind vielmehr immanente Bestandteile des schöpferischen Charakters jedweder Technologie und jedweden menschlichen Handelns, und darum auch ihrer ethischen Beurteilung. Dass Ethik es nicht nur mit (subjektiven) Handlungsmotivationen, sondern auch mit der Einschätzung der möglichen (objektiven) Handlungsfolgen zu tun hat, ist eine Grundeinsicht der Ethik im 20. Jahrhundert, die wesentlich zum Aufstieg des Verantwortungsbegriffs und -paradigmas geführt hat.

Gleichwohl ist unverkennbar, dass genau in diesem Bereich, also im Bereich der mit der Gentechnologie verbundenen Risikoabschätzung ein, wenn nicht der Kern der ethischen Probleme liegt, die sich mit Gentechnologie verbinden. Gentechnologie ist in pointiertem Maße Zukunftstechnologie. Sie ist dies dann und insofern, wenn bzw. als sie auf die Gene, also auf die Reproduktionsbedingungen des Lebens selbst, Einfluss nimmt und sei es nur dadurch, dass sie Keimzellen isoliert und „in vitro" zusammenbringt. Eben darin liegt zugleich auch der theologische Kern des Problems: Als Eingriff in die Reproduktionsbedingungen des Lebens scheint Gentechnologie nicht nur eine quantitative, sondern eine qualitative Steigerung menschlicher Natur- und auch Selbstverfügung darzustellen; sie scheint notwendig damit einher zu gehen, dass der Mensch „Gott spielt"[4].

Damit scheinen nun aber ethisch-theologisch im Fall der Gentechnologie die Würfel eben doch immer schon gefallen zu sein: „Gott spielen" ist theologisch nicht anders denn als Sünde, also (mit Augustin) als „sicut Deus esse velle", zu beurteilen. Bei der Gentechnologie scheint es sich eben doch um eine Sorte oder Klasse von Handlungen zu handeln, die *per se* dem ethisch-theologischen Generalverdikt verfallen muss. Damit wäre die oben formulierte formale Diskursteilnahmeregel nicht konterkariert, weil mit sachimmanenten Gründen argumentiert würde. „Gentechnologie in theologischer Perspektive" muss sich zuerst mit diesem Argument auseinandersetzen. Wenn es sticht, dann

---

[4] Vgl. zu dieser beliebten Metapher etwa Dworkin, Ronald: Die falsche Angst Gott zu spielen. In: Die Zeit Nr. 38, 1999.

erübrigen sich alle weiteren Einzelabklärungen. Wenn es stechen würde, dann hätten sich auch die vorangestellten allgemeinen Überlegungen zum Verhältnis von Religion und Technologie erübrigt, denn sie beträfen die Gentechnologie dann gar nicht, respektive nur in einer Weise, die für die ethisch-theologische Urteilsfindung unerheblich ist. Aber das Argument sticht nicht. Es basiert auf einem geradezu klassischen naturalistischen Fehlschluss, weil und indem es das Schöpfungshandeln Gottes mit der Setzung der natürlich-biologischen Reproduktionsbedingungen des Lebens identifiziert. Damit aber wird die theologische, biblische Rede vom Schöpfungshandeln Gottes in ihrem intentionalen Aussagegehalt verkannt und damit zugleich hinsichtlich ihrer Aussageintention (nämlich hinsichtlich des Umfangs dessen, was mit ihr im Blick ist,) entscheidend verengt. Die Aussage, dass Gott die Welt als ganze „und alles, was darinnen ist,“ geschaffen hat, – und nicht nur einmal geschaffen hat, sondern noch und noch erschafft und erhält und zu ihrem und seinem Ziel führt, – ist in der Tat eine Kernaussage biblischer und allgemein christlicher Theologie. Sie ist dem biblischen und christlichen Gottesgedanken analytisch inhärent. ‚Gott‘, von dem nicht zuerst dies zu sagen wäre, wäre nicht Gott – sondern selbst (ein Stück) Welt. Gottes erzeugendes, erhaltendes und lenkendes Schöpferhandeln tritt, von sich aus gesehen, nicht in Konkurrenz zu innerweltlichen Kausalitäten; so wenig Gottes Schöpferhandeln, wie der Deismus wollte, auf eine ursprüngliche kausale Initialhandlung festgelegt werden kann, sondern als andauerndes, unaufhörliches Erzeugen, Erhalten und Lenken alles innerweltlichen Geschehens und Handelns zu verstehen ist, so wenig kann das göttliche Handeln mit einer einzelnen Klasse von Verursachungen identifiziert werden. Und sei diese Klasse noch so fundamental im Aufbau des innerweltlichen, des biologischen Kausalgefüges.

Entsprechend kann im Sinne der Augustinischen Formel „sicut Deus esse velle“ hamartiologisch, sündentheoretisch, argumentiert werden. Diese Argumentationsweise liegt in gewisser Weise sogar näher als die schöpfungstheologische. Hamartiologisch lägen zwei Argumentationsmuster bereit. Das eine wäre die in der scholastischen Theologie ausgebildete Unterscheidung zwischen lässlichen Sünden (peccata venialia) und Todsünden (peccata mortalia). Die Reformatorische Theologie hat diese Unterscheidung und die ihr zugrundeliegende Kasuistik freilich mit starken Gründen kritisiert. Nicht die Handlung als solche verwirkt das Heil, sondern die mit der Handlung verbundene Gesinnung. Es handelt sich hier also um eine juridische Verzeichnung der Sündenlehre, so dass diese Unterscheidung, zumindest als fundamentalethische Unterscheidungskategorie, schon aus systematisch-theologischen Gründen ausfällt.

Das andere auf die ethische Problematik der Gentechnologie vielleicht beziehbare hamartiologische Argumentationsmuster wäre die – grundlegendere – Unterscheidung von Erbsünde (peccatum originale) und Tatsünde (peccatum actuale). Schon sprachlich drängt sich hier eine Analogie auf: Der Begriff „Erbsünde" scheint sich genau auf eine solche Handlung bzw. eine solche Klasse von Handlungen zu beziehen, welche auf die Erbanlagen, also auf die Reproduktionsbedingungen allen Lebens und aller Einzelhandlungen Einfluss nimmt. Es ist jedoch leicht zu sehen, dass hier das naturalistische Missverständnis theologischer Glaubensaussagen auf die Spitze getrieben wird. Und das ist wiederum nicht nur darum so, weil zu Zeiten der Ausbildung der dogmatischen Erbsündenlehre in der Alten Kirche (etwa und namentlich bei Augustin), für eine genetische Erklärung von biologischen Erbvorgängen noch alle Voraussetzungen fehlten. In der Tat, so muss man einräumen, ist durch den Gedanken der Vererbung, wie ihn die Alte Kirche, einbrachte, ein solches naturalistisches Missverständnis des biblischen Gedankens einer fundamentalen Störung des Gott-Mensch-Verhältnisses zumindest angelegt. Der Vererbungsgedanke ist seinerseits ein sekundärer theologischer Deutungsversuch der tiefer liegenden Glaubensaussage, die genau dies zum Inhalt hat: Das Gott-Mensch-Verhältnis, und zwar jedes Verhältnis jedes Menschen zu Gott, ist in fundamentaler Weise darauf angewiesen, dass es von Gott selbst zurecht gebracht wird; die Erbsündenlehre ist die dogmatische ‚Rationalisierung' des Gedankens, dass alles menschliche Leben den Bezug zu Gott von sich aus nicht herstellen kann, sondern essentiell auf das heilsame Eingreifen Gottes selbst angewiesen ist. Dass dies so ist, erweist sich freilich erst – und gleichsam im Rückschluss – angesichts des faktisch vollzogenen heilsamen Eingreifens Gottes in die Geschicke seiner Schöpfung, dessen Kulminationspunkt aus christlicher Sicht Leben und Geschick Jesu Christi ist.

Dieser angedeutete differenzierte Zusammenhang enthält seinerseits prinzipielle theologische Gründe, aus denen eine einzelne Klasse von Handlungen aus Gründen ihrer immanenten Bestimmtheit und unabhängig von der damit verbundenen Intentionalität nicht widergöttlich, also Sünde sein kann. Es gibt keine solche Klasse von Handlungen. Von der Intentionalität, mithin von der Frage, was mit einer bestimmten Handlung oder einer bestimmten Klasse von Handlungen erreicht werden soll (Gesinnung), bzw. wie sich solche Intentionalität voraussichtlich im Gesamtgefüge menschlicher Handlungen und weltlicher Ereignisse auswirken kann, kann ethisch und theologisch niemals abstrahiert werden. Kurzum: Es gibt kein prinzipielles, in der Logik einer bestimmten Klasse von Handlungen liegendes ethisch-theologisches Argument, das – ohne alle vorgängige Prüfung der damit verbundenen subjektiven Intentionen und möglichen objektiven Folgen – für oder gegen diese spräche. Das ist übrigens mit allen denkbar ‚positiven' Handlungen nicht anders. Es gibt auch keine Klasse von per se ‚grundguten' Handlungen. Handlungen aus Liebe, die man vielleicht nennen möchte, benennen keine Klasse von Handlungen, sondern ein Motiv.

2.2. ‚Gott spielen' II: Zum Grundkriterium ethisch-theologischer Urteilsbildung in Sachen Gentechnologie

Gerade in Fragen, in denen es in gesteigerter Weise um Sein oder Nichtsein des Einzelnen, von Gruppen oder gar der Gattung Mensch, vielleicht allen Lebens geht, scheint der Rekurs auf die Semantik der Religion besonders naheliegend. Wie ein Bannspruch ist der Slogan „die Schöpfung bewahren" angesichts der apolokalyptischen Bedrohungsängste, welche der drohende Kollaps des Ökosystems Erde seit den siebziger Jahren immer wieder ausgelöst hat, von vielen Besorgten verwendet worden. Auch angesichts der Ängste und Gefahren, welche die stürmischen Entwicklungen, die die Gentechnologie in den letzten Jahren genommen hat, auslösen, legt sich die Berufung auf religiöse Daseinsgewissheiten besonders nahe. Aufgabe der Theologie ist es, den guten, vor allem aber: den präzisen Sinn solcher Inanspruchnahmen herauszuarbeiten und ihn vor Fehldeutungen zu schützen. Theologie, das sollten die vorstehenden Ausführungen zeigen, bietet keinen Schutzraum, in welchem auf das mühsame Geschäft ethischer Urteilsbildung verzichtet werden könnte. Und dennoch hat die Berufung auf religiöse Daseinsgewissheiten und die zu ihr notwendig hinzugehörige theologische Durchklärung einen guten Sinn in ethischen und gerade auch in genethischen Fragen. Lebenspraktisch liegt dieser Sinn in der Vermittlung respektive der Bekräftigung der Gewissheit, dass „weder Tod noch Leben, weder Engeln noch Fürstentümer noch Gewalten, weder Gegenwärtiges noch Zukünftiges, weder Hohes noch Tiefes noch keine andere Kreatur uns scheiden (kann) von der Liebe Gottes, die in Christus Jesus ist, unserm Herrn" (Röm 8, 38). Die Welt kann von Menschen niemals so verändert werden, dass Gott sie nicht mehr als seine Welt zu erkennen vermöchte. Dass dem so ist, liegt freilich nicht an der immanenten Veränderungsresistenz der Welt, sondern an der verwandelnden Kraft göttlicher Liebe, für die – um es pointiert und bewusst ungeschützt zu sagen – auch die gentechnisch manipulierte Schöpfung, auch der gentechnisch manipulierte Mensch, auch der Klon, immer noch der Mensch, das je Einzelne und besondere und als solches von Gott unendlich geliebte und *darum* unendlich wertvolle Individuum wäre. Der Glaube glaubt und weiß, dass die individuierende Kraft Gottes als die eigentliche Schöpfungskraft und als das wahrhafte *principium individuationis* durch alle menschlichen Gleichschaltungs- und Vergleichgültigungsanstrengungen hindurchgeht.

Gerade weil dies aber so ist, weil die Schöpfungstätigkeit Gottes in der je individuellen Konkretion und Bestimmtheit des Lebens, allen Lebens, vor allem aber des menschlichen Lebens, zu ihrem Ziel kommt, hat menschliches Handeln diesem ersten Motiv und letzten Ziel göttlicher Kreativität zu folgen. Auch und gerade alle Spielarten und Entwicklungen der Gentechnologie sind daraufhin zu überprüfen, ob sie der Individuierung, der Konkretionssteigerung des Lebens, die zugleich die Steigerung der Möglichkeiten von Kommunikation und wechselseitiger Anerkennung von Menschen mit Menschen, von Lebendigem mit Lebendigem, enthält, dienen, oder ob sie ihr vielmehr zuwider laufen. Das theologische Grundkriterium der Beurteilung der Gentechnologie ist von daher kein anderes als der immanente Richtungssinn der Kreativität Gottes selbst: ihre individuierende Kraft. Wenn auf Individuierung ausgerichtetes Handeln als Spiel verstanden werden kann, was durchaus möglich ist, denn im Spiel, im gemeinsamen Spiel, kommt die Freiheit der je Besonderen zur Darstellung wie nirgendwo sonst, dann und in diesem Sinne darf und soll auch und gerade die Gentechnologie als Spiel verstanden werden, und zwar präzise als „Gott spielen". Denn Gott spielt nicht verantwortungslos, sondern mit dem Maß und Ziel der Liebe.

2.3. Zum implizit theologischen Gehalt von Menschenwürde als Würde der individuellen Person

Menschliche Individuation als Prozess, oder resultathaft abgekürzt: menschliche Individualität, und näherhin theologisch verstandene individuelle Personalität, ist mithin als Leitkriterium ethischer Urteilsbildung auch und gerade in Sachen Gentechnologie zu bestimmen. Die mit der Gentechnologie verbundenen fundamentalen ethischen Fragen nötigen zu einer Besinnung auf die Strukturen und ethischen Implikationen von Menschenwürde als der Würde individueller Personalität. Die gen-ethischen Grundlagendiskurse der letzten Jahre und Monate drehen sich – zu Recht – in hohem Maße um dieses Thema. Darum sind an dieser Stelle einige grundsätzliche Überlegungen dazu erforderlich.

Ich plädiere dafür, dass in der Tat individuelle Personalität, und also nicht abstrakt „Autonomie", als Kern und Grund der Würde des Menschen erkannt wird. Autonomie ist der Vollzugsmodus individuell-personalen Lebens. Diese Zu- und Unterordnung ist wichtig, weil aus ihr deutlich wird, dass nicht der formale Vollzug von Autonomie, sondern allererst die Tatsache, dass dieser

Vollzug der Vollzug eines sich in und durch ihn individuierenden Wesens ist, eine Würdeprädikation möglich macht. Denn axiologisch (mit einem Würdeprädikat) besetzbar ist nicht der Vollzug als solcher, sondern immer nur der Träger, das Subjekt, eines Vollzugs.

Eine präzise Zuordnung von Individualität und Autonomie ist auch darum wichtig, weil sie auf eine Zwischenbestimmung verweist, die in bio-ethischen und gen-ethischen Fragen von großer Bedeutung ist. Autonomie ist nämlich aus dem Grund der Vollzugsmodus von individueller Personalität, weil er der Vollzugsmodus von Eigenperspektivität ist. Eigenperspektivität ist eine schwächere, damit aber auch tragfähigere Bezeichnung dessen, was auch Selbstbewusstsein genannt werden kann. Eigenperspektivität ist weniger und zugleich mehr als Selbstbewusstsein, sofern nämlich Selbstbewusstsein eben ein Bewusstsein von sich selbst, und damit eine starke Form der Selbstreferenzialität voraussetzt. In welche Schwierigkeiten Selbstbewusstseinstheorien mit dieser starken Form von Selbstreferenzialität sich verwickeln, lässt sich an der Geschichte dieser Theorien seit J.G. Fichte studieren. Eigenperspektivität verzichtet auf eine solche stärkere Variante von Selbstreferenzialität und belässt es bei einer Vollzugsbeschreibung. Eigenperspektivität ist Wesen zuzuschreiben, für deren Lebensvollzug der Vollzug der Unterscheidung von Eigen- und Fremdperspektive konstitutiv ist. Personale Individualität ist mithin kein einfach empirisches, kein numerisches Phänomen. Zu personalen Individuen werden wir durch einen am *principium individuationis* orientierten Lebensvollzug.

Ohne weiteres ist zuzugeben, dass auch der Rekurs auf Eigenperspektivität in vielen empirischen Fällen, die Probleme der Zuschreibung, die Fragen nach den empirischen Möglichkeitsbedingungen solcher Zuschreibungen, also die Frage, über welche Eigenschaften ein Wesen verfügen muss, damit man ihm Eigenperspektivität zuschreiben kann, nicht einfach erledigt. Verfügen Delphine über Eigenperspektivität? Verfügen sechsmonatige Säuglinge, Alzheimerpatienten, dezerebrierte Komatöse über Eigenperspektivität? Die Frage scheint genauso schwer und tendenziell negativ zu beantworten zu sein, wie im Falle der stärkeren Varianten „Selbstbewusstsein" bzw. „Autonomie". Und dennoch hat auch in Bezug auf solche Fälle der schwächere und weichere Begriff einen systematischen Vorteil, der mit seiner Semantik einhergeht: Indem er statt der Abstrakta des Nomos und des Bewusstseins sich auf Perspektive bezieht, nimmt er einen leiblichen Vollzug in Anspruch, der darum auch auf die Leiblichkeit seiner Träger verweist. Perspektivität, Eigen-Perspektivität bildet sich an der eigenen Leiblichkeit. Der erkenntnistheoretische und entwicklungsphysiologische Ursprungsakt von Eigenperspektivität ist die Entdeckung der Unterschiedenheit des eigenen Leibes vom Leib der Mutter, dann vom ‚Leib' der Welt. Damit kommt im Begriff der Eigenperspektivität die Leiblichkeit, aber die Leiblichkeit, der, um ein Diktum Fichtes zu variieren, „ein Auge eingesetzt ist", in den Blick.

Wesen, die wir aufgrund ihrer leibhaft-geistigen Verfasstheit so wahrnehmen und identifizieren, dass sie auf die Ausbildung von Eigenperspektivität, und damit zusammenhängend – und das ist das Wichtige – , auf die Unterscheidung von Eigen- und Fremdperspektivität, hin angelegt sind, nennen wir im philosophisch-theologisch gehaltvollen Sinne Individuen. In-dividuen, also unteilbare, sind sie nicht aufgrund ihrer ontologisch-substanzhaften Einheit und Einheitlichkeit, sondern gerade aufgrund ihrer ontologischen Zweiheitlichkeit, aufgrund der Tatsache, dass sie im Medium von Eigenperspektivität und im Vollzug eigenperspektivischen Lebens zu einer leib-seelischen Zweieinheit zusammenwachsen. Die Vexierfragen der Zugehörigkeit zu dieser Gruppe sind, um es zu wiederholen, damit nicht von vornherein gelöst. Es fällt damit aber leichter, zu begründen, dass und inwiefern die Zugehörigkeit zur biologischen Gattung Mensch für Individuen konstitutiv ist, genauer: als konstitutiv behauptet werden muss. Die biologische Gattung Mensch ist diejenige Gruppe von Exemplaren, für welche die Zuschreibung von Eigenperspektivität (und damit die Unterscheidung von Eigen- und Fremdperspektivität) *in der Regel*, also im Allgemeinen, konstitutiv ist. Anders gesagt: Bezüglich Mitglieder der Gattung Mensch prüfen wir die Frage allfälliger ‚individueller' Ausnahmen, bezüglich anderer Gattungen prüfen wir die Anwendbarkeit der Regel insgesamt.

Personalität und Individualität bilden gemeinsam und in wechselseitiger Explikation den axiologischen Grund der Zuschreibung von Menschenwürde. Diese ist ein absoluter, genauer: *der* absolute Wert der Ethik und genießt darum per se absoluten Schutz. Absolutheit ist nicht einfach Höchstwertigkeit, im Sinne einer nicht weiter steigerungsfähigen Reihe relativer Werte. Absolutheit, absolute Wertbedeutung, kommt einer Entität nur genau dann zu, wenn ihre Existenz für das Wertungssystem selbst von konstitutiver Bedeutung ist. Und genau das ist der Fall: Ohne personale Individuen gibt es keine Ethik. Ethik ist nichts anderes als die Weise, wie individuelle Personen ihr individuelles Personsein vollziehen. Denn der Vollzug der Unterscheidung von Eigen- und Fremdperspektivität ist der Elementarvollzug von Ethik. Er ist von einer praktisch transzendentalen Bedeutung für die Ethik, genauer: für die Moral (als lebenspraktischer Vorgang). Ohne diese Unterscheidung gibt es die Ethik nicht; wobei hinzuzufügen ist: Die Unterscheidung als solche ist noch nicht die Ethik, sondern ihre praktisch transzendentale Bedingung; ethisch ist sie erst, wenn sie, resp. wenn ihre Implikationen mein Verhalten in bestimmter Weise bestimmen, wenn ich nämlich mein Verhalten so einrichte, dass es der Replikation dieser Unterscheidung dient. Ethisch sind alle Lebensformen, welche Lebensvollzüge fördern, die auf der Unterscheidung von Eigen- und Fremdperspektive basieren. Ethik kommt also durch praktische Reflexion der Differenz von Eigen- und Fremdperspektive zustande.

Der entscheidende Punkt dieser Überlegungen, die, wie leicht zu erkennen, in der Tradition I. Kants formuliert sind, ist, dass damit individuelle Personalität an die Teilnahme an der Anerkennungsgemeinschaft aller individuellen Personen gebunden wird. Genauer: an den aktiven und kontinuierlichen, je aktualen Vollzug jener Teilnahme. Hier tut sich nun aber unverkennbar die Aporie auf, dass solchermaßen die kontinuierliche Realisierung individueller Personalität zu einem hochgradig unwahrscheinlichen Vorgang bzw. Phänomen wird. Die reale Möglichkeit der Subsumption meiner selbst aber auch anderer Menschen unter die Gruppe der individuellen Personen wird, so müssen wir das oben Gesagte modifizieren, bei Licht besehen nicht erst in Bezug auf die ‚kritischen‘ und ‚schwierigen‘ Fälle, in Bezug auf eine vergleichsweise kleine Zahl von ‚Ausnahmen‘ zum Problem, sondern in Bezug auf jeden einzelnen empirischen Menschen.

Daran wird deutlich, dass individuelle Personalität und die daran geknüpfte Menschenwürde im Hinblick auf konkrete Menschen, streng genommen, auf kontrafaktischen Zuschreibungen beruhen. Dieser Sachverhalt wird von den meisten Menschenwürdetheoretikern anerkannt; er wird hingenommen mit Blick darauf, dass an eben dieser Stelle der Verweis auf die Zugehörigkeit zur Gattung Mensch zu stehen komme und zu stehen kommen müsse. Das ist aber nicht ganz richtig. Die biologische Zugehörigkeit zur Gattung Mensch bestimmt lediglich den Kreis der *möglichen* Teilnehmerinnen und Teilnehmer an der wechselseitigen moralischen Anerkennungsgemeinschaft individueller Personen. Die Zuschreibung als solche bleibt ein kontrafaktischer Akt, und er bleibt dies, stricte dictu in Bezug auf jede individuelle Person in der biographischen Ganzheit ihres Lebens.

Genau hier setzt die theologische Interpretation von Menschenwürde, resp. der Zuschreibung von Menschenwürde ein. Sie insistiert darauf, dass die Zuschreibung, und zwar in jedem einzelnen Falle, ein kontrafaktischer Akt ist oder zumindest kontrafaktische Momente enthält. Der Grund der Möglichkeit der Zuschreibung absoluter Menschenwürde an einzelne empirische individuelle Personen setzt einen Akt absoluter Zuschreibung voraus, dessen Möglichkeitsgrund weder in der empirischen Realisierung dieser Zugehörigkeit liegen kann –

147

denn diese ist immer nur eine sehr partielle Realisierung –, noch in der biologischen Zugehörigkeit zur menschlichen Gattung. Als kontrafaktische Zuschreibung ist diese Zuschreibung, so lautet das Argument, implizit theologischer Natur; sie impliziert eine Realzuschreibung, die *sola gratia* erfolgt.

Ich plädiere also dafür, den Begriff „Menschenwürde" mit Blick auf die genannte Zuschreibungsproblematik nicht nur, wie es häufig geschieht, in historischem Sinne mit theologischen Wurzeln versehen zu wissen oder ihn als einen deutungsoffenen Begriff zu verstehen, der darum auch theologisch deutbar ist. Ich plädiere für eine stärkere Variante: Menschenwürde soll in der Tat per se als ein *implizit* theologischer Begriff verstanden werden; genauer: als ein Begriff, dessen Applikation auf empirische Individuen de facto eine strukturell theologische Argumentation in Anspruch nimmt. Damit bleibt eingeräumt, dass es sich bei jener Argumentation um eine philosophisch-theologische Interpretation handelt. Gefordert wird nicht, dass diese Interpretation, will heißen: ihr Nachvollzug oder ihre Anerkennung, zum expliziten Bestandteil jedweder rechtlichen Verwendung des Begriffs gemacht würde.[5] Gefordert wird aber schon, dass die Deutungslücke, welche der Begriff Menschenwürde in Bezug auf die Zuschreibungsproblematik aufweist, auch und gerade rechtlich nicht durch den Verweis auf andere Entitäten als das Handeln Gottes, etwa die biologische Zugehörigkeit zur Gattung Mensch oder aber empirische Eigenschaften wie Vernunftbesitz, Fähigkeit zur Selbstachtung etc. geschlossen wird. Alle diese Hinweise machen sich, wenn die vorgetragenen Überlegungen stimmen, eines modallogischen Fehlers schuldig: So richtig es ist, dass alle diese empirischen Eigenschaften als Möglichkeitsbedingungen der Zuschreibung von Menschenwürde in Frage kommen, so wenig stellen sie – auch in der Summe – die hinreichende Bedingung dar, um einem bestimmten Menschen in seiner zeitlich-biographischen Existenz die Würde personaler Individualität tatsächlich mit Fug und Recht zuzuschreiben. Individuelle Personalität ist, um es positiv-theologisch auszudrücken, keine empirische Eigenschaft, sondern die eschatologische Bestimmung des Menschen, und zwar in der Tat jedes Menschen.[6]

Im Folgenden soll an einigen aktuellen gen-ethischen Streitfragen zu zeigen versucht werden, was die vorstehend skizzierte normative Argumentation

---

[5] Eben diese Reduktion des Anspruchs soll die Unterscheidung von impliziter Inanspruchnahme und expliziter Entfaltung des theologischen Begriffsgehalts leisten.

[6] Vgl. dazu Pannenberg, Wolfhart: Person und Subjekt. In: Ders.: Grundfragen systematischer Theologie. Gesammelte Aufsätze, Bd. 2, Göttingen 1980, 80-95; ders.: Anthropologie in theologischer Perspektive. Göttingen 1983, 217ff., 488ff.

von der Menschenwürde als implizit theologischer Würdezuschreibung individueller Personalität oder auch als eschatologischer Bestimmung des Menschen für jene im Einzelnen bedeuten kann. Dabei konzentriere ich mich auf Fragestellungen, die sich auf die Anwendung von humangentechnologischen Verfahren beziehen, die zu den einfachen und darum schon lange eingeführten bzw. möglichen Techniken gehören. Eben darum stehen sie, resp. die Fragen der Freigabe spezifischer Anwendungen von ihnen, auch aktuell in der besonders heißen politischen und gesellschaftlichen Diskussion.

Für den grundsätzlichen ethischen Umgang mit weiteren gentechnologischen Grundfragen, etwa zur somatischen Gentherapie oder Keimbahntherapie, durch Hierarchisierung der mit den jeweiligen Techniken verbundenen ethischen Problemgehalte, verweise ich auf die aus meiner Sicht methodologisch beispielhafte Studie von Ernst-Ludwig Winnacker, Trutz Rendtorff, Herrmann Hepp, Peter Hans Hofschneider und Wilhelm Korff: „Gentechnik: Eingriffe am Menschen. Ein Eskalationsmodell zur ethischen Bewertung."[7]

3. Individuelle Personalität im Zeitalter gentechnologischer Reproduktionstechniken

Aktuell besonders viel diskutiert wird bekanntlich die Frage, ob der absolute Schutz der Menschenwürde dem menschlichen Leben in seiner biologisch-genetischen Substanz zukommt, mithin unter allen Umständen und prinzipiell unabhängig von seinem Entwicklungsgrad oder seinen Entwicklungschancen zu einem individuell-persönlich gelebten menschlichen Leben.

Die damit zusammenhängenden bioethischen Grundfragen sind virulent geworden, seit und weil es möglich ist, über menschliches Leben auch in seinen allerfrühesten embryonalen Zustandsformen technisch zu verfügen. Seit den Debatten um die am 25. Juli 2003 fünfundzwanzig Jahre alt gewordene Louise Brown (das erste „Retortenbaby") hat auch die theologische Ethik jedoch lernen müssen, dass nicht in der Technik, der In-vitro-Fertilisation (IVF), als solcher schon die moralische Verwerflichkeit liegt, sondern, wenn überhaupt, dann in der Art und Weise, in den Zielen und Umständen, ihrer Anwendung. Louise Brown und ihre Nachfolgerinnen und Nachfolger, die in Deutschland inzwi-

---

[7] Unter Mitarbeit von Anja Haniel (verantwortliche Redaktion), Christian Kupatt, Christian Schwarke (Akzente. Wissenschaftl. Reihe des interdisziplinären Instituts Technik-Theologie-Naturwissenschaften [TTN] an der Ludwig-Maximilians-Universität, München, hrsg. v. Erhard Ratz, Bd. 7), München 1997.

schen mehr als einhunderttausend zählen, sind, nach allem was darüber bekannt ist, durch die Art ihrer Zeugung nicht in ihrer individuellen Personalität und in ihrer Persönlichkeitsentwicklung gehandicapt. Auch nichts bekannt ist darüber, dass die Eltern von Kindern „aus der Retorte" diese weniger liebten als natürlich gezeugte. Die damals von einer Bevölkerungsmehrheit geteilten Befürchtungen, die „Zeugung im Reagenzglas" würde den Menschen gleichsam in seinem Ursprung zu einem technoiden Wesen machen, erwiesen sich als an der Realität der Betroffenen – der Kinder wie der Eltern – vorbeigehend.

Nicht von vornherein von der Hand zu weisen ist freilich das schon damals häufig vorgebrachte Argument, dass die In-vitro-Vertilisation den Einstieg in immer neue Anwendungsgebiete resp. Folgetechnologien künstlicher Fertilisation und damit zusammenhängende ethische Grundfragen ermöglicht habe, wie Leihmutterschaft, Samen- bzw. Eizellenspende und die Fülle der damit zusammenhängenden Probleme.

In der Tat ist IVF die technische Voraussetzung für namentlich zwei sehr dynamisch sich entwickelnde Biotechnologien im Humanbereich: für die Präimplantationsdiagnostik (PID) und für die Stammzellenforschung. In beiden Debatten wird darum – nicht zuletzt von kirchlicher, namentlich von römisch-katholischer Seite – die Forderung wieder lauter, IVF als die medizintechnologische Wurzelsünde generell zu verbieten. Die häufig variierten Argumente lauten meist: Es gebe nicht nur kein Recht auf ein gesundes Kind (gegen PID), es gäbe überhaupt kein Recht auf ein Kind (gegen IVF).

Dieses Kein-Recht-auf-ein-(gesundes)-Kind-Argument ist in hohem Maße suggestiv, denn es übertreibt – von einem allgemeinen Rechtsanspruch ist bei den Befürwortern und Betroffenen kaum irgendwo die Rede –, und es verschiebt die Fragestellung: Nicht um einen positiven rechtlichen Anspruch auf ein (gesundes) Kind geht es in beiden Fällen, sondern um die Frage, ob der Gesetzgeber, also die gewählte Vertretung der Bevölkerungsmehrheit, Paaren rechtlich *verbieten* darf (resp. ob sie es sich selbst moralisch verbieten müssen), auf diesem technischen Weg ein Kind zu bekommen resp. bei der technischen Zeugung, genauer: vor der Insemination, entsprechende gendiagnostische Untersuchungsmethoden anzuwenden.

Das hier in der Tat zu notierende große ethische Konfliktpotential liegt einmal mehr nicht eigentlich in den beiden Techniken als solchen, jedenfalls nicht in der Technik, wenn und insofern diese zum Ziel: zu einem gesunden Kind, führt. Das Konfliktpotential liegt vor allem darin, dass die künstlichen Fertilisationstechniken und die auf ihnen aufbauenden genetischen Diagnosetechniken mit einer nicht geringen Wahrscheinlichkeit bzw. sogar mit einer

Notwendigkeit, die teilweise in der Technologie resp. den Bedingungen ihrer Anwendung liegt, teilweise aber in den – möglichen – Entscheidungen, die auf der Basis entsprechender technologischer Manipulationen getroffen werden, zu einer Abtötung bzw. zum Verlust von gezeugten Embryonen führt. Um menschliches Leben zu erzeugen, wird zumindest billigend in Kauf genommen, dass (anderes) menschliches Leben zerstört wird. Das ist der manifeste ethische Konflikt. Und er ist auch nicht vorab dadurch zu entschärfen, dass man einwendet: Dieses andere menschliche Leben wäre ja ohne die technische Zeugung gar nicht entstanden. Denn es gehört zum Leben und seiner ethischen Signatur, dass es, wenn es existiert, *grundsätzlich* schutzwürdig ist, unabhängig davon, wie und zu welchem Zweck es entstanden ist.

Nicht von der Hand zu weisen ist die Deutung, dass im Falle beider Technologien menschliches Leben faktisch oder potentiell funktionalisiert wird. Dies löst a priori ein ethisches Veto aus. Es kann prinzipiell nur zwei Argumente geben, es allenfalls zu relativieren. Erstens: Die Funktionalisierung menschlichen Lebens ist um des Erhalts von menschlichem Leben willen unvermeidlich. Zweitens: Die Funktionalisierung betrifft zwar menschliches Leben, aber auf das betroffene menschliche Leben ist aus Gründen seiner faktischen Entwicklungschancen nicht die unbedingte Schutzpflicht anzuwenden, die menschliches Leben an sich genießt.

Zu diesen Argumenten ist folgendes zu sagen. Faktisch hat der Gesetzgeber in allen Ländern, in denen IVF zugelassen ist, einer bestimmten ‚Vernutzung‘ menschlichen Lebens zugestimmt. Es wird billigend in Kauf genommen, dass um der (künstlichen) Erzeugung menschlichen Lebens willen anderes Leben, das im selben künstlichen Zeugungsakt miterzeugt worden ist, nicht zu seiner Entwicklung kommt, resp. dass dessen Entwicklungschancen buchstäblich auf Eis gelegt werden. Aus Einsicht in diese Problematik ist die Zahl der bei IVF erzeugten und dann eingesetzten Embryonen in den meisten Ländern stark begrenzt worden. Ferner ist die Konservierung sogenannter „überzähliger Embryonen“ geregelt und in den meisten Fällen inzwischen verboten worden. Am Sachverhalt billigender Inkaufnahme der ‚Vernutzung‘ menschlichen Lebens durch die Zulassung von IVF ändert das nichts.

Wie steht es mit den beiden Argumenten? Das erste Argument (Leben gegen Leben) sticht letztlich nicht. Denn hier geht es um *intendiertes* Leben, um Leben, das noch zu zeugen ist. Wenn beides Leben (das zur Entwicklung kommende und das zum Absterben verurteilte) als ethisch gleichwertig zu beurteilen wäre, dann wäre der künstliche Zeugungsakt ethisch zu verurteilen. Denn dann griffe das Funktionalisierungsverbot. In der Potentialität ihrer Existenz wären

beide ‚Leben' einander gleichwertig; eine Pflichtenkollision – wie im Falle exis-
tierenden menschlichen Lebens – könnte hier nicht geltend gemacht werden. Da
es keine prinzipielle Pflicht zur Erzeugung menschlichen Lebens gibt noch geben kann, kann es auch kein Recht geben, menschliches Leben zu erzeugen,
wenn anderes – gleichwertiges – menschliches Leben dadurch zugrunde gehen
muss. Ein Leben, das es (noch) nicht gibt, steht ethisch schwächer da, als ein
Leben, das es – dann – schon gibt. Die Faktizität des Lebens ist hier das ste-
chende Argument.

Was ist aber mit dem zweiten Argument, das auf dem Gedanken basiert,
dass menschliches Leben nur dann den absoluten Schutz der Menschenwürde
genießt, wenn und insofern es faktisch zur Entwicklung einer individuellen Person fähig ist? Um die Triftigkeit dieses Arguments kreist ein Grossteil der gegenwärtigen bioethischen Grundlagendiskussionen zur Frage des Embryonen-
schutzes. Näherhin geht es dabei um die sogenannten SKIP-Argumente: nämlich
um das Spezies-, Kontinuitäts-, Identitäts- und Potenzialitätsargument. Griffig
zusammengezogen lautet die Frage: Ist der Embryo ein Etwas oder ein Jemand?[8]
Die Befürworter des Letzteren argumentieren in der Regel ex negativo: Es lasse
sich kein absoluter Einschnitt in der menschlichen Entwicklung feststellen, kein
bestimmter Zeitpunkt, zu dem aus einem Etwas (einem ‚Zellklumpen') ein Jemand, eine individuelle Person werde, ergo müsse auch bereits der Vierzeller als
ein „Jemand" angesprochen werden. Gegen diese Ex-negativo-Argumentation
ist mit einigem Recht geltend gemacht worden, dass das Fehlen eines absoluten
Einschnitts in einer Entwicklungsreihe nicht zum positiven Umkehrschluss führe, dass das Leben darum von Anfang mit seiner Endgestalt gleichgesetzt werden könne.

Sowohl die Rede vom „Etwas" als auch die Rede vom „Jemand" implizie-
ren, das ist aus meiner Sicht der entscheidende Fehler, ein substanzialistisches
(Miss-)Verständnis des menschlichen Lebens. Der Mensch ist nicht an sich und
gleichsam buchstäblich ab-solut „etwas" oder „jemand". Ob menschliches Leben „jemand", also individuelle Person ist, resp. ob sich diese aus jenem entwickeln kann, hängt von Voraussetzungen ab, die nicht in seiner biologischen, genetischen Substanz liegen. Es hängt, was den Embryo angeht, vor allem davon
ab, ob es einen mütterlichen Leib gibt, in dem es sich dazu entwickeln kann. Wo
eine solche Möglichkeit, wie im Falle der sogenannten „überzähligen Embryonen", *faktisch* nicht gegeben ist, kann für den betreffenden Embryo nach mei-

---

[8] Vgl. Spaemann, Robert: Personen. Versuche über den Unterschied von ‚etwas' und ‚jemand', 2. Aufl. Stuttgart 1998.

nem Urteil nicht der absolute Schutz der Menschenwürde in Anschlag gebracht und in Anspruch genommen werden. Dies bedeutet jedoch nicht, dass solches menschliche Leben einfach eine – würdelose – Sache wäre, die nach Kant lediglich ihren Preis hat. Die Kantischen Alternativen greifen hier ebenso zu kurz wie etwa in den – freilich wiederum jeweils sehr anders gelagerten Bereichen – des Tierschutzes oder des Respekts vor dem menschlichen Leichnam. Embryonales menschliches Leben genießt einen hohen Schutz, aber dieser Schutz ist nicht, wie im Fall der individuellen Person, ein absoluter. Denn, und damit nehmen wir die vorangestellten, individualitätstheoretischen Überlegungen auf, individuelle Personalität ist keine biologisch-naturale, keine empirische Kategorie, sondern eine ethische und näherhin eine (implizit) theologische.

Zwei, der IVF technologisch nachgeordnete, bereits angesprochene Fragekomplexe sind hier noch kurz wenigstens skizzenhaft zu erläutern: Was bedeutet dies für die Problematik der Präimplantationsdiagnostik (PID) und die Fragen der Forschung mit embryonalen Stammzellen?

Die Befürworter von PID – und ich konzentriere mich hier auf die moderateren, die aus meiner Sicht die stärksten Argumente haben – kombinieren meist zwei Überlegungen: Sie machen geltend, dass es schwere genetische Krankheiten gebe, die den von ihnen betroffenen Menschen und seine unmittelbare Umgebung (seine Familie) in unzumutbarer Weise in ihrer Lebensentfaltung beeinträchtigen; im Falle einzelner schwerer, genetisch bedingter Krankheiten (wie z.B. Mukoviszidose) ist die Lebenserwartung zudem oft sehr niedrig und die mit einem solchen Leben verbundenen Leiden seien kaum zuzumuten. Wo ein entsprechendes Krankheitsbild vor der Geburt diagnostiziert werde, werde in den meisten Fällen die Schwangerschaft abgebrochen. Um dies Mutter – und Kind – zu ersparen, sei PID die humanere Lösung. Prinzipielle Gegner einer – noch so eingeschränkten und kontrollierten – Freigabe von PID stützen sich meist auf das oben bereits erwähnte Argument, dass auch und gerade in solchen Fällen die Eltern kein Recht hätten auf ein – gesundes – Kind. Ethische Pflicht sei mithin die Verhütung einer natürlichen, bzw. der Verzicht auf die Herbeiführung einer künstlichen Schwangerschaft, die nicht mit der Bereitschaft verbunden ist, sie in jedem Fall zu Ende zu führen oder aber eben die Bereitschaft, die Erkrankung des Kindes und deren Folgen hinzunehmen. Selektion von Embryonen sei kein ethisch erlaubtes Mittel, solche fehlende Bereitschaft zu ersetzen.

Solche durch PID ausgelösten Fragen verschärfen die Frage nach der ethischen Dignität embryonalen Lebens. Diese Fragen sind durch rein statustheoretische Argumente nicht zu beantworten. Individuell-personales Leben gibt es nicht, das sei erneut betont, als substanzhaft-abstraktes, sondern immer nur in individuell-personalen Lebenskontexten. Dies räumt den natürlichen Erzeugern embryonalen Lebens große – aber keine absoluten – Vorrechte hinsichtlich der Entscheidungsbefugnis ein, was mit diesem Leben zu geschehen habe. Freilich sind die entsprechenden Eltern von der verantwortlichen Entscheidung ethisch nicht frei-, sondern gerade in sie hineingestellt. In theologischer Perspektive geht es hier letztlich um eine Verantwortung vor Gott; diese kann den Eltern als den wichtigsten Trägern dieser Verantwortung niemand abnehmen, aber eigentlich auch niemand wegnehmen. Wohl aber können andere, Menschen in der Umgebung, aber auch ‚die Gesellschaft' insgesamt, auf die Bedingungen einzuwirken versuchen, unter denen diese Verantwortung wahrgenommen wird. Die Gesetzgebung und die Rechtsprechung in Sachen PID müssen so erfolgen, dass diese ethische Verantwortungsstellung der Eltern unterstützt wird. Der Nachteil des in Deutschland geltenden Verbots von PID ist, dass mit ihm der ethische Konflikt, der sich hier stellt, einseitig aufgelöst wird und solchermaßen die eigentlich und zunächst berufenen Träger jener Verantwortung aus ihr genommen werden.

Auf die im Einzelnen nicht minder komplexen Fragen, die sich mit der Zulassung embryonaler Stammzellenforschung verbinden, sei nun nur noch kurz und an einer Stelle eingegangen, an der der theologische Charakter des Grundarguments der hier vorgetragenen Überlegungen noch einmal besonders deutlich werden dürfte – und durchaus auch die damit verbundene Anstößigkeit.

Wenn es embryonales menschliches Leben gibt, das faktisch keine Chance hat, sich zu individueller Personalität hin zu entwickeln, dann ist solches Leben gleichwohl nicht einfach beliebige Verfügungsmasse menschlicher Forschungsinteressen. Solches Leben, dessen Entwicklungsmöglichkeiten nicht erschlossen werden, verdient vielmehr Respekt, der sich vielleicht auch gerade im bewussten Verzicht auf solche Forschung bekunden kann. Denn damit wird unter Umständen Trauer signalisiert. Geeignete Trauerrituale im Umgang mit dem nicht zur Entwicklung bestimmten, kryokonservierten menschlichen Leben zu entwickeln, könnte in der Tat die praktisch-ethische Konsequenz der Einbeziehung dieses anfänglichen menschlichen Lebens in den Kreis des individualisiert-personalen Lebens sein.

Eine andere Konsequenz ist die folgende: Es kann Interessen der Forschung mit embryonalen Stammzellen geben, die so hochrangig sind und von denen gesichert ist, dass sie nicht auf anderem Wege ebenso, jedenfalls nicht innert nützlicher Frist (Zeit ist durchaus auch ein ethisch relevanter Faktor) befriedigt werden können, dass solche Forschung als ethisch legitim gelten kann. Der Gesetzgeber in Deutschland hat dafür Bedingungen festgelegt, die Ausweis eines hohen ethischen Bewusstseins sind. Im Einzelnen wird darüber das letzte Wort freilich noch nicht gesprochen sein.

Die oben angestellten Überlegungen zu einer ethisch-theologischen Individualitätstheorie menschlichen Lebens erlauben es nun, einen Gedanken zu entwickeln, der dieser neuen Rechtsprechung ein tragfähiges ethisches Fundament zu geben vermag. Wenn embryonales menschliches Leben faktisch keine Möglichkeit hat, an der Lebensgemeinschaft individuierter-personaler Wesen teilzunehmen, dann liegt in der Nutzung dieses Lebens für die Forschung die Möglichkeit, dass solches Leben in bestimmter Weise doch ‚teilnimmt' an dieser Lebensgemeinschaft: Es nimmt daran teil, indem es anderem individuell-personalen Leben dient. Freilich wird jenes embryonale menschliche Leben weder gefragt, ob es zu dieser Form der ‚Teilnahme' bereit ist, noch erlebt es diese Teilnahme oder profitiert gar selbst von ihr. Unter theologischen Bedingungen, und nur unter diesen, können wir aber den Gedanken denken, dass die Rede von einer solchen ‚Teilnahme' an der menschlichen Lebensgemeinschaft doch nicht nur eine Metapher oder eine Redensart ist. Wenn individuell-personales Leben in seinem Selbsterleben wie auch in seinen bewusst getroffenen, autonomen Zustimmungsakten nicht aufgeht, sondern letztlich seinen Grund in der Zusprache durch Gott hat, *sola gratia*, dann trifft dies der Möglichkeit nach auch für solche Formen der Teilnahme an der menschlichen Lebensgemeinschaft zu, die jenseits aller empirisch-selbstreflexiven Partizipationsformen liegen. Dass dies freilich ein Grenzgedanke ist, der darum leicht missbrauchbar, und, wenn er missbraucht wird, ein zuhöchst zynischer Gedanke ist, liegt auf der Hand.

Die Fragen der ethischen Legitimität embryonaler Stammzellenforschung führen so – theoretisch gewendet – auf Reformulierungen Kantischer Transzendentalitätspostulate; und sie führen – praktisch gewendet – auf die Notwendigkeit, in der Welt der technologischen Reproduktionsmedizin eine Symbol- und Ritualkultur zu entwickeln, die sie zu einer Kolonie des Menschlichen macht. Demgegenüber drohen allzu restriktive Gesetzgebungen und ein substanzialistisches Missverständnis von menschlichem Leben Dehumanisierungstendenzen der bio- und medizintechnologischen Welt ungewollt Vorschub zu leisten.

Uwe Gerber

Eine gemutmaßte Typologie der Klonierer

1. Problemstellung

In dem Thriller „The 6th Day" wird uns eine gentechnisch veränderte und be-
herrschte Welt vorgeführt. Menschliche Organe und ganze Haustiere werden
industriell geklont: Dem an der Leber erkrankten Menschen wird eine aus eigener Körperzelle mittels Klonieren im industriellen Verfahren hergerichtete und
deswegen höchst kompatible (autologe) Leber eingepflanzt. Der überfahrene
Familienhund Maxi kann mittels Klonieren wieder belebt werden zu Maxi II in
leibhaftiger Gestalt, zu Maxi redivivus. Anders als in der religiösen Vorstellung
einer einmaligen oder mehrmaligen oder gar ständigen Reinkarnation einer mit
sich identischen Tier- oder Menschenseele (oder Geist) in einen anderen Körper
geht es um das Herstellen einer identischen Kopie eines Kindes, einer Frau, eines Mannes, eines Hundes. Es geht um so etwas wie „Auto-Karnation" im Sinne
einer Selbst-Fleischwerdung oder eines Selbst-Fortlebens eines Menschen.

Dem auf Selbstverdopplung verfallenen Menschen wird eine Zelle entnommen, dieser wird der das komplette Erbgut beinhaltende Zellkern entnommen und in eine Eizell-Hülle verpackt, die ihrerseits die Teilungen dieses künst-
lich-technisch hergestellten „Embryos" (bis zu Organen oder gar zu einem Klon-
Menschen) bewirkt und bewerkstelligt. Ich erkläre im zweiten Abschnitt diesen
technischen (nicht gentechnischen) Vorgang genauer.

Eigentlich bleibt in dieser Thriller-Welt das Kopieren des Menschen, also
das reproduktive Klonen oder Herstellen einer genetisch (beinahe) identischen
Kopie verboten. Aber als der Hubschrauberpilot mit dem Namen des ersten
(Mann-)Menschen Adam, dargestellt vom beinahe Supermann Arnold Schwar-
zenegger, nach Hause kommt, trifft er plötzlich in seinem Haus auf die perfekte
Kopie seiner selbst – und kann nur staunen. Wer ist dieser Andere? Wer steckt
hinter dieser Klonier-Aktion? Was macht Adam jetzt mit Adam? Der Klon als
beinahe gnadenhaftes Geschenk, als Modell zum Nachmachen?

Eine andere Frage ist die nach der Selbigkeit von Klonierer und Klon.
Wie exakt lässt sich eine genetische Identität überhaupt erreichen? Hier gibt es

bemerkenswerte Forschungsergebnisse: „Wir müssen bei möglicherweise einmal experimentell erzeugten menschlichen Klonen, die in der Regel Metaklone sein würden, bereits von gewissen intrauterinen Unterschieden einer ‚Genprägung' von Donor und Klon ausgehen" (Zang, Henn 588). Und auch im Fall der Synklone, die aus dem 4-8-Zellembryo durch Teilung entstehen, wurde eine (vor allem für die Ablehnung der Präimplantationsdiagnostik) bahnbrechende Beobachtung gemacht: „dass verschiedene Zellen eines Embryos einen unterschiedlichen Chromosomensatz aufweisen können (Mosaikbildung). Bei Untersuchung von Embryonen des 5- bis 8-Zellstadiums wurde beobachtet, dass bei bis zu fünfzig Prozent von ihnen ein chromosomales Mosaik vorlag. Dann lässt die Diagnose einer einzelnen Zelle keinen Schluss auf die Konstitution der übrigen Zellen zu" (Schäfer 30). Entsprechend gibt es dann selten chromosalidentische Klone. Außerdem weiß man mittels der Zwillings-Forschung (mit eineiigen Zwillingen und Mehrlingen), dass bei rein (und mono-)genetisch bedingten Merkmalen zwar eine 1:1-Gleichheit vorkommt, nicht aber in Merkmalen, die sich durch mehrere Gene und/oder Körper- und Umweltbedingungen konstituieren. Insofern kommen dem „Original" (Unikat) und dem „Abbild" (Reproduktion = Klon) sowohl hohe Ähnlichkeit als auch jeweils Individualität zu. Ob man von einer „Paar-Seele" sprechen oder einem gemeinsamen Über-Ich sprechen möchte, soll im dritten Abschnitt nochmals angesprochen werden.

Im Folgenden interessiert mich weniger der übrigens mit viel Selbstironie durchsetzte und nicht nur Technikfortschritt atmende Fortgang der genannten Thriller-Story, sondern die darin durchgespielte Vision von einem Klon-Menschen und vor allem der damit verbundene Wunsch nach einem identischen, selben Double. Es ist die von Benjamin dringlich gestellte Frage nach dem Reproduktionswillen und Reproduktionszwang im Blick auf das „Kunstwerk" Mensch im technischen Zeitalter der totalen Reproduzierbarkeit und der „Remakes" (wiederholen, nachmachen). Zeigen und verbergen sich darin Allmachts- und Ohnmachtsphantasien vom Weiterleben auf dieser Welt und eben gerade nicht in einer jenseitigen Auferstehungswelt? Schlagen sowohl der Wunsch nach Selbstverewigung und das Schaffen von Ersatz durch als auch die Erwartung einer Kompensation der Todes-Angst? Es wird gefragt nach dem zugrunde liegenden Menschenbild, das mit solchen Wahrnehmungen, Erfahrungen und Optionen verbunden ist und wird. Ich werde dazu in Anlehnung an Elias Canettis „Fünfzig Charaktere" (Der Ohrenzeuge, 1974) eine Typologie oder Motivik von Klonierern zu entwerfen versuchen. Praktisch können natürlich viele Interessen dahinter stehen, wie die Ciba-Konferenz 1963 ansatzweise zeigte: Entwicklung von immissionsresistenten Arbeitern, von Sportlern, von „Bonsai-Menschen" zum Steuern von Fernlenkwaffen, Raumraketen und Kleinautos, Herstellung von telepathischen Verständigungsmöglichkeiten wie z.b. zwischen eineiigen Zwillingen, die Fabrikation von Heeren aus eigens dafür geklonten Soldaten usw. (Jungk, Mundt, 1966; Kaku 304 – 307). Ich fokussiere auf den Klonierungswunsch eines erwachsenen Menschen und gehe nur am Rande auf das gewünschte Klonen anderer Menschen, etwa eines Kindes als „Ersatzteillager" für dieses selbst bzw. für ein anderes Kind, ein.

Zwei interessante Vorbemerkungen sollen noch erwähnt werden: (1) In der Zeitschrift „der blaue reiter" ist Nr. 15 (Heft 1/2002) mit dem Titel „Ich" erschienen und es wird auf Seite 67f. über die Umfrage berichtet: „Was würden Sie tun oder sagen, wenn Sie sich plötzlich selbst begegnen würden?" Die Antworten sind höchst interessant, z.B. „Das wäre ein Schock fürs Leben" (Verkäufer, 32), „Es kann nur einen geben" (Azubi, 25), „Ein Bier trinken gehen" (Ingenieur, 26), „Ich würde mit mir einkaufen gehen" (Promotorin, 26), „Ich würde fragen: Wo kommst denn du her?" (Zivi, 22). – (2) „Bei der Zeugung soll es nicht ganz mit rechten Dingen zugegangen sein. Einen ‚Samenraub' vermutete die B I L D-Zeitung, als Boris Becker in diesem Sommer mit der Existenz seines unehelichen Kindes konfrontiert wurde (2001). Dies war eine Fehlspekulation, aber sie verlieh dem außerehelichen Geschlechtsverkehr zugleich eine dramatische Note. Möglicherweise erfüllen bald trivialere Körpersubstanzen dieselbe Funktion. Sollte sich die Klonierungstechnik auch bei Menschen bewähren und aller politischen Verbote und ethischen Vorbehalte zum Trotz eingesetzt werden, reichen in Zukunft ein Haar oder ein Speicheltropfen für einen ‚kleinen Boris' – ein entsprechendes Labor und solides Fachwissen vorausgesetzt. Eine Schreckensvision für Prominente" (Th. Lemke, FR vom 05.12.01, 17).

2. Klonen (Klonieren)

Beim Klonen wird unterschieden zwischen t h e r a p e u t i s c h e m K l o n e n menschlicher embryonaler Stammzellen, um körpereigenes Gewebe, Medikamente, Organe zu gewinnen. Man benötigt eine Körperzelle, entkernt diese, setzt den gewonnenen Kern in eine entkernte Eizelle. Ein Embryo entsteht, der in der Petrischale verbleibt, wo er mit Nährstoffen und Wachstumsfaktoren zur Zellteilung angestoßen wird. Wenn durch Zellteilungen am 5./6. Tag das Stadium der Blastocyste erreicht ist, dann werden aus der Zellmasse im Inneren dieses Hohlkörpers, aus der sich ein Kind entwickeln kann, die embryonalen Stammzellen gewonnen. Der Embryo wird dabei zerstört. Die gewonnenen embryonalen, pluripotenten Stammzellen lassen sich mittels Nährlösungen und Steuerungen zu einem bestimmten Gewebe (oder gar zu einem Organ wie etwa einer Niere) für den Körperzellen-Spender entwickeln:

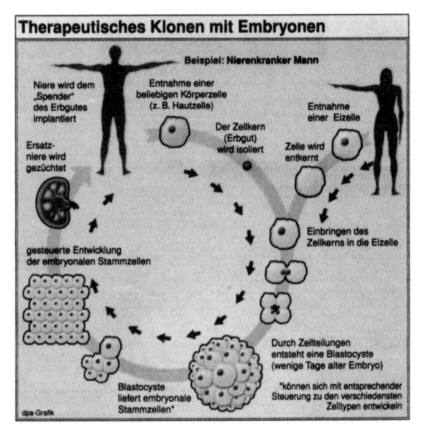

Therapeutisches Klonen mit Embryonen

Beispiel: Nierenkranker Mann

Niere wird dem „Spender" des Erbgutes implantiert

Entnahme einer beliebigen Körperzelle (z. B. Hautzelle)

Entnahme einer Eizelle

Der Zellkern (Erbgut) wird isoliert

Ersatzniere wird gezüchtet

Zelle wird entkernt

Einbringen des Zellkerns in die Eizelle

gesteuerte Entwicklung der embryonalen Stammzellen

Durch Zellteilungen entsteht eine Blastocyste (wenige Tage alter Embryo)

Blastocyste liefert embryonale Stammzellen*

*können sich mit entsprechender Steuerung zu den verschiedensten Zelltypen entwickeln

dpa-Grafik

Von diesem therapeutischen Klonen unterscheidet man das r e p r o d u k t i v e K l o n e n als Herstellung genetisch identischer Menschen oder Tiere. Hierzu gibt es zwei Verfahren:

Zum einen das *Dolly-Verfahren* von 1997, wonach eine (unbefruchtete oder befruchtete) Eizelle entkernt und mit dem Kern einer Körperzelle des zu klonenden Menschen bzw. Tieres versehen und in die Gebärmutter der Spenderin bzw. einer anderen Frau oder eines anderen weiblichen Tieres eingepflanzt wird.

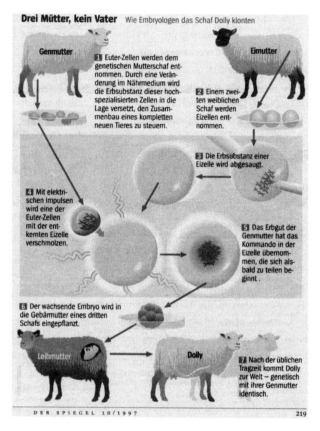

Drei Mütter, kein Vater Wie Embryologen das Schaf Dolly klonten

Genmutter

1 Euter-Zellen werden dem genetischen Mutterschaf entnommen. Durch eine Veränderung im Nährmedium wird die Erbsubstanz dieser hochspezialisierten Zellen in die Lage versetzt, den Zusammenbau eines kompletten neuen Tieres zu steuern.

Eimutter

2 Einem zweiten weiblichen Schaf werden Eizellen entnommen.

3 Die Erbsubstanz einer Eizelle wird abgesaugt.

4 Mit elektrischen Impulsen wird eine der Euter-Zellen mit der entkernten Eizelle verschmolzen.

5 Das Erbgut der Genmutter hat das Kommando in der Eizelle übernommen, die sich alsbald zu teilen beginnt.

6 Der wachsende Embryo wird in die Gebärmutter eines dritten Schafs eingepflanzt.

Leibmutter

Dolly

7 Nach der üblichen Tragzeit kommt Dolly zur Welt – genetisch mit ihrer Genmutter identisch.

DER SPIEGEL 10/1997   219

Beim anderen Verfahren wird eine befruchtete Eizelle im 4-Zell-Stadium geviertelt, und die vier totipotenten Zellen werden in die Gebärmutter der Spenderin bzw. einer anderen Frau oder eines weiblichen Tieres eingepflanzt. Oder man stimuliert eine der vier Zellen zur Teilung, die drei anderen werden implantiert usw., so dass auf diese Weise eine fortschreitende Anzahl von Klonen entstehen kann. Dass mehrere Kinder aus einer einzigen befruchteten Eizelle als Embryonen heranwachsen können, ist bei eineiigen Zwillingen oder Drillingen und Vierlingen bekannt. Zur Terminologie folgendes: Manche sprechen dann von „Synklonen", wenn zwei oder mehrere aus einer befruchteten Eizelle stammende Embryonen heranwachsen, gleichzeitig geboren werden und zusammen aufwachsen, und von „Metaklonen" im Fall des Kernaustausches (Zang, Henn 585f.).

In Deutschland sind alle diese Verfahren verboten. Erlaubt ist seit dem 28. Juni 2002 lediglich die eingeschränkte Einfuhr und Verwendung embryonaler Stammzellen zu Forschungszwecken, wenn (a) „die embryonalen Stammzellen in Übereinstimmung mit der Rechtslage im Herkunftsland dort vor dem 1. Januar 2002 gewonnen wurden und in Kultur gehalten werden oder im Anschluss daran kryokonserviert gelagert werden (embryonale Stammzell-Linie), (b) die Embryonen, aus denen sie gewonnen wurden, im Wege der medizinisch unterstützten extrakorporalen Befruchtung zum Zwecke der Herbeiführung einer Schwangerschaft erzeugt worden sind, sie endgültig nicht mehr für diesen Zweck verwendet wurden und keine Anhaltspunkte dafür vorliegen, dass dies aus Gründen erfolgte, die an den Embryonen selbst liegen, (c) für die Überlassung der Embryonen zur Stammzellgewinnung kein Entgelt oder sonstiger geldwerter Vorteil gewährt oder versprochen wurde", und wenn der Einfuhr und Verwendung keine gesetzlichen Vorschriften, insbesondere solche des Embryonenschutzgesetzes, entgegenstehen (StZG § 4.1. a – c. 2).

Das r e p r o d u k t i v e K l o n e n wird in den meisten Ländern der Welt abgelehnt. Aber die Einstellungen und rechtlichen Regelungen der einzelnen Länder bewegen sich in der Bandbreite vom Verbot sogar der künstlichen Befruchtung in vitro und der damit verbotenen Gewinnung von Eizellen in Irland, so dass in diesem Land das Problem des reproduktiven Klonens erst gar nicht entstehen kann, bis zu Klonierungsversuchen und angeblichen Klonierungserfolgen mit Menschen etwa in China oder auch in den USA. In den USA sind solche Forschungen im Gegensatz zu privat geförderten bei öffentlichen Subventionen meist mit deutlichen Restriktionen verbunden, so dass nach der Absicht der Regierung Bush Klonen nicht nur nicht gefördert werden soll mit öffentlichen Mitteln, sondern dass ein absolutes generelles Klonierungsverbot ausgesprochen werden soll.

Derzeit weiß niemand über den Stand des reproduktiven Klonens genau Bescheid, denn sowohl gelungene Versuche wie etwa im Fall Dolly werden seriös veröffentlicht, aber auch angeblich gelungene Erfolge werden ebenfalls in Medien lanciert. Andere halten ihre Versuche und das Gelingen von Klonierungsexperimenten geheim. Gründe für solche Verhaltensweisen gibt es viele: Es geht um das Einhalten bzw. um das Überschreiten von Gesetzen, um Fördermittel, um diskrete Absprachen mit Firmen und Konzernen zwecks Anwendung und Verwertung in neuen industriellen Klonierungsverfahren. Mit dem Ziel wissenschaftlicher Reputation und entsprechenden Finanzierungsmitteln hat der geheim gehaltene Weg zum Nobel-Preis zu tun. Gesellschaftlich steht und fällt eine solche Forschungsanwendung des reproduktiven Klonens mit der not-

wendigen Akzeptanz durch die gesellschaftliche Mehrheit, was sich in einer entsprechenden Gesetzgebung und Rechtsprechung niederschlüge. Dabei sind juristisch bestehende Verbote, etwa in Deutschland vom Embryonenschutzgesetz
und Stammzellgesetz her, zu beachten. Diskussionen um die Vorstellung von
der unantastbaren Würde des Menschen sind bereits eingeläutet, wenn man an
die neueste Auslegung des Grundgesetzes Artikel 1 im Grundgesetzkommentar
Maunz/Dürig vom Frühjahr 2003 durch Matthias Herdegen denkt, der die Menschenwürde nicht mehr als Spannung von lebendiger Einzigartigkeit eines jeden
Menschen und der dadurch evozierten Verpflichtung zur Achtung eben dieser
Lebendigkeit durch andere Menschen auffasst, sondern Menschenwürde in der
juristischen Fassung dieser Verpflichtung als positives Recht aufgehen lässt und
die uns allen entzogene, materialiter nie „als solche" darstellbare Lebendigkeit
wegstreicht.

Justizministerin Brigitte Zypries hat in ihrer Rede am 29. Oktober 2003
beim Humboldt-Forum in Berlin zwischen der absolut geltenden Menschenwürde und dem gestuften Recht auf Leben differenziert, um den Embryo als entste-
hend-werdenden Menschen statt Menschen im Werden bestimmen und somit
den Status des Embryos über die bisherige Gesetzeslage hinaus „ausdehnen" zu
können. (Dies sind wahrscheinlich Beispiele für den sich derzeit vollziehenden
Wandel im Rechts- und Ethikverständnis, nämlich von dem mitteleuropäisch-
kantianischen, eher rational-deduktiv orientierten Ethik- und Rechtsverständnis
hin zu einer utilitaristisch geprägten, eher angloamerikanischen, an Einzelfällen
orientierten Ethik- und Rechtskonzeption.) Dann kann das Klonen vielleicht
doch noch näher rücken, trotz aller verbalen Gegenbeteuerungen.

3.   Beweggründe der Klonierer

Im Folgenden geht es, wie bereits eingangs geschrieben, um so etwas wie eine
Typologie der Klonierer. Was sind Motive und Ziele, Beweggründe und Projektionen von Menschen, die selbst ein genetisch identisches Double haben oder
anderen ein solches bescheren möchten? Wir kennen alle solche Wünsche,
Phantasien, Sehnsüchte und Ängste, die im gegebenen Fall mit dem Verfahren
des reproduktiven Klonens verbunden sind und werden. Es interessiert jetzt
nicht die Frage, inwieweit die Technik des Klonens überhaupt schon funktioniert, also etwa die vermutlich an die 400 Versuche herangegangene Dolly-
Herstellung. Im Vordergrund stehen phänomenologisch erkennbare Beweggründe von Menschen, die an die wissenschaftliche Forschung und technische An-

wendung des Klonens von Menschen den Wunsch nach einem eigenen Klon richten. Was treibt diese Menschen an und um?

3.1. Der Größenwahnsinnige

David Rorvik hat in seinem 1978 erschienen Buch „In His Image" einen Multimilliardär auftreten lassen, der einen geeigneten Nachfolger für sein Imperium sucht. Da er sich selbst für den einzig brauchbaren Manager in dieser Sache hält, will er das reine Nachfolger-Ebenbild von sich selbst haben, was eben nur mittels Klonen geht. Bei geschlechtlicher Zeugung und Fortpflanzung würde ja der Zufall eine nicht voraussehbare Rolle spielen. Sein Genom würde sich mit Anlagen (s)einer Frau mischen, gleichsam verunreinigen. Also muss der Kern einer Eizelle durch den Kern einer Körperzelle des Herrn Multimilliardärs ersetzt werden und diese neu zusammengesetzte Eizelle (Embryo) einer Frau in die Gebärmutter implantiert werden. Als Erfolg hätten wir den einzig fähigen Boss wieder, immer noch, erneut vor uns.

Eine Allmachtsphantasie macht unseren Helden – es ist typischerweise ein Mann – empfänglich für den Größenwahn von sich selbst und in seinem Autismus blind für alle anderen Menschen und alles andere um ihn her. Er hat die Fäden in der Hand und den absoluten Überblick, er hat den ungetrübten Durchblick und den gültigen, weil festen Plan, und deswegen muss er am Steuer bleiben – auf ewig, damit wie im Fall der christlichen Vorstellung von der göttlichen Heilsgeschichte das Happy End garantiert bleibt. Doch stimmt dieser Vergleich in der Pointe nicht ganz: Während nämlich Gott als der ganz Andere zu uns Menschen die Heilsgeschichte bis zu deren gutem Ende bringen muss, garantiert der Boss gerade jetzt schon die permanente Präsenz seiner selbst und produziert das ewige Ende der Erfolgsgeschichte (so dass Hegels und etwa Fukuyamas Vorstellung vom Ende der Geschichte mit dem Klonen exemplifiziert wäre). Die in unserer christlichen Tradition für unsterblich gehaltene Geist-Seele wird ihres bisherigen Jenseitsursprungs und Jenseitszieles entkleidet und zum Erbgut in Gestalt des Zellkerns biologisiert, inkarniert (so wie Ray Kurzweil die Unsterblichkeit der Informationssoftware annimmt). Die unaufhebbare Spannung von Gott und Mensch, zwischen dem anderen Menschen und mir, von Leben und Tod soll vereindeutigt werden in dem systemkonformen, erfolgsaffirmativen milliardenschweren Autisten. Nach seinem eigenen Bild und zu seinem eigenen Bild schuf er seinen Manager-Nachfolger, weil er selbst so überlebt, indem er sich zugleich durch Klonen überflüssig macht. Ob er dies gemerkt hat?

In diesem Dilemma, so lässt sich vermuten, stehen alle Fundamentalisten oder Vertreter unfehlbarer Wahrheiten. Sie verwalten eine ewig gültige Wahrheit und wünschen sich sicherlich, dieselbe Ewigkeit in eigener Person zu erhalten, zu repräsentieren, zu verbürgen. Wer auf Ewig-Gleiches setzt, der gibt sein leiblich-sterbliches kontingentes Leben auf für Gleiches: der Klon ist der Gleiche (Selbige) von mir und macht mich überflüssig, denn allein Vielfalt, Verschiedenheit, Differenz machen unser Leben und Zusammenleben aus. Gleichheit ist nur sinnvoll als gesellschaftlich gewollte, politisch entschiedene und juristisch kontrollierte Schutzmaßnahme für die vorausgehende Einzigartigkeit eines jeden Menschen. In religiöser Tradition wird von Geschöpflichkeit, Lebendigkeit, Ebenbildlichkeit mit dem Schöpfer gesprochen. Diese überschießenden Formulierungen und Bilder möchten auf die Einzigartigkeit, Selbstständigkeit, auf das Erwähltsein eines jeden Menschen durch Gott (oder göttliche Kraft) hinweisen. Und selbst wenn Gott die Rippe Adams zum Material für Eva als „Männin" nimmt, dann soll damit keinerlei biologische oder magische Verwandtschaft im Sinne einer „Klonin" ausgesagt sein, sondern es geht in diesem Text aus Genesis 2 (Jahwist) in diesem Punkt um eine Legitimierung patriarchaler Lebensordnung (im Widerstreit mit einer matrilinearen Tradition in Genesis 2,24). Vielleicht steht das patriarachale Legitimierungsverfahren auch hinter der Vorstellung von den Kopfgeburten des Zeus, der sich dabei selbst reproduziert, ohne Hera oder andere Partnerinnen. Davon handelt der nächste Abschnitt.

3.2. Der patriarchale Ich-Verdoppler

Aber vielleicht ist das Klonen doch ein typischer Männerwunsch? Simone de Beauvoir schrieb, dass „Mann" und „man" Homonyme, also akustisch nicht zu unterscheiden seien. Damit meinte sie, dass der Mann mit sich identisch sein könne, sich nur auf sich selbst beziehen müsse und entsprechend in einer permanenten Selbstbezüglichkeit oder gar Selbstverdopplung lebt. Der Klon gehört, so lässt sich folgern, in diesem patriarchalen Handlungs- und Denksystem zum selbst-reflexiven Kreislauf.

Man könnte hier einwenden, dass vor allem in der Literatur das Double für die Ablehnung der selbstbezüglichen Einheitsidee steht und den Glauben an die Einzigartigkeit stärke (Poggenpohl 61). Schon Freud hatte die „Ich-Verdopplung" auf das Anklopfen des Repräsentanten des Unbewussten bezogen, also darauf aufmerksam gemacht, dass wir unseren Doppelgänger in uns und außerhalb von uns niemals abschütteln können. Wird er nun im Klon einholbar? Werde ich für mich selbst transparent im Klon? Oder ist dieses Klonen die Fortsetzung der schon immer bestehenden Doppelgängerschaft mit biotechnischen Mitteln in der fatalen Annahme, dass ich mir auf diese Weise durch Aufhebung meines Freudschen Doppelgängers im biotechnologisch produzierten Doppelgänger näher käme? Was oder wer sind die zwei Seelen in meiner Brust (Goethe)? Muss ich in der Informationsgesellschaft nicht ständig ein Anderer sein – also genau nicht der Klonier-Narzisst, sondern eher umgekehrt allzeit bereit, geklont zu werden? Der Schock trifft tief, selbst nur stets als Klon der Anderen gebraucht zu werden und als geklonter Informationsträger oder Informationsklon leben zu müssen. Dann ist der Wunsch, sich selbst zu klonen, der unmögliche Versuch, im Übergang von Ich und Mich, also in der Ich-Jagd (P. Gross), bestehen zu können. Wir möchten den Klon-Spiegel zugleich haben und ihn zerstören.

Auch im Spiegel kann ich mich selbst nicht sehen; auch im Klon kann ich mich selbst nicht wahrnehmen. Dies geschieht, wenn der einzigartige, fremde Andere meine Double-Verhaftung aufhebt und seine Fremdheit zum entzogenen Spiegel meiner Wahrnehmungen und Selbstwahrnehmungen wird. Den Gegentext hat Michel Houellebecq in seinem Buch „Elementarteilchen" (1997) geliefert. Etwa im Jahr 2030, nimmt Houellebecq in seinem Roman an, werde es der Menschheit gelingen, sich selbst durch Klonieren abzuschaffen. Genetische Doppelgänger werden die Erde bevölkern. Aber dabei gelte „Einzigartigkeit trotz Gleichheit".

3.3. Der Narzisst

Ich kann mich selbst nicht sehen, also muss ich auf den Wasserspiegel schauen. Ich kann mich selbst nicht von außen sehen, also muss ich mich fotografieren lassen oder noch authentischer: klonen lassen. Dann kann ich mich selbst anfassen an meinem Klon-Double und weiß, wie ich mich anfühle. Aber dies ist doch eine Täuschung, weil mein Klon eine eigene, eigenständige, einzigartige Person ist, trotz unserer hohen genetischen Ähnlichkeit. Im Wunsch nach dem zweiten Ich kreuzen sich wohl Selbst-Liebe und Selbst-Hass. Vielleicht lässt sich durch Klonen die Differenz von Ich und Mich, von entzogenem Selbst und sich selbst erfahrbarem und zu gestaltendem Selbst im Nachhinein, „von rückwärts", mit technischen Mitteln, weil es mit den eigenen „natürlichen" Mitteln nicht geht, überwinden in einer Art Ich-Jagd. So würde das Ich sich seiner selbst im anderen geklonten Ich direkt, unvermittelt, spiegelbildlich ohne „Zwischenschaltungen" begegnen. Die Höchstform der Empathie in der klonierenden Verdoppelung wäre erreicht, die sonst eben nicht gelingt, wenn wir uns in fremdenanderen Menschen wieder finden, mit ihnen mitfühlen, sie verstehen und schlussendlich mit ihnen eins sind – in beiden Fällen in einer fast zwanghaften Allmachtsphantasie. Der störende Bruch zwischen Ich und Mich wäre geschlossen. Harmonie könnte wieder einkehren; paradiesische Ganzheitlichkeit würde wieder erfahrbar werden. Ob ich mich in meinem Klon tatsächlich in mich selbst transparent auflösen kann? Ob ich mich in meinem Klon vergessen kann? Was mache ich dann als Selbst-Vergessender?

Der Narzisst hätte vielleicht noch einen weiteren Grund, sich als Klon zu verdoppeln. Er findet Verstärkung gegen die Kränkungen der Welt. Er baut auf „seine" gemeinsame Stärke. Er teilt seine Probleme allein schon dadurch, dass er seine Selbstgespräche an sein Ich-Double richten kann, das ihm ohnehin transparent ist oder auch zur gemeinsamen Transparenz verhelfen soll. Könnte der Klon zum Offenbarer meiner selbst werden? Gerät der Klon in die Rolle des Messias? Jede und jeder wird sich im Klon zum eigenen Gott oder Göttin im Sinne von Transparenz und Offenbarung? Mit Horst Eberhard Richter können wir in diesen Wünschen nach einem Klon die allmachtsphantasierte Selbstinthronisierung des Menschen zu einem „Gott" sehen, der gegenüber der jesuanischen Erfahrung und Vorstellung eines mitleidenden Gottes teilnahmslos, apathisch, solipsistisch, autistisch geworden ist. Will ein Mensch in seinem Klon, mit Freud gesprochen, sein eigenes Unbewusstes vorstellig und verfügbar machen? Der Klon ist dann Figuration der neuzeitlichen (patriarchalen) Bemächtigungsmentalität, die dem Anderen, Fremden, Unbewussten den Garaus machen möchte.

Eine weitere Erfahrung könnte zum Klonieren treiben: der Schrecken der Machtlosigkeit. Es ist der bereits angesprochene tiefe Schock, nicht „Herr" im eigenen Haus (des Unbewussten) zu sein, permanent durch die mit der Geburt manifeste totale Abhängigkeit von anderen Menschen und von der Natur, nämlich von Licht, Luft, Sonne und Nahrung usw., gekränkt zu werden. Wir suchen Schutz vor diesem Trauma, im Extremfall durch Suizid oder durch Klonen. Der Klon soll uns das Trauma unserer Geburt und des Geborenseins stellvertretend abnehmen, tilgen, zum Verschwinden bringen – was real nicht geht. Der Klon ist ein Double unserer Phantasie, unserer Projektionen, unserer Opferungen. Da wir dieses „Double-Produkt" permanent wünschen, können wir dieses Begehren niemals auslöschen, wohl aber können wir die Stillung dieses Bedürfnisses durch Klonen als einen irreführenden Weg ablehnen, etwa juristisch durch das Verbot des Klonens.

3.4. Der Sehnsüchtig-Einsame

Der Klon als prolongiertes Kuscheltier und Spielkamerad? Immerhin wäre er der identisch-vertraute Partner oder Partnerin. Man spart sich viel Ärger und weiß, was auf einen zukommt. Man kann infantil regredieren auf Altbewährtes und muss sich nicht Neuem, Fremdem anstrengend aussetzen. Die Zuordnung ist auch klar: Der „Zweitgeborene" hat zu gehorchen, verdankt er oder sie als Wunschkandidat oder Wunschkandidatin doch das Leben dem Regisseur oder der Regisseurin. Endlich habe ich alle Macht über einen Menschen, gleichsam göttliche Schöpfungs-, Verfügungs- und Allmacht und zwar letztlich sogar über zwei Menschen, nämlich mich selbst als Urheber und über den Klon. Diese Wunsch- und Erwartungs-Erfahrung scheint mir typisch für unsere Zeit, in welcher der Unabhängigkeits-Individualismus der Aufklärung durchschlägt und die Selbstinszenierung auf der Folie anderer Menschen zum Selbstzweck macht. Und zwar auf der Folie möglichst des selbst gewählten, deswegen bekannten Partners oder der Partnerin „auf Zeit", wie es Ulrich Beck mit der irdischen „Nachreligion der Liebe" umschreibt (Beck, Beck-Gernsheim 222–266). Und wenn diese Zweier-Erfahrung noch zu stark außenorientiert und auf gelingende oder scheiternde Partnerschaft bezogen bleibt, dann geschieht Selbstinszenierung eben auf der Folie des eigenen Innen. Und da dies offensichtlich auch nicht gelingen will und kann, wäre es doch ein Versuch mit dem Klon wert. Gegenüber der virtuellen Realität, in der ich mich unendlich vervielfältigen kann, bringt diese Vervielfältigung ein lebendiges zweites Ich, ein Gegenüber-Ich hervor.

Verstärkt dieser hergestellte Klon aber nicht die Einsamkeit? Verdoppelt er sie gleichsam? Hört mit dem Klonen nicht auch die Sehnsucht nach weiteren Begegnungen auf? Soll das Double Einsamkeit aufheben durch Eindeutigkeit, Ausschaltung von Kontingenz und Fremdem, von Zu-Fall, von Leben und Tod? Wird uns durch technische Klon-Verdoppelung nicht immer mehr abgenommen, damit wir gleichzeitig immer mehr davon benötigen – eine psychotechnokratische Falle, die wir irgendwann nicht mehr wahrnehmen (können)? Da hatte in der griechischen Sage Pygmalion mehr Glück: Als der Bildhauer, in der Legende zugleich König von Zypern, sich in seine wunderschöne, marmorne Statue leidenschaftlich verliebte und Aphrodite darum bat, diese abgebildete Frau doch lebendig haben zu dürfen, da hauchte Aphrodite (Venus) dieser Statue Leben ein und diese verwandelte sich in die schöne Galathea, wie Ovid in seinen „Metamorphosen" berichtet. Shaw hat diese „Schöpfungsgeschichte" auf Higgins und Eliza so übertragen, dass der Professor zum Dompteur wird, der vor

lauter Verwandlung seines Objektes Eliza diese gar nicht als Person wahrzunehmen vermag. Kann das Verhältnis zum eigenen Klon überhaupt ambivalent
sein, also offen und geschlossen zugleich, narzisstisch und zugleich dem Anderen zugewandt?

3.5. Der altruistische Spender und Designer

Im Folgenden geht es um ein Beispiel, wo Eltern als Klonierer nicht sich selbst,
sondern ihr Kind klonen ließen zwecks Heilung eben dieses Urbild-Kindes. Man
könnte diesen „Fall" natürlich auch so erzählen, dass ein kranker Mensch (El-
ternteil) sich klonen lässt, um mittels Organen oder Gewebe des Klons geheilt
werden zu können. Aber nehmen wir den „Fall" auf und fragen dann weiterge-
hend nach ethischen Implikationen des reproduktiven Klons.

Durch Zeitungen, Nachrichtensendungen und sonstige Medien rauschte
die Nachricht, dass ein Ehepaar einen Jungen hat, der an Blutkrebs erkrankt ist.
Heilungsversuche mittels Spenden anderer Menschen schlugen fehl und es blieb
der einzige Ausweg des reproduktiven Klonens zwecks therapeutischem Klonen: Man muss einen identischen zweiten Jungen herzustellen mittels des oben
beschriebenen reproduktiven Klonens, um eine kompatible (autologe) Spende zu
erhalten.

Wie mag den Beteiligten zumute sein? Die Eltern wollen in ihrer Ethik
des Heilens ein Medikament gewinnen in Gestalt eines geklonten Sohn-Sohnes.
Dieses Kind ist von vornherein geplant als Medikamenten-Spender. Sein Le-
benszweck ist entsprechend seine Opferung für den ersten Sohn, seine Funktionalisierung zu einem Ersatzteillager, in dieser Perspektive ähnlich dem Aus-
schlachten von Automobilen und anderer Maschinen. Wenn jetzt eingewendet
wird, dies sei bei der Organtransplantation auch der Fall, wenn Menschen Organe entnommen werden, dann muss geantwortet werden: dass dies nur möglich
ist mit Zustimmung des Betroffenen bzw. seiner engsten Angehörigen und dass
dies eben nicht möglich ist bei Kindern und bei nichteinstimmungsfähigen Menschen. Im vorliegenden Klon-Spende-Fall wird die Situation der Verwendung
sogar vorverlegt bis in die Entscheidung der Eltern zu einem Kind. Die unan-
tastbare Würde dieses Klon-Kindes als Mensch wird angetastet zwecks seiner
Verwendung zum Heilungsprozess des ersten Sohnes.

Was mag zwischen den Beteiligten ablaufen? Die Eltern sind gekränkt
dadurch, dass sie ihrem Kind nicht helfen können – und übertragen diese unge-
lebten Lebensanteile, die damit verbundenen Projektionen bis hin zum Helfersyndrom auf den Klon, der stellvertretend Hilfe leisten soll für die durch die El-

tern nicht leistbare Hilfe. Das erste Kind ist narzisstisch gekränkt, weil die Eltern ihm nicht helfen können, die ihrerseits durch Schuldgefühle zur Hilfe genötigt sind. Solche „Fälle" wären ohne Beratung und Begleitung sicher nicht durchzustehen, sollen die Beteiligten nicht untergehen in gegenseitigen Aggressionen.

Mit Jürgen Habermas und anderen ist festzuhalten, dass diesem Kind Menschenwürde laut Grundgesetz Art.1 zukommt, aber klar ist für viele ebenso, dass diese Eltern (und Ärzte bzw. Ärztinnen) mit dieser Instrumentalisierung des (Klon-)Kindes menschenunwürdig gehandelt haben. Wie kann man einem Kind erklären, dass seine Würde, sein Leben und sein Wert in einer durch Eltern erzwungenen Erbringung eines Spende-Opfers besteht, dass es sich einer Utilitätsaktion verdankt, nach der es von den Eltern gar nicht gefragt werden konnte? Man kann hier einwenden: Eltern, die sich ein Kind auf dem Weg der geschlechtlich-sexuellen Fortpflanzung oder mittels In-vitro-Fertilisation wünschen, können ihr Kind auch nicht vorher fragen, ob es überhaupt in die Welt gesetzt sein möchte. Hier handeln wir Eltern stellvertretend proleptisch, also offen, und alle Pränataldiagnostiken kommen nach der Entstehung des Embryos und sind nicht der Maßstab für ein Kind, genauer: für dessen Herstellung. Die Würde des Kindes und der Eltern bleibt im Fall der offenen Elternschaft gewahrt, in der Weise, dass keine Funktionalisierung zugelassen werden soll. J. Habermas hat in seiner Auseinandersetzung mit Reinhard Merkel als Grundsatzfrage formuliert, „ob es für eine Person gleichgültig ist oder ob es für ihr Selbstverständnis einen moralisch relevanten Unterschied macht, ‚auf welche Weise sie zu ihrem Genom gekommen ist' – durch Zufall, Bestimmung oder Willkür". Unser Genom erfahren wir nie abstrakt als einen Plan, sondern schon immer als „Herausforderung oder als ‚lähmendes' Schicksal", „teils als ermöglichende, teils als beschränkende Bedingungen". Aber „die willkürliche Verfügung über die genetische Ausstattung einer anderen Person würde ein Verhältnis zwischen dem Erzeuger und dem Erzeugten, zwischen genetischem Vor- und Nachbild begründen, das bisher unbekannt ist. Von dem bekannten in der personalen Beziehung weicht dieses Abhängigkeitsverhältnis dadurch ab, dass es sich grundsätzlich der Transformation in eine Beziehung unter normativ Gleichgestellten und Gleichzubehandelnden entzieht. Der Designer legt die Anfangsgestalt seines Produktes unwiderruflich und asymmetrisch fest, also ohne die grundsätzliche Möglichkeit eines Rollentauschs". Entsprechend geht es um die verfassungsrechtliche Frage, „ob ein Typ von Herstellungsverfahren erlaubt sein soll, mit dem (wenn meine Analyse stimmen sollte) eine notwendige Voraussetzung für die normative Gleichstellung aller Rechtspersonen verletzt werden würde". In diesem Sinne hat Fukuyama es als unmoralisch bezeichnet, wenn unnatürliche Verwandtschaftsbeziehungen zwischen Eltern und Kindern geschaffen würden – wobei ein Klon stets ein Kind ist, weil ja z.B. ein Erwachsener sich nicht ein gleichaltriges „Abbild" klonen kann.

3.6. Der Klon-Opferer

Wenn wir Menschen mimetisch lernen, dann sind wir auf die Anderen angewiesen (R. Girard, W. Burkert, W. Benjamin). Und wenn wir uns die anderen Menschen, an und mit denen wir lernen und dabei schon immer in Konkurrenz treten, unsererseits selbst herstellen, dann am besten doch in Gestalt des Klon-Doubles von uns selbst, weil wir dadurch hinter das Geheimnis unseres Menschseins gelangen könnten. In der mimetischen Zwangshandlung möchten wir mit dem Anderen, am besten letztlich mit uns selbst ähnlich, ja möglichst identisch werden, weil damit das Ziel des Lebens, nämlich die Offenlegung unseres Lebens gleichsam von außen erreicht wäre. Im Klon stellen wir uns still, um in eine ewige Einheit – in Wirklichkeit aber in eine regressiv-infantil phantasierte Welt einzugehen. Die mit anderen Menschen mögliche Ähnlichkeit käme im Klon zur Gleichheit (Selbigkeit). Der Klon ist die eigentliche Todesfalle für den Klonierenden. Der Klon personifiziert die Kanalisation und Ableitung von (masochistischer) Aggression, die sonst die eigene Person treffen und zerstören würde. Der Klonierer macht seinen Klon zum Opfer seiner selbst in der Duplizität und zugleich zum Retter seiner selbst, der ihm von außen seinen Sinn und die Erfüllung seines Lebens bringen soll. Ob man dann noch von „Paarseele" oder ähnlichen Gemeinsamkeiten, die ohnehin immer nur imaginativ unterstellte und niemals „reale" Gemeinsamkeiten sein können, sprechen möchte denn „können" geht gar nicht, ist eher irreführend als aufschließend.

Ein weiterer Gedanke tut sich in dieser Perspektive auf: Der Klon kann als Art Fahrplan und als Sinn-Enthüller für das Lebenskonzept des Klonierenden stehen. Dies ließe beiden aber kein Eigenleben, keine Chance für eigene Lebensentwürfe. Hegel hatte die Beziehung sich begegnender Menschen symmetrisch „auf gleicher Augenhöhe" so beschrieben, dass beide Menschen schon immer durch die dialektische Reflexionsbewegung identitätsphilosophisch (und durch den Welt-Geist theologisch-pantheistisch) miteinander verbunden sind. Setzen wir einmal statt Reflexion (und Weltgeist) die Technik des Klonens ein, dann wäre zwischen Klonierer-Urbild und Klon-Abbild gleichsam eine technologische (und eine genetisch-biologische) Identität schon immer von außen vorhanden. Klonierer wie Klon träten sich nie als Fremde, als eigenständige Menschen in ihrer Alterität gegenüber (wie J. Habermas in ähnlicher Weise den Freiheitsverlust im Begegnungsmodus des Klonens beschrieben hat). Die Mimetik würde durch den Klon in beiderseitige Selbstidentifizierung (im Sinne von Hegels Geist-Philosophie) aufgehoben sein. Klonierer und Klon werden sich gegenseitig zum Opfer.

3.7. Der Erotik- und Sex-Töter

Houellebecq lässt in seinem Buch „Elementarteilchen" (353) die These vertreten, „dass gerade die genetische Individualität, auf die wir aufgrund eines tragischen Irrtums so lächerlich stolz waren, die Quelle fast all unserer Leiden sei". Also: Klonieren und die erotisch-sexuelle Fortpflanzung abschaffen. Der Liebes-Klon per Labor. Der Übergang in die erotik- und sexuallose Reproduktion geschieht mit dem Übergang in eine männlich dominierte Vision und Gestaltung von Gesellschaft, in welcher Erotik und Sexualität als „potenziell subversives Wirkmoment ausgeschaltet" werden (Wulff 210).

Aber zugleich erscheint der einmal produzierte Klon – ähnlich wie bei Frankensteins Homunculus-Fabrikation – als Störer, Monster, monströses Produkt der Technik. Er stört das Gewohnte, die Normalität, die berechenbare Individualität, die Identität – die es aber gerade nicht geben kann, weshalb das Monster auch zugleich als Retter, Helfer, Repräsentant für eine heile Welt gilt. (Das lateinische Wort monstrum bedeutet sowohl missgebildetes Wesen als auch göttliches Zeichen.) Es gibt das literarisch seit der Romantik geläufige Motiv, dass die Begegnung mit dem Doppelgänger ein Vorzeichen der baldigen Begegnung mit dem Tod ist. Klonen ist dann sowohl Selbst-Tötung mittels technischer Reproduktion des Selben als auch gerade als bewusst technische Reproduktion der Versuch, den Tod seinerseits zu überwinden, auszulöschen.

4. Epilogisches

Thomas Lemke hat eine aufreizende Vision formuliert: „Die alte religiöse Frage nach dem Schöpfer wird nun ganz profan in Rechtsbegriffen gestellt, eine Antwort im Urheberrecht und nicht mehr in der Bibel gesucht. Um den Menschen das Urheberrecht an ihrer DNA anzuerkennen, müsste der letzte Rest von Naturalität und Unverfügbarkeit getilgt werden. Die gesamte individuelle Existenz ist dabei weniger als biologisch determiniert denn als kulturell designed aufzufassen. Sie soll als eine ‚Arbeit an sich' begriffen werden, als Gegenstand einer singulären Produktion und Reproduktion: Der Einzige ist sein Eigentum. Warum also sollte es nicht in Zukunft zu einer Selbst-Vermarktung und Wert-Schöpfung in einem existentiellen Sinn kommen? Wenn Gott heute kein ernstzunehmender Kandidat für die Urheberschaft ist, so könnte möglicherweise Madonna demnächst von den Lizenzeinnahmen ihrer ‚Klone‘ ganz gut leben" (FR vom 05.12.01, 17). Vielleicht ist die ganze Klon-Problematik viel einfacher: Klonen entspringt einfach der nicht zu bremsenden menschlichen Neugierde, die Augustin schon als Triebfeder auf dem Weg zur Neuzeit namhaft gemacht hat (lt. Hans Blumenberg). Und wenn wir es nicht machen, dann machen es eben andere. Aber dieser doch eher etwas harmlosen Meinung müssen die harten Fakten heutiger Wissenschaft und deren kommerzieller Verwendung angefügt werden. Reputation, Ruhm und Ehre, Geld und Gewinn sind die heute wichtigsten Marksteine auf dem Weg in eine mögliche Klon-Gesellschaft, auch auf Seiten der Wissenschaft. Und wenn ein Staat beschlösse, sich per Klonieren zu erhalten, sein „Humankapital" in eine bestimmte Richtung zu verändern, dann wäre dies in unserer Informationsgesellschaft schneller, billiger und sicher auch effizienter zu erreichen mittels einer Gleichschaltung durch implantierte Chips (zumal die Technik des Klonens viel zu unsicher ist).

Im Blick auf die genannten und mögliche weitere sichere Motive und Gründe für reproduktives Klonen soll die Anwaltschaft der Menschenwürde nochmals zu Wort kommen. Dem Klon fehlt, so hat etwa J. Habermas argumentiert, die Freiheit, sich gegen oder für eine solche Manipulation zu entscheiden (was insofern aber kurzschlüssig argumentiert ist, als die Alternative ein Kind ist, dessen Gene unmanipuliert aus Ei- und Samenzelle stammen und sich gemäß dem Zufall der Natur verbinden). Und entsprechend verstößt das reproduktive Klonen gegen die UN-Kinderrechtscharta vom 20. November 1989, die die Bundesrepublik Deutschland am 26. Januar 1990 in New York unterzeichnet hat, weil es die Nachkommen ihres Rechtes auf Einmaligkeit und Individualität und damit ihrer Menschenwürde beraubt und sie zu austauschbaren, manipulierten, bezweckten Objekten macht. Reproduktives Klonen macht es Menschen, etwa Eltern, – angeblich – möglich, Merkmale der geklonten Kinder auszusuchen, z.B. das Geschlecht, den Körperbau, die Haarfarbe, den Intelligenzquotienten und musische Begabungen usw. Das eigentliche Motiv wäre demnach die Verbesserung des Klonierers im Klon, also ein Verbesserungs-, Fortschritts-, Steigerungs- bzw. Abwahlverfahren je nach eigener Vorstellung eines verbesserten „Ich" (Sandel 2003). Das perfekte Kind als verobjektivierte Personifizierung des eigenen Lebensglücks? Dies läge in der Tat im Trend unserer nahezu autistischen Gesellschaft (Lempp 69ff.), in der nur noch hochintelligente Monaden Kindergarten- und Eliteschulplätze und Anwartschaften auf ein Universitätsstudium leistungsstark und erfolgreich erobern können. „Das Problem liegt ... in der Hybris der Eltern, in ihrem Bemühen, das Geheimnis der Geburt zu beherrschen. Selbst wenn das die Eltern nicht zu Tyrannen ihrer Kinder macht, wird es die Beziehung zu ihren Kindern beeinträchtigen. Die Eltern werden der Demut beraubt, offen für das ‚Anders-Sein' ihrer Nachkommen zu sein" (Sandel). Die Alterität des anderen Menschen, des Embryos so gut wie des Kindes und des Jugendlichen und des Erwachsenen, ist dessen und deren Würde – und diese Würde bleibt unantastbar, so dass wir ethisch, theologisch, politisch, juristisch usw. über die schon immer geschehenen, geschehenden und über die nach unseren Möglichkeiten zu vermeidenden Verletzungen der Menschenwürde diskutieren und entsprechende Vereinbarungen treffen müssen. Auf diese Weise können wir reproduktivem Klonen und Klonierern einen Riegel vorschieben.

Literatur:

Aurich, R./W. Jacobsen/G. Jatho (Hrsg.): Künstliche Menschen, manische Maschinen, kontrollierte Körper. Berlin 2000.
Beck, U.: Die Risikogesellschaft. Auf dem Weg in eine andere Moderne. Frankfurt/M. 1986.
Beck, U./E. Beck-Gernsheim: Das ganz normale Chaos der Liebe. Frankfurt/Main 1990.
Benjamin, W.: Über das mimetische Vermögen, in: Angelus Novus. Ausgewählte Schriften 2. Frankfurt/Main 1988, S. 96 – 99.
Burkhart, W.: Anthropologie des religiösen Opfers. Die Sakralisierung der Gewalt. München 1987.
Drux, R. (Hrsg.): Der Frankenstein-Komplex. Kulturgeschichtliche Aspekte des Traums vom künstlichen Menschen. Frankfurt/Main 1999.
Fukuyama, F.: Das Ende des Menschen. Darmstadt 2002.
Gebauer, G./Wulf, Chr.: Mimetische Weltzugänge. Soziales Handeln – Rituale und Spiele – ästhetische Produktionen. Stuttgart 2003.
Gebhard, U.: Natur, Tod und ökologische Krise – psychoanalytische Betrachtungen, in: G. Schaefer (Hrsg.): Das Elementare im Komplexen. Frankfurt/Main 1997, 49 – 62.
Girard, R.: Das Ende der Gewalt. Analyse des Menschheitsverhängnisses. Freiburg/Basel/Wien 1983, 14 – 142.
Gross, P.: Ich-Jagd. Im Unabhängigkeitsjahrhundert. Frankfurt/M. 1999.
Habermas, J.: Die Zukunft der menschlichen Natur. Auf dem Weg zu einer liberalen Eugenik? Frankfurt/Main 2001.
Härling, B.: Wären Sie gerne ein Klon? In den USA findet der Gedanke an ein Klonen des Menschen zunehmend mehr Akzeptanz, in: GID 129/Oktober 1998, 18 – 20.
Hauskeller, Chr. (Hrsg.): Humane Stammzellen. Therapeutische Optionen, ökonomische Perspektiven, mediale Vermittlung. Lengerich 2002.
Houellebecq, M.: Elementarteilchen. Köln 1999 (Paris 1998).
Jungk, R./H.-J. Mundt (Hrsg.): Das umstrittene Experiment – Der Mensch. 27 Wissenschaftler diskutieren die Elemente einer biologischen Revolution. München 1966 (London 1963).

173

Kaku, M.: Zukunftsvisionen. Wie Wissenschaft und Technik des 21. Jahrhunderts unser Leben revolutionieren. München 1998.

Kristeva, J.: Fremde sind wir uns selbst. Frankfurt/Main 1990 (es 1604).

Lempp, R.: Die autistische Gesellschaft. Geht die Verantwortlichkeit für andere verloren? München 1996.

Majo, G.: Das Klonen im öffentlichen Diskurs. Über den Beitrag der Massenmedien zur Bioethik-Diskussion, in: Zeitschrift für Medizinische Ethik 47 (2001), 33 – 52.

Meckel, Chr. (Hrsg.): Die Rechte des Kindes. Das Übereinkommen über die Rechte des Kindes. Mit 28 Radierungen von Chr. Meckel. Ravensburg 1994.

Poggenpohl, J.: Das Ich und sein Double, in: der blaue reiter 15 (1/02), 61 – 65.

Richter, H.-E.: Der Gotteskomplex. Die Geburt und die Krise des Glaubens an die Allmacht des Menschen. Reinbek bei Hamburg 1979.

Rorvik, D. M.: In His Image (New York 1978): Nach seinem Ebenbild. Frankfurt/Main 1978.

Sandel, M. J.: Kann denn Klonen Sünde sein?, in: FAZ vom 05.10.03.

Schäfer, D.: Präimplantationsdiagnostik. Diagnostik im Spannungsfeld zwischen Medizin und Ethik, in: Pharmazeutische Zeitung 148 (31. Juli 2003), 26 – 33.

Schmidbauer, W.: Hilflose Helfer. Über die seelische Problematik der helfenden Berufe. Hamburg 2001.

Schulze, G.: Die beste aller Welten. Wohin bewegt sich die Gesellschaft im 21. Jahrhundert? München/Wien 2003.

Silver, Lee M.: Das geklonte Paradies. Künstliche Zeugung und Lebensdesign im neuen Jahrtausend. München 1998.

Wulff, H.-J.: Zwischen Phantasie und Diskurs. Motive als Topoi in den Spielfilmen und journalistischen Texten der Gentechnik, in: Chr. Hauskeller (Hrsg.): Humane Stammzellen, a.a.O., 203 – 219.

Zang, K./W. Henn: Der geklonte Mensch – Ein Individuum?, in: R. v. Dülmen (Hrsg.): Entdeckung des Ich. Die Geschichte der Individualisierung vom Mittelalter bis zur Gegenwart. Wien 2001, 583 – 592.

Anwendungsfelder – Kontexte – Ausblick

Eva Pelkner

Genetisch ,unbefleckte Empfängnis' in der Retorte?
Zur Debatte um die Präimplantationsdiagnostik[1]

1. Was ist Präimplantationsdiagnostik (PID)?

PID ist eine Technik im Bereich der Reproduktionsmedizin, mit der im Labor Embryonen in einem frühen Entwicklungsstadium auf ihre genetischen Eigenschaften untersucht werden können.

1.1. Einzelzell-Diagnostik / Embryonenbiopsie

Im Rahmen einer Reagenzglasbefruchtung (In-vitro-Fertilisation – IVF) werden 1-2 Zellen einer befruchteten, sich teilenden Eizelle abgetrennt und auf genetische Abweichungen überprüft. Anschließend werden nur diejenigen Embryonen in die Gebärmutter der Frau überführt, welche die gesuchte Eigenschaft nicht zeigen; dieÜbrigen werden anderweitig verwendet oder vernichtet.

Der Einsatz der PID wird von der Bundesärztekammer (BÄK) für solche Paare empfohlen, die ein hohes Risiko tragen, ein Kind mit einer schweren erblichen Erkrankung aufgrund einer Chromosomenstörung oder der Veränderung eines einzelnen Gens zu bekommen. Für eine wachsende Zahl von Erbkrankheiten ist das verantwortliche Gen inzwischen bekannt. In Deutschland ist PID nicht ausdrücklich verboten, aber nach dem geltenden Embryonenschutzgesetz (EschG) praktisch nicht erlaubt.

1.2. Polkörperbiopsie

Hier handelt es sich um eine Variante der PID, die in Deutschland rechtlich zulässig ist, weil noch kein ,Embryo' im Sinne des EschG vorliegt. Die reife Eizel-

---

[1] Dieser Beitrag basiert auf einem Referat zum Workshop „Präimplantationsdiagnostik im europäischen Vergleich" im Rahmen der Grünen Sommerakademie „Macht Europa grün!" am 6. 9.2003 in der Akademie der Wissenschaften, Berlin.

178

le bildet vor der Befruchtung (im Vorkernstadium) ein Polkörperchen mit einem Extra-Satz ihres eigenen Erbmaterials. An diesem lassen sich Fehlverteilungen der mütterlichen Chromosomen zuverlässig feststellen, beim väterlichen Erbgut allerdings nicht[2].

2. Die aktuelle Debatte – Pro und Contra

2.1. Pro PID

Befürworter der PID argumentieren v. a. mit der *Leidvermeidung*, und zwar auf drei Ebenen:

a) Vermeidung von Nachwuchs mit schweren Erbkrankheiten (Leidvermeidung für Eltern und nichtgeborene Kinder): PID gilt als der einzige Weg, Eltern mit genetischer Vorbelastung zu einem gesunden eigenen Kind zu verhelfen. Die Anwendung soll auf Einzelfälle mit strenger Indikation beschränkt bleiben[3].
b) Verringerung der körperlichen und seelischen Belastung für die behandelte Frau: Eine ‚Schwangerschaft auf Probe' mit evtl. späterem Abbruch nach Pränataldiagnostik (PND[4]) soll vermieden und durch das ‚kleinere Übel' einer ‚Zeugung auf Probe' ersetzt werden.
c) Verbesserung der Erfolgschancen bei IVF, Erfüllung des Kinderwunschs: Da sich vorwiegend Frauen einer solchen Maßnahme unterziehen, bei denen altersbedingte gesundheitliche Veränderungen die Entwicklung einer Schwangerschaft beeinträchtigen oder verhindern können, will man vorher die Embryonen ‚bester Qualität' ermitteln. Auch bei der Anwendung der Polkörperbiopsie geht es v. a. um die Verbesserung der Erfolgsraten von IVF.

Weitere Argumente von PID-BefürworterInnen, die Gegenstand der Diskussion sind:

---

[2] Zur ausführlichen kritischen Auseinandersetzung mit PID vgl. z. B. Regine Kollek. Präimplantationsdiagnostik. Embryonenselektion, weibliche Autonomie und Recht. Tübingen 2000.
[3] Bundesärztekammer. Diskussionsentwurf zu einer Richtlinie zur Präimplantationsdiagnostik. In: Deutsches Ärzteblatt 97 / 2000, B-461-464.
[4] PND umfasst Untersuchungen und Eingriffe, die während einer bereits bestehenden Schwangerschaft im Leib der Frau durchgeführt werden, z. B. Fruchtwasseruntersuchung.

1. Aufgrund der Gleichsetzung von Embryonen ‚in vivo' und ‚in vitro' (die auch von PID-GegnerInnen zunehmend vertreten wird) sieht man einen Wertungswiderspruch zum § 218 StGB, demzufolge Embryonen im Labor strenger vor Zugriff geschützt seien als solche im Mutterleib. Daraus leiten KritikerInnen der gegenwärtigen Praxis mit unterschiedlichen Begründungen entweder die Forderung nach einer Verschärfung des § 218 StGB oder nach einer Liberalisierung der PID ab.

2. Durch die Verlagerung von biomedizinischen Eingriffen in Entwicklungsstadien *vor* der Verschmelzung von Ei- und Samenzelle in vitro (wie z. B. die Polkörperbiopsie) liegt ein ‚Embryo' nach Definition des EschG nicht vor und damit auch kein Verstoß gegen den Schutz der Menschenwürde. Die Dynamik medizinisch-technischer Entwicklungen fördert offenbar die Tendenz, bestehende gesetzliche Forschungs- und Anwendungshindernisse durch Neudefinitionen in rechtlich sensiblen Bereichen zu unterlaufen.

3. Der Gefahr einer Abwanderung von Betroffenen (und damit auch von Kliniken, Forschern und Fördergeldern) ins Ausland, wo Kontrolle noch weniger möglich ist, will man durch die begrenzte Zulassung der PID in Deutschland zuvorkommen. Auch wirtschaftliche Standortinteressen werden in letzter Zeit wieder offensiver vertreten.

2.2. Contra PID

zu a) Leidvermeidung, Beschränkung auf Einzelfälle:

Die o. g. Einzelzell-Gendiagnostik ist relativ unzuverlässig. Fehldiagnosen sind bereits dokumentiert. Neue Forschungsergebnisse stärken die Zweifel an Sicherheit und Sinn der PID selbst[5].

„Diagnostik" nennt sich etwas verharmlosend ein Vorgang, bei dem man einer befruchteten Eizelle im Acht-bis-zehn-Zellstadium die äußere Hülle aufschneidet und zwei dieser Zellen absaugt, um das Erbmaterial zu untersuchen. Das Entfernen von bis zu einem Viertel der Zellen sehen manche Experten kritisch, weil evtl. frühe Differenzierungen und Steuerungsprozesse innerhalb der Zellmasse dadurch beschädigt werden könnten. Dies könnte der Grund dafür sein, dass nach der PID viele Embryonen absterben. Weil die Genanalysen im Rahmen der PID lang dauern, müssen die Mehrzeller tiefgefroren werden. Ob Kinder aus PID-geprüften, tiefgefrorenen Eizellen bleibende Schäden davontra-

---

[5] Martina Lenzen-Schulte: Der geteilte Embryo. in: FAZ vom 26.05.2003, 40.

gen, wie etwa Verhaltensstörungen oder Lernschwierigkeiten, kann niemand ausschließen.

PID setzt überdies die künstliche Befruchtung durch eine sogenannte intrazytoplasmatische Spermieninjektion (ICSI[6]) voraus. Herkömmliche IVF erlaubt nämlich keine sichere Diagnose. ICSI birgt nach neuen Forschungen weitere Gefahren für den Embryo, wie z. B. ein höheres Missbildungsrisiko[7]. Kurz: PID fügt den Risiken der IVF die Risiken von ICSI und Einfrieren hinzu. Es ist also nicht auszuschließen, dass dieses Verfahren, das für sich in Anspruch nimmt, Leid zu vermeiden, indem es Erkrankungen (genauer: Kranke) verhindert, zukünftige Kinder – und im Übrigen auch Mütter – noch viel größerem Leid aussetzt[8].

Die Polkörperbiopsie gilt zwar als sicherer, da keine Zellanteile des Embryos weggenommen werden und weil sie ohne Einfrieren innerhalb eines Tages abgeschlossen sein kann. Sie eignet sich allerdings für genau jene ‚Hochrisikopaare' nicht, bei denen es auf die Untersuchung eines einzelnen Gens bzw. auf Merkmale beider Eltern ankommt. Eben diese stellen jedoch die Hauptlegitimation der Technik dar (Leidvermeidung). Hier müsste wohl auch nach den wirtschaftlichen Interessen von Kliniken und Forschungseinrichtungen gefragt werden.

Wie die Erfahrung mit anderen Verfahren wie etwa Ultraschall oder Pränataldiagnostik zeigt, lässt sich die ursprünglich intendierte enge Begrenzung der Technik auf wenige Fälle nicht durchhalten. International findet bereits eine massive Erweiterung des NutzerInnenkreises über die genannten „Hochrisikopaare" hinaus statt, z. B. auf Frauen, bei denen man durch Auswahl der ‚besten' Embryonen die Erfolgsaussichten der In-vitro-Fertilisation (IVF) erhöhen will[9]. Mit PID kann auch das Geschlecht des zukünftigen Kindes bestimmt werden. Außerdem kann sie bei der Feststellung genetisch mitbestimmter zukünftiger

---

[6] IVF-Variante, bei der ein einzelnes Spermium in die Eizelle eingebracht wird.

[7] Z.B. Beckwith-Wiedemann-Syndrom, das zu krankhaftem Organwachstum führt, wie es ähnlich bei kranken Klon-Tieren beobachtet worden ist.

[8] Zu neuesten Forschungsergebnissen vgl. auch Martina Lenzen-Schulte. Krank aus der Retorte. In: Spektrum der Wissenschaft, Dezember 2003, 36-44.

[9] Dieses Muster ist von der gesellschaftlichen Etablierung anderer Techniken wie z. B. des Ultraschall bekannt: Ein medizinisches Verfahren, das ursprünglich ausschließlich für eine begrenzte Gruppe von Menschen mit einem ganz bestimmten, eng umrissenen, seltenen Gesundheitsproblem entwickelt worden ist, wird sukzessive auf andere, letztlich womöglich alle Individuen (hier Frauen) ausgeweitet.

Anfälligkeiten für Zivilisationskrankheiten wie etwa Krebs oder Herz-Kreislauferkrankungen zur Auswahl gewünschter Eigenschaften verwendet werden.

Die gesellschaftlichen Folgen sind unabsehbar: Die Methode könnte zur ‚Regelvorsorge' für *alle* in vitro erzeugten Schwangerschaften werden – so war es im Übrigen von Robert Edwards, dem ‚Vater' des ersten Retortenbabies, auch gedacht. Es droht der Übergang von einer durch PND bereits möglichen ‚negativen Eugenik' (Verhinderung der Geburt erblich belasteter Kinder) zur ‚positiven Eugenik', mit der gezielt bestimmte Kinder mit gewünschten Eigenschaften zur Welt kommen sollen.

Die Anwendung von PID bedeutet eine vermehrte Rekrutierung von Eizellen und Herstellung von ‚überzähligen Embryonen'[10]. Sie ist für die biomedizinische Forschung von höchstem Interesse, weil sie auch Voraussetzungen für Keimbahnmanipulation und therapeutisches Klonen schafft[11].

Zu b) Entlastung der betroffenen Frauen

Es ist fraglich, ob PID für Frauen tatsächlich weniger belastend ist als etwa vorgeburtliche Diagnostik während der bereits bestehenden Schwangerschaft (PND). Da sie nur in Verbindung mit der Retortenbefruchtung (IVF bzw. ICSI) durchgeführt werden kann, enthält sie sämtliche Risiken dieser Behandlung, die seit langem von KritikerInnen moniert werden:

Nach wie vor sind die Erfolgsraten der IVF mit 15 – 20 % geborenen Kindern gering. Die körperlichen, psychischen, sozialen und wirtschaftlichen Belastungen durch die Behandlung sind für Frauen bzw. Paare sehr hoch. Vielfältige Risiken bestehen zudem bei der operativen Eizellentnahme, es kann zu hormoneller Überstimulation aufgrund mehrfacher Eizellreifung kommen, die im Vorfeld notwendige Hormonbehandlung kann ungeklärte Spätfolgen zeitigen. IVF birgt ein erhöhtes Risiko für Fehl- und Frühgeburten, Kaiserschnitt oder Mehrlingsschwangerschaften; Während der Schwangerschaft können vermehrt Komplikationen wie Bluthochdruck oder Blutungen auftreten, u. a. m.

---

[10] In vitro befruchtete Eizellen, die nicht in die Gebärmutter der Frau übertragen werden; die PID-Praxis macht eine noch höhere Zahl von ‚überzähligen Embryonen' nötig als ‚normale' IVF; vgl. Lenzen-Schulte. Der geteilte Embryo.

[11] Keimbahnmanipulation als eine Form der Gentherapie verändert gezielt die Gene von Zellen, deren Erbinformation an Nachkommen weitergegeben wird. PID kann Voraussetzungen für derartige Eingriffe schaffen.

Auf Grund der Fehlerhäufigkeit der PID empfehlen Ärzte zusätzlich Pränataldiagnostik nach Eintritt der Schwangerschaft, so dass eine spätere Abtreibung entgegen ärztlicher Versprechen durch PID gerade *nicht* ausgeschlossen
werden kann.

PID setzt bereits weitreichende Eingriffe bei ansonsten meist völlig gesunden Frauen voraus (IVF / ICSI) – und hat weitere zur Folge (PND, Abtreibung)[12]. Womöglich können Ärzte und Forscher hier davon ausgehen, dass
Frauen, die sich bereits auf IVF eingelassen haben, eine geringere Hemm-
schwelle gegenüber weiteren biomedizinischen Eingriffen haben. Die invasive
Kontrolle über den weiblichen Körper wird also durch die Vorverlegung von
Eingriffen nicht etwa minimiert, sondern im Gegenteil ausgeweitet.

zu c) Verbesserung der IVF-Erfolgsraten, Erfüllung des Kinderwunschs

PID wird immer häufiger nicht (nur) zur Vermeidung von Nachwuchs mit
schweren erblichen Krankheiten eingesetzt, sondern zur Verbesserung der geringen Erfolgsraten der Retortenbefruchtung. Da v. a. bei älteren IVF-
Teilnehmerinnen evtl. bestehende Chromosomenabweichungen die Entwicklung
einer Schwangerschaft verhindern können, will man vorher die Embryonen ,bes-
ter Qualität' auswählen. Forschungen zeigen allerdings, dass sich aus diesen
,Qualitätsembryonen' keineswegs öfter Schwangerschaften entwickelten als aus
unselektierten[13].

Auch hier erscheint das Ziel der Leidvermeidung – Erfüllung des Kinderwunschs – fragwürdig: IVF in Verbindung mit PID dient nicht der Erfüllung
eines unspezifisch-allgemeinen Kinderwunschs, sondern der Verhinderung eines
konkreten, potentiell kranken Kindes bzw. der Erzeugung eines ganz bestimmten ,Wunschkindes'.

Mit dem Argument der ,Leidvermeidung' lässt sich der Begründungszusam-
menhang zwischen PID und IVF jeweils nach Bedarf und Belieben verschieben:
Einerseits gilt IVF als eine Art notwendiges Übel, das zur Durchführung geneti-

---

[12] In Anlehnung an Marx könnte man hier von ,Technik heckender Technik' sprechen: IVF,
ICSI, PID und PND stellen ein ganzes Bündel von hochkomplizierten Verfahren dar, wobei
eine in unaufhörlicher Logik bereits die nächste aus sich selbst entlässt bzw. aus den technischen Zwängen, die sie selbst geschaffen hat. Es entsteht ein nahezu unendlicher, letztlich
selbstreferenzieller Kreislauf, der womöglich gar keine externen Begründungen mehr braucht.

[13] vgl. Schulte-Lenzen. Der geteilte Embryo.

scher Untersuchungen an Embryonen im Labor leider notwendig ist – andererseits dient die PID ihrerseits als ,Hilfstechnik' zur Verbesserung der Erfolgsraten der IVF, einer ansonsten nicht sonderlich erfolgreichen Behandlungsmethode bei unerfülltem Kinderwunsch.

3. Kritik an der aktuellen Debatte aus feministisch-ethischer Perspektive

Für PID-BefürworterInnen spielen die Bedürfnisse und Interessen von Frauen auf den ersten Blick eine entscheidende Rolle: Frauen haben die Hauptlast der Versorgung eines evtl. behinderten Kindes zu tragen (1.), sie müssen über die Anwendung von PND oder den Abbruch einer Schwangerschaft entscheiden (2.), Frauen in den Industrieländern gelten als Hauptnachfragende der IVF-Technik (3.).

Deshalb hier in aller Kürze *vier Einwände aus feministischer Sicht*:

1. In der Frauenbewegung werden Fortpflanzungsmedizin und Gentechnik seit den 80er Jahren ausgesprochen kritisch gesehen. Dabei haben sich Frauen immer gegen die Instrumentalisierung von Frauenbedürfnissen für Forschungsinteressen gewehrt. Der Kinderwunsch wurde stets im gesellschaftlichen Gesamtzusammenhang betrachtet und kritisch hinterfragt. In der Diskussion um ,Lebensbeginn' und Menschenwürde wurde die Abtrennung und Personalisierung des ,Embryo' auf Kosten der Frau – bisher zumindest – abgelehnt. Ebenso der Zugriff von Dritten auf isolierte Eizellen außerhalb des weiblichen Körpers, der nach wie vor zentrale Voraussetzung aller Reproduktionstechniken ist.
2. Die PID würde zwar in einigen Fällen weibliche Wahlmöglichkeiten bei Fortpflanzungsentscheidungen erhöhen, gleichzeitig aber auch soziale Zwänge zur Nutzung der Technik etablieren, welche Frauen in neue Entscheidungsnöte bringen. Eine Argumentation ausschließlich auf der Ebene individueller Bedürfnisse blendet die gesellschaftlichen Folgen dieser Technik aus. Die wachsende 'Sozialpflichtigkeit des Frauenkörpers' (I. Schneider[14]) könnte sich noch verschärfen,

---

[14] Vgl. Ingrid Schneider. Frauen als Rohstofflieferantinnen für Wissenschaft und Industrie – Ethische und gesellschaftliche Aspekte. In: Reprokult – Frauenforum Fortpflanzungsmedizin (Hg.). Reproduktionsmedizin und Gentechnik. Frauen zwischen Selbstbestimmung und gesellschaftlicher Normierung. Dokumentation der Fachtagung 15.-17.11.2001 in Berlin, Köln 2002, 76.

indem Frauen gegenüber der Gesellschaft zunehmend verantwortlich und zuständig gemacht werden für die Nachwuchsqualität – vor und nach der Zeugung ebenso wie vor und nach der Geburt.

3. PID verschärft das Bild von der Frau als ‚gläserner Brutkasten': Damit nach Verwendung all der teuren strapaziösen Technik nicht erst am Ende, nämlich bei der Geburt klar wird, ob das angestrebte Qualitätsprodukt auch tatsächlich *rausgekommen* ist, soll von vorne herein nur noch geprüfte Qualität per genetisch ‚unbefleckter Empfängnis' (R. Kollek[15]) in den Bauch *rein*kommen.

4. PID kann zur Geschlechtsselektion eingesetzt werden, wobei es ursprünglich nur um die Feststellung geschlechtsgebundener genetischer Krankheiten ging (z. B. Muskeldystrophie Typ Duchenne). Allerdings wird sie weltweit zunehmend zur allgemeinen Geschlechtsselektion aufgrund sozialer oder individueller Präferenzen angewandt[16].

Im Vorfeld einer gesetzlichen Regelung der PID muss sich das technikkritische Lager allerdings weiterreichende Fragen stellen, wie die Sozialwissenschaftlerin Petra Gehring mit Blick auf die feministische Diskussion m. E. zu Recht feststellt: Angesichts des massiven Interesses von Medizin und Wissenschaft an der Zulassung der PID beschränken sich KritikerInnen weitgehend auf ein Festhalten am geltenden EschG[17]. Von hier aus wird – zunehmend auch von Feministinnen, unisono mit Kirchen, konfessionellen Frauenverbänden, sonstigen Verbänden und konservativen ‚Lebensschützern' – weitgehend defensiv mit (vermeintlich?) konsensfähigen Begriffen wie ‚Lebensbeginn', ‚Embryonenstatus', Zuweisung von ‚Menschenwürde' unter Verweis auf Art. 1 GG u. ä. versucht, die Technikentwicklung wenigstens in geregelte Bahnen zu lenken.

Diese Strategien erscheinen mir aus (mindestens) zwei Gründen unzureichend:

1. Gesamteuropäisch lässt sich das bundesdeutsche Grundgesetz nicht ohne weiteres für alle Länder verbindlich machen. Es müssten andere Begründungslinien

---

[15] Regine Kollek. Innovation durch Grenzen: Ethische und soziale Leitlinien für die Forschung in Fortpflanzungsmedizin und Genetik. In: Reprokult..., 29 ff.

[16] Zum Problem der Geschlechtswahl, die zur Verstärkung bestehender Diskriminierungen aufgrund des Geschlechts führen kann, vgl. etwa Hintergrundinformationen bei Human Genetics Alert unter www.hgalert.org/whatsnew/ zur Entwicklung in Groß-Britannien.

[17] Petra Gehring. Feministischer Lebensschutz? Positionsverschiebungen im Vorfeld eines geplanten Fortpflanzungsmedizingesetzes. In: Feministische Studien 19 (2001) Nr. 1, 83-92.

für eine wirkungsvolle Technikkritik gesucht werden, die europaweit konsens-
fähig sind – evtl. die zukünftige EU-Verfassung oder die europäische Grund-
und Menschenrechts-Charta? Ein Ansatz etwa bei den Menschenrechten könnte
die vorrangig betroffenen Frauen wieder stärker ins Blickfeld rücken. Medizin
und Wissenschaft könnten evtl. stärker in die Pflicht genommen werden, nach
Alternativen zu suchen bzw. vor Einführung neuer Techniken und Therapien zu
prüfen, ob sie wirklich helfen, nicht schaden und keine unerwünschten sozialen
Folgen haben.

Eine Argumentation ausschließlich mit dem ‚Schutz des ungeborenen Lebens' stößt sich nicht nur an den Rechtsordnungen anderer (europäischer) Länder, sie kann auch zu einer aus feministischer Sicht bedenklichen Verschärfung
des geltenden § 218 StGB führen.

2. Feministische TechnikkritikerInnen neigen derzeit dazu, die gängige embryo-
zentrierte Ethik einer Koppelung der Menschenwürde an einen isolierten Mehrzeller im Reagenzglas zu übernehmen. Gehring warnt davor, den Streit um die
politische, technologische und moralische Steuerung der Fortpflanzung zu reduzieren auf einen Streit um das materielle Substrat der Reproduktionsmedizin, um
den ‚Status' ihres (vermeintlich) wichtigsten Objekts. So definieren die Techniken selbst den Gegenstand, um den es geht: Den Embryo als substanzielles, prä-
parierbares ‚Etwas'. „Die Zurückweisung von Zugriffen läuft dann hinaus auf
Objektschutz. Der Objektschutz aber, auch der feministische, bejaht das Objekt"[18].

Ähnlich wie Barbara Duden sieht Gehring eine massive Wahrnehmungsver-
schiebung von der Wirklichkeit namens Schwangerschaft zur Wirklichkeit namens Embryo. „Man ist generell übergegangen von einer Prozess-
Wahrnehmung zu einer Konzentration auf Substanzen. Diese Verschiebung
führt weg vom Bereich der (bedeutsamen) Erfahrungen und hin zur (ökonomisch, technisch, moralisch werthaltigen) ‚Sache'. [...] Statt von Verhältnissen,
Handlungen spricht man von Sachen, Gegenständen, auf die man zeigen kann."
Hierüber lässt sich leichter diskutieren als darüber, wie Machtbeziehungen funktionieren und welche Chancen die prospektive Kontrolle des Fortpflanzungsbe-
reichs wem wie neu eröffnet.

Dieser Vorgang lässt sich m. E. auch an evangelischen Stellungnahmen zu
Abtreibung und Fortpflanzungsmedizin beobachten: Hier verwandelte innerhalb

---

[18] Gehring, Feministischer Lebensschutz, 84.

186

der letzten 30 Jahre sich ein durchaus differenzierter Diskurs um das Stichwort ‚Konflikt' zunehmend in ein ‚Feststellen' von essentiellen Tatsachen, häufig unter Berufung auf eben jene biowissenschaftlichen Techniken, die es gerade ethisch zu bewerten gilt.

Europäische Theologinnen und Ethikerinnen haben mit dem Ansatz einer 'Weltsicht der Bezogenheit'[19] inzwischen den Versuch einer Neubestimmung des Menschenwürdebegriffs sowie eines technikkritischen Ansatzes unternommen, der Gehrings Kritik z. T. aufnimmt. Es geht hier um eine kontextsensible Ethik, die z. B. im Hinblick auf PID und ein neues Fortpflanzungsmedizingesetz neu über die Frage nachdenkt, ob auch der anfänglichen Bezogenheit der Menschen im genuinen ‚Zwei in Einer' (Ina Prätorius), dem 'lebendigen Zusammenhang' (M. Mies[20]) der Schwangerschaft Menschenwürde und damit Schutz zugesprochen werden soll[21].

Würde käme so nicht (nur) isolierten Individuen oder Mehrzellern zu, sondern ebenso den ‚Bezugsgeweben menschlicher Angelegenheiten' (H. Arendt[22]), auf die sie existentiell angewiesen sind – im Falle der Leibesfrucht dem über Tod und Leben entscheidenden Eingebundensein in Leib und Leben der schwangeren Frau. So gesehen würde die Freiheit der Frauen, ihre Keimzellen für Zwecke außerhalb ihres Körpers zur Verfügung zu stellen, ebenso fragwürdig wie die Freiheit der ForscherInnen, solche Zellen als Arbeitsmaterial zu betrachten[23].

Aufgrund ihres Zusammenhangs mit der Vorstellung der Gottebenbildlichkeit ist ‚Menschenwürde' nach jüdisch-christlichem Verständnis selbst ein

---

[19] Vgl. Ina Prätorius, Eva Pelkner, Michaela Moser u.a. Für eine Weltsicht der Bezogenheit. Salzburger Erklärung zur so genannten Bioethik, in: Michaela Moser, Ina Prätorius (Hg.). Welt gestalten im ausgehenden Patriarchat. Königstein/Ts 2003, 152-156.

[20] Maria Mies. Selbstbestimmung – Das Ende einer Utopie?. In: Paula Bradish, Erika Feyerabend, Ute Winkler (Hg.). Frauen gegen Gen- und Reproduktionstechnologien. Beiträge vom 2. Bundesweiten Kongress in Frankfurt am Main, 28.-30. 10. 1988. München 1989, 121 ff.

[21] Vgl. auch Günter, Andrea. Die weibliche Hoffnung der Welt. Die Bedeutung des Geborenseins und der Sinn der Geschlechterdifferenz. Gütersloh 2000; Ulrich-Eschemann, Karin. Vom Geborenwerden des Menschen. Theologische und philosophische Erkundungen (= Studien zur systematischen Theologie und Ethik Bd. 27) Münster 2000 .

[22] Hannah Arendt, Vita Activa oder Vom tätigen Leben (1958), München 1981, 171f.

[23] Zu einem qualitativen Freiheitsbegriff vgl. Dorry de Beijer. Bausteine für eine feministische Ethik der Fortpflanzung. In: Schlangenbrut 35 (1991), 13-16.

zutiefst beziehungshafter Begriff – kein Etikett, das man einer isolierten Einheit ‚Embryo' ankleben könnte. Diese oder andere formalhaft angeheftete Begriffe könnten degenerieren zu „abgegriffenen Parolen, deren Leere sich offenbart, sobald jemand ihrer spezifischen Bedeutung nachfragt"[24].

Beziehungsethische Ansätze als Alternative zu einer Substanz- oder Objektschutz-Ethik können allerdings selbst Gefahr laufen, abstrakt und abgehoben von gelebten materialen Zusammenhängen zu argumentieren. Dies zeigt sich m. E. an jüngeren Beiträgen evangelischer Ethiker wie Johannes Fischer und Klaus Tanner[25]. Wie die Verbindung bzw. Gleichzeitigkeit von ‚Materie / Substanz' und ‚Beziehung' im Kontext von individueller und kollektiver (Lebens-) Geschichte[26] ethisch reflektiert werden kann, ist eine spannende Frage, der sich die feministisch-theologische Bioethik intensiver widmen sollte[27].

Dabei muss sie – gerade vor dem Hintergrund der aktuellen Spar- und Umverteilungspolitik – verstärkt die Verbindung zur Sozialethik suchen und angesichts einer rasant fortschreitenden Entwicklung von Forschung und Technik Grundfragen feministischer (Bio-)Ethik neu stellen. Wenn etwa in Zukunft bereits die Herstellung von Ei- und Samenzellen im Labor, also vollständig unabhängig von unmittelbar Betroffenen (Frauen) massenhaft möglich wird[28], würde

---

[24] Vgl. Max Horkheimer. Zur Kritik der instrumentellen Vernunft. Frankfurt am Main 1985, 40.

[25] Zur kritischen Auseinandersetzung mit Positionen von Fischer, Tanner u. a. vgl. Eva Pelkner. Die Weltsicht aus der Petrischale. In: Zeitzeichen 11 / 2002, 8-10; Zur kürzlich bekannt gewordenen Position der Bundesjustizministerin Brigitte Zypries, dass dem in vitro erzeugten Embryo keine Menschenwürde zukomme, vgl. Robert Spaemann. Freiheit der Forschung oder Schutz des Embryos? In: Die Zeit Nr. 48, 20. 11. 2003, 39.

[26] den Zusammenhang von Bioethik und Biografie erörtert Rolf-Peter Warsitz. Verwerfungen und Spaltungen. Die Bioethik als Herausforderung für eine Ethik der Psychoanalyse. In: Psyche 11 / 2002, 1093-1121; diesen Hinweis verdanke ich Eva Bohn.

[27] Ansätze bietet u. a. Jürgen Habermas. Die Zukunft der menschlichen Natur. Auf dem Weg zu einer liberalen Eugenik? Frankfurt am Main 2001; inwieweit eine Berufung auf die ‚Lebensform Geborenwerden' (Karin Ulrich-Eschemann) zur Technikkritik geeignet ist, erscheint fraglich, da ja auch Kinder aus IVF / ICSI und PID von Frauen geboren werden – bisher zumindest ...

[28] Z.B. Ulrich Bahnsen. Eierstock aus der Retorte. Biologen haben im Labor künstliche Eier gezüchtet. Dieser Durchbruch hat gravierende Folgen für Fortpflanzungsmedizin und Bioethik. In: Die Zeit Nr. 20, 08.05.2003.

dies Verfahren wie PID aus Sicht einer feministisch-theologischen Bioethik zu-
stimmungsfähiger machen?

Thesen zu den Leitfragen des Workshops „PID im europäischen Vergleich"

Laufen die Entwürfe zur Regelung der PID in Deutschland auf die in der EU
mehrheitlich praktizierte Zulassung hinaus?
Vermutlich auf eine ‚typisch deutsche' (?) Ja- aber-Lösung, also eine Zulassung
unter Auflagen, die nach der kritischen Einschätzung von P. Gehring allerdings
in jedem Fall ein 'Ermöglichungsgesetz' sein wird: „Deregulierung bei Aufrecht-
erhaltung einiger symbolträchtiger Verbote mit offenen Regulierungsmöglich-
keiten. Im Mittelpunkt steht der kontrolliert hantierbare Stoff" – der 'Embryo'
(Gehring).

Werden wir entsprechend ein gesamteuropäisches utilitaristisches Ethik-Modell
bekommen statt einer (Wahrnehmungs-)Ethik der Menschenwürde im Sinne von
Kant und der christlichen Tradition?
Nein, aber mit einer vordergründigen Ethik des Helfens und Heilens bzw. einer
embryozentrierten, an einem abstrakten Personenbegriff orientierten Men-
schenwürde-Ethik allein lässt sich PID vermutlich nicht verhindern. Über eine
kurzatmige Gesetzgebungspolitik hinaus müssten sich alternative Denkansätze,
welche die Gesamtheit der biomedizinischen Techniken kritisch in den Blick
nehmen (z. B. feministische, theologisch-sozialethische), offensiver an der öffentlichen Diskussion beteiligen.

Da PID eugenische Selektion einschließt, muss die Frage nach unserem Bild
vom Menschsein, von menschlichem Zusammenleben und menschlicher Gesell-
schaft auf europäischer wie nationaler Ebene gestellt werden.
Welche politischen Mitbestimmungsmöglichkeiten auf europäischer wie nationa-
ler Ebene haben wir Bürger und Bürgerinnen und welche müssten geschaffen
werden?
Mitbestimmung würde voraussetzen, dass die BürgerInnen Europas biomedizinische Fragen überhaupt als gemeinsames politisches Problem wahrnehmen, das
nicht einer individualisierten schleichenden 'Eugenik von unten' überlassen werden darf.
Ähnlich wie bei den Auseinandersetzungen um Atomkraft und 'Genfood',
wo dieser Bewusstseinswandel v. a. mit Hilfe der Ökobewegung erfolgreich
vollzogen worden ist, könnte eine wichtige Aufgabe der GRÜNEN in der Dis-

kussion um die Biomedizin gerade in der kritischen Sensibilisierung der Öffentlichkeit liegen.

Wie verändert sich durch PID das Verständnis von Gesundheit und Krankheit?
Wie verändert sich zugleich das Verständnis ärztlicher Dienstleistung?
Krankheit und Gesundheit könnten zunehmend zur Frage individueller Verantwortung und Schuld werden, die vor allem Frauen aufgeladen wird. Trotz oder
gerade wegen der Pflicht zu helfen könnten Ärzte und Ärztinnen unter dem
Druck der 'Nachfrage' zu RichterInnen über 'lebens(un)wertes' Leben, im
schlimmsten Fall zu ‚Menschenzüchtern' werden.

Wer hätte im Fall der Zulassung die Kosten zu tragen, von der In-vitro-
Fertilisation bis zum Transfer und zur Implantation der Embryonen?
Ähnlich wie bei IVF hängt das wohl vom (stets gesellschaftlich definierten)
‚Krankheitswert' der Beeinträchtigung, hier der zu erwartenden Behinderung,
ab; Das ethische Argument der Leidvermeidung könnte sich verlagern zur Forderung nach einem ‚Recht' auf das eigene genetisch gesunde Kind. Vor dem
Hintergrund der aktuellen Kostendiskussion im Gesundheitswesen ist die Kas-
senzulassung der PID (inklusive des aufwändigen IVF-Verfahrens!) derzeit
schwer vorstellbar. Droht hier bereits eine Sozialauslese: Wer es sich leisten
kann, kriegt ein ‚genetisch verbessertes' Kind?

Christoph Rehmann-Sutter

Sind Zellen mögliche Menschen?
Ethisch-anthropologische Implikationen der Schutzbegründung durch Totipotenz

„So führt das Mögliche in der Aristotelischen Welt eine Art Gespensterdasein. Die frei herumlaufenden ‚Möglichkeiten' sind hier durchaus auch etwas Reales. Sie mischen sich als Halbseiendes unter das Vollseiende, drängen sich zwischen seine Reihen, sind Glieder in seinen Zusammenhängen und Abhängigkeiten."

Nicolai Hartmann: Möglichkeit und Wirklichkeit (Berlin: De Gruyter 1938, S. 6)

Wir leben in einer Aristotelischen Welt. Menschliche Zellen, die sich zu einem Embryo und vielleicht zu einem Kind entwickeln können, gelten aufgrund ihrer Möglichkeiten zuweilen wie Menschen, weil sie „potentielle" Menschen sind. Die Zellen, die das können, werden „totipotent" genannt.

Was kann das aber heißen? Weshalb begründet die Totipotenz überhaupt einen Schutzstatus? Ist diese Begründung stichhaltig, oder ist sie ein zweifelhafter Rekurs auf ein, wie es Hartmann nannte, gespensterhaftes Dasein des Möglichen? Und welche Rückwirkungen hat die Totipotenz-Ethik auf unser eigenes Selbst- und Körperverständnis? Um diese Fragen geht es mir in diesem Aufsatz. Sie zu klären, ist aber nur möglich, wenn wir drei aufs engste zusammenhängende, in der Fachwelt wegen den akademischen Spezialisierungen meist getrennt geführte Diskurse verknüpfen, nämlich die experimentelle Embryologie, die Metaphysik und die Moralphilosophie.

Aristoteles jedenfalls, wenn er in dieser „Aristotelischen Welt" der gespensterhaft herumlaufenden Möglichkeiten selbst als Gespenst aufträte, könnte darauf insistieren, dass seiner Auffassung nach das Mögliche ein Modus des Nichtseins und nicht etwa etwas Halbseiendes war: „Eine Genesis haben kann nur das, was vorher nicht sein kann." (De caelo 281b 28 f.) Potentialität muss auf die Seite des Nichtseins zugeordnet werden, sonst könnte nicht logisch konsistent gedacht werden, dass aus dem Möglichen ein Werden hervorgeht: „nämlich aus dem, was nicht wirklich Mensch ist, aber doch dem Vermögen nach Mensch, wird der Mensch". (Metaphysik XIV, 1089a 28 f.)

Das Nichtsein sei ein komplexer Begriff, würde er murmeln, ein komplexer Begriff, den man auf die verschiedenen Kategorien je einzeln beziehen müsse, also auch auf die Kategorie der Möglichkeit. Es gebe ein besonderes Nicht des Möglichen. Dieses Nicht sei auf zwei Arten besonders: Einerseits dadurch, dass es bestimmt ist. „Vom Nichtseienden wird gesagt, es sei denkbar oder erstrebbar." (Metaphysik IX, 1047a 34) Wenn es ein Mögliches im menschlichen Handeln ist, so ist dieses Mögliche Gegenstand der Intention. Insofern könnte man ihm schon ein gewisses Sein zurechnen. Die Intention ist ja für das intendierende Subjekt in gewissem Sinn etwas Wirkliches. Aber daraus könne man nicht generalisierend ableiten, dass alles, was wird, im Zustand der Möglichkeit schon „ein bisschen" seiend sei. Die zweite Besonderheit des Nichtseins des Möglichen sei seine zeitliche Bezogenheit auf die Wirklichkeit, die aus dem Werden entsteht. Es sei also das Noch-nicht-Sein des Wirklichen. Dies könne man von Nicht des Möglichen deshalb sagen, „weil es zwar noch nicht in Wirklichkeit seiend, doch in Wirklichkeit sein wird." (Metaphysik IX, 1047a 35 f.)

Nach dieser geisterhaften Belehrung über geisterhafte Möglichkeiten verschwindet der Geist des Meisters (mit einem Plop) und wir stehen staunend da und fragen uns, ob unsere Welt, in der die Möglichkeiten mindestens im Fall der totipotenten Zellen als real gelten, tatsächlich eine Aristotelische Welt ist, oder ob da bei uns seit langem etwas Fremdes unter dem Namen Aristoteles lief, eine geisterhafte Assimilation sozusagen ...

1. Die normative Rolle des Totipotenzbegriffs

Am prominentesten tritt die normative Rolle des Totipotenzbegriffs im Deutschen Embryonenschutzgesetz auf, wo es im §8 heißt:
„(1) Als Embryo im Sinne dieses Gesetzes gilt bereits die befruchtete, entwicklungsfähige menschliche Eizelle vom Zeitpunkt der Kernverschmelzung an, ferner jede einem Embryo entnommene totipotente Zelle, die sich bei Vorliegen der dafür erforderlichen weiteren Voraussetzungen zu teilen und zu einem Individuum zu entwickeln vermag."

Die Gemeinsamkeit der beiden in die Definitionsbreite des gesetzlichen Embryobegriffs hineingenommenen Entitäten – die befruchtete Eizelle und die Embryonalzelle – ist ihre Fähigkeit, sich bei Vorliegen der dafür erforderlichen Voraussetzungen zu teilen und zu einem Individuum zu entwickeln. Dies kann gleichzeitig als rechtliche Definition des Totipotenzbegriffs gelten, denn es sollen genau jene Zellen des Embryos unter diese Rubrik fallen, welche dieses Vermögen aufweisen. Sie werden deswegen, weil sie dies können, totipotent genannt.

Soweit scheint die Sache klar zu sein. Schwieriger wird es, wenn man nach Möglichkeiten sucht, den Begriff zu operationalisieren. Es muss ja irgendein Verfahren angegeben werden können, das es erlaubt, bei verschiedenen, faktisch vorliegenden embryonalen Zellen (z.b. verschiedenen Typen von Stammzellen oder ihrer Teilungs- und Entwicklungsprodukte) zu erkennen, welche tatsächlich totipotent sind und welche nicht. Dies kann aber im Fall menschlicher Zellen nicht einfach durch Ausprobieren ihrer Entwicklungsfähigkeit bis zum Kind festgestellt werden Denn dies wäre ein ethisch unakzeptables und vom gleichen Gesetzeswerk verbotenes Experiment. Man bleibt deshalb notwendigerweise auf indirekte Verfahren, d.h. auf Analogien und Vergleiche angewiesen. Das hat zur Folge, dass dem Totipotenz-Begriff, in seiner normativen Rolle als Abgrenzungskriterium, von Anfang an eine gewisse Unfassbarkeit anhaften muss.

Die Konsequenzen dieser Unklarheit betreffen etwa die normative Einschätzung der Präimplantationsdiagnostik, d.h. der Embryobiopsie, die im 6 bis 10-Zell-Stadium oder später bei der Blastocyste möglich ist, aber auch der embryonalen Stammzellforschung oder des Kerntransfers („therapeutisches Klonen"). Blastomeren des Zwei- und Vierzellstadiums sind als unantastbar zu betrachten, weil ihre Totipotenz auf Grund des Vergleichs mit Tierexperimenten in der scientific community unbestritten ist. Ein solcher Konsens besteht aber für das Acht-Zellstadium offenbar nicht.

2.   Empirische Klärungsversuche und neue Ambivalenzen

Henning M. Beier hat in einer Reihe von Studien versucht, eine Klärung des Begriffs auf der empirischen Ebene herbeizuführen (Beier 1995, 1999). Er zieht dabei Evidenzen herbei, die an Tieren gewonnen wurden (Molch, Kaninchen, Maus, Rhesusaffen etc.). Er kommt zum Schluss, dass die Totipotenz der Blastomeren im 8-Zell-Stadium z.T. noch bestehen könnte, aber bis zum 16-Zell-Stadium verlorengeht. Die Details der Argumentation sind interessant, weil sich darin erst zeigt, welche Bestimmungselemente und welche Ambivalenzen der Totipotenz-Begriff konkret aufweisen kann.

Zum Nachweis des Bestehens der Totipotenz in frühen Entwicklungsstadien nach der ersten Furchungsteilung führt Beier das Schlüsselexperiment von Friedrich Seidel von 1952 an, in welchem gezeigt werden konnte, dass aus einer einzelnen Blastomere des Zweizellstadiums beim Kaninchen normale lebens- und fortpflanzungsfähige Nachkommen entstehen können (Abb. 1).

194

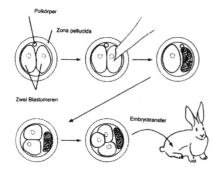

Abb. 1: Nachweis der Totipotenz von Blastomeren im Zweizellstadium von Kaninchen durch das Experiment von Friedrich Seidel 1952. Eine Blastomere wurde durch Anstechen mit einer Glasnadel abgetötet. Die verbleibende Blastomere teilte sich. Nach Übertragung des Embryos in den Uterus einer Wirtsmutter wurden normale, entwicklungsfähige Nachkommen geboren.

Interessant ist, dass Seidel dabei nach dem Abtöten der zweiten Blastomere im sonst intakten Embryo von einer „isolierten Blastomere" gesprochen hat. (Seidel 1952, 1960) Diese Blastomere verblieb in der normalen Umgebung der Zona pellucida und entwickelte sich im Uterus des Weibchens. Dieser Sprachgebrauch, den Beier 50 Jahre später unkritisch übernimmt (Beier 2002, S. 39, 45, 47), ist deshalb interessant, weil sich darin zeigt, dass die Zona und der Uterus, d.h. die umgebenden Teile des Organismus in der Rolle eines passiven Gefäßes wahrgenommen werden, das geeignet ist, dass sich darin die Entwicklungspotenz der Blastomerzelle entfalten kann. Wir kommen auf diesen Punkt zurück. Seidel konnte nur mit Zweizellstadium-Blastomeren lebensfähigen Nachwuchs erzielen. Für Vierzellstadium-Blastomeren ist die Evidenz nach neuneinhalb Tagen unsicher: „Ob der Keim aber voll ausgetragen werden könnte, ist natürlich nicht sicher zu sagen, da die Entwicklungsverzögerung bereits mehr als einen Tag, etwa 1¼ Tag beträgt." (Seidel 1960, S. 102).

Beier stützt sein Ergebnis, „dass auch beim Menschen totipotente Zellen in einem späteren Entwicklungsstadium als dem Achtzeller nicht vorkommen" vor allem auf drei Experimente ab. Das erste war ein Färbungsexperiment. In eine einzige Blastomere in einem menschlichen 8-Zell-Embryo wurde der Vitalfarbstoff „Texas Red" injiziert, welcher die Entwicklung ansonsten nicht störend beeinflusst. Die Abkömmlinge der gefärbten Blastomere entwickeln sich in dieser Studie sowohl zu Embryoblastzellen als auch zu Trophoblastzellen (Abb. 2), was man an einzelnen gefärbten Zellen in beiden Zellverbänden sehen konnte.

Abb. 2: Der menschliche Embryo im Blastocystenstadium, ca. 5 Tage nach der Befruchtung. Eine erste Differenzierung von Zellen hat sich ereignet. Die Trophoblastzellen (engl. „trophectoderm") bilden eine hohle Kugel. Sie bilden später die Embryonalhüllen und die Placenta. Im Inneren angelagert auf eine Seite, befinden sich die Embryoblastzellen (engl. „inner cell mass"). Aus ihnen

entwickelt sich der eigentliche Embryo. Die Embryoblastzellen können durch Aufstechen des Embryos mit einer Pipette „geerntet" werden und lassen sich mit komplizierten Verfahren in vitro kultivieren. Dann spricht man von „embryonalen Stammzellen".

Wenn das gleiche Experiment im 16-Zell-Stadium durchgeführt wurde, zeigten sich gefärbte Zellen nur noch entweder im Trophoblasten oder im Embryoblasten (Mottla et al. 1995). Beier interpretiert diesen Befund so: „Diese Potenz der Furchungszellen eines Achtzellers weist darauf hin, dass in einer solchen Blastomere die genetische Potenz für beide Zelllinien-Differenzierungen enthalten sein kann, die wiederum als Voraussetzung theoretisch gefordert werden müsste, wollte man einer solchen Zelle die Totipotenz zusprechen. Spätere Teilungsstadien zeigten diese Potenz nicht." (Beier 1999, S. 28)

Es scheint mir allerdings nicht ganz klar, ob das Vorliegen oder Nichtvorliegen dieser „Potenz", im normalen Entwicklungsverlauf sowohl zum Trophoblast als auch zum Embryoblast beizutragen, als Kriterium für das Vorliegen der Totipotenz im Sinn des Embryonenschutzgesetzes gelten darf. Denn es könnte zumindest theoretisch gedacht werden, dass eine Zelle im „isolierten" Zustand (was das auch immer heißen mag) sich anders verhalten würde und die fehlenden Beiträge der Nachbarzellen kompensieren könnte. Das Experiment zeigte nur, dass die Zellen nach dem 8-Zell-Stadium faktisch festgelegt sind, d.h. dass sie dann nur noch Trophoblast oder Embryoblast bilden. Es zeigte aber nicht, dass diese Zellen die „genetische Potenz für beide Zelllinien-Differenzierungen" (wie Beier sich ausdrückt) tatsächlich verloren haben. Denn diese bezieht sich auf *veränderte* Umstände. Beier vermischt Potenz mit Akt, Möglichkeit mit Wirklichkeit. Das ist symptomatisch für diese Problemkonstruktion. Die Formel der Totipotenz verlangt einen Beweis auf der Ebene der Möglichkeit; das Experiment kann aber nur einen Verlauf in der Wirklichkeit zeigen.

Die Formulierung im Embryonenschutzgesetz ist allerdings auch nicht gerade eine Quelle für Klarheit, denn was soll es bedeuten, wenn die Fähigkeit der Teilung und der Entwicklung zu einem Embryo einer „einem Embryo entnommenen" Zelle zu kommen soll? Sollen wir uns hier eine Situation vorstellen, wo man eine der Blastomere aus dem Zellverband herauslöst und ohne Zona pellucida in Kultur bringt? Dann wäre wohl auch die Blastomere im Zweizellstadium nicht totipotent, ja nicht einmal die befruchtete Eizelle. Oder ist eine Situation analog zu den Experimenten von Seidel gemeint, wo Nachbarzellen abgetötet wurden, ohne die Zelle aber dem Embryo zu entnehmen?

Das Gesetz räumt ein, dass es zur gelingenden Entwicklung „weitere Voraussetzungen" braucht. Diese sollen zur Ausübung der Totipotenz als „vorlie-

gend" gedacht werden. Heißt das aber, dass nur die Nährlösungen, Zona pellucida, Uterus zu diesen weiteren Voraussetzungen zählen oder gilt auch, dass man
zusätzliche künstliche Interventionen vornimmt, z.B. genetisch auf Kurzlebig-
keit veränderte Nachbarzellen als Helferzellen einsetzt? Wir werden auf ein solches Experiment zu sprechen kommen. Jedenfalls scheint das Gesetz von einem
Bild auszugehen, das man so beschreiben könnte: In einer einzelnen Zelle soll
ein Potential zur Menschentwicklung liegen, das seiner Verwirklichung harrt,
bis die richtigen „weiteren Voraussetzungen" gegeben sind. Es ist dies das Bild
einer Einzelkämpferzelle. Und das ist eine Misskonzeption des gesamten (weiblichen) Körpers, einschließlich der Eizelle. Letztere ist nur ganz und „potent"
mit ihrer Zona pellucida und letztlich mit dem Organismus, der sie hervorbringt
und umfasst. Die Potenz einer Zelle müsste adäquater als eine Leistung des Organismus und des Zusammenspiels von Zellen und Organen verstanden werden
statt als eine inhärente Eigenschaft einer Einzelzelle.[1]

Ein zweites Experiment, das für Beiers Beweisführung grundlegend ist,
bestand darin, dass menschliche Blastomeren aus 6-, 8- und 10-Zellern biopsiert,
in vitro kultiviert und zur Entwicklung gebracht wurden. Innerhalb von drei Tagen entwickelten sich daraus Keimblasen, sog. „cavitated embryos" (Abb. 3).

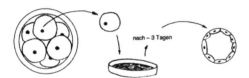

Abb. 3: Entwicklung biopsierter Blastomeren
aus menschlichen 6-10-Zellstadien in vitro. Es
entwickelt sich nur der Trophoblast (nach
Geber et al. 1995).

Durch eine für Trophoblastzellen spezifische Färbung (Propidiumjodid) konnte
gezeigt werden, dass die am weitesten entwickelten Embryonalstadien ausschließlich Trophoblastzellen gebildet hatten. Nicht eine einzige Embryoblast-
Zelle habe mit diesem Verfahren nachgewiesen werden können (Geber et al.
1995). Beiers Bewertung dieses Experiments: „Aus dieser bisher erfolgreichsten
weltweit publizierten Untersuchung zur Entwicklung von isolierten Blastomeren
menschlicher Furchungsstadien ergibt sich eindeutig, dass jene isolierten
Blastomeren vom 3. Tag nach IVF aus 6- bis 10-Zellstadien nicht totipotent waren, da aus ihnen ausschließlich Trophoblastzellen entstanden." (Beier 1999, S.
30)

---

[1] Vermutlich sind auch gewisse häufig vorkommende Zeichnungen der ersten Furchungsstadien „mitschuldig", die fast regelmässig nur die Blastomeren ohne zona pellucida zeigen.

In dieser Analyse unterschlägt Beier die Tatsache, dass die Entwicklung ohne Zona pellucida erfolgte. Damit fehlte eine notwendige Voraussetzung für die normale Entwicklung, und das Ergebnis, dass sich in *dieser* Versuchsanlage nur Trophoblastzellen ergaben, lässt keinen Schluss zu über die Eigenschaften von Blastomeren unter anderen, für erfolgreiche Entwicklung prinzipiell geeigneteren Umständen. Es handelt sich nicht, wie Beier behauptet, um einen „eindeutigen" Nachweis der fehlenden Totipotenz von Blastomeren aus 6- bis 10-Zellstadien.

Andererseits weist dieser Fall aber deutlich darauf hin, dass ein Totipotenznachweis nicht möglich ist, ohne Einigkeit über die genauen experimentellen Bedingungen, mit denen der Nachweis geführt werden muss, zu erzielen. *Dies* ist eigentlich der beunruhigende Befund. Denn er besagt, dass die Totipotenznachweise unweigerlich in künstlichen Situationen erfolgen müssen, in denen sich Zellen auf Weisen verhalten, wie sie es unter natürlichen Bedingungen nicht täten. Gebers isolierte Blastomeren und seine cavitated embryos waren experimentelle Artefakte. Das Phänomen ist abhängig von der Methode, mit welcher es erzeugt wird. Und die Wahl dieser Methode ist wiederum abhängig von den Zielsetzungen, die verfolgt werden. Liest man die Publikation von Geber et al., so fällt auf, dass diese Gruppe die Entwicklung einer alternativen Methode für die Präimplantationsdiagnostik im Auge hatte. Es ging darum zu zeigen, dass man dem 6- bis 10-Zeller unbeschadet eine Blastomere entnehmen kann, dass diese in vitro vermehrt werden kann und dass *dort*, in der Petrischale, nicht wiederum ein entwicklungsfähiger Embryo entstand, sondern ein Zell-Aggregat, das sich für die Durchführung genetischer Untersuchungen eignet. Es ist nicht legitim, diesen Kontext eines genau entgegengesetzten Erkenntnisinteresses unbeachtet zu lassen und das Experiment zur Prüfung der Totipotenz von Blastomeren umzuinterpretieren.

Beiers Beweisführung beruht auch auf einem dritten Experiment. Hier wurde die Verteilung von zwei Markerproteinen Leptin und STAT3, die in der Regulation eine Rolle spielen, in Eizellen und Blastomeren studiert. Auf mikroskopischen Bildern konnte gezeigt werden, dass beide Marker bereits in der Oocyte polar verteilt sind und dass sich diese polare Verteilung während der Furchungsstadien konsequent fortsetzt (Abb. 4; Antczak/Van Blerkom 1997).

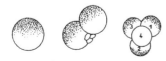

Abb. 4: Polare Verteilung des Regulationsproteins Leptin in der Eizelle (a), im 2-Zell-Stadium (b) und im 4-Zell-Stadium (c). Die Blastomere Nr. 4 erscheint frei von Leptin (nach Antczak/Van Blerkom 1997).

Es gibt offenbar bereits Blastomeren im 4- und 8-Zell-Stadium, die beide Proteine nicht mehr enthalten. Solche Leptin/STAT3-freien Blastomeren sollen, wie die Autoren postulieren, Embryoblastzellen darstellen. In einer ähnlichen Studie konnte gezeigt werden, dass der Transkriptionsfaktor oct-4, der als Marker für nicht-differenzierte Blastomeren gilt, nicht in allen Blastomeren des 8-Zell-Stadiums vorkommt (Palmieri et al. 1994). Beier zieht daraus folgenden Schluss: „Aus diesen Befunden wird deutlich, dass bereits im Vierzellstadium, ganz sicher schließlich im Achtzellstadium, nicht mehr alle Blastomeren totipotent sein können, sondern die meisten von ihnen bereits so weit für die Trophoblastzellinie oder die Embryoblastzellinie differenziert sind, dass sie ihre Totipotenz verloren haben." (Beier 2002, S. 39; vgl. 1999, S. 32)

Wie Beier richtig feststellt, lässt sich aus diesen Befunden nicht schließen, dass in irgendeinem Stadium *alle* Zellen ihre Totipotenz verloren haben. Man kann nur sagen, dass sich offenbar Differenzierungen bei einigen Zellen bereits früh ergeben. Aber es ist fraglich, ob sich aus diesen Befunden der differenziellen Proteinmarkerverteilung überhaupt irgendein Schluss bezüglich Totipotenz positiv ziehen lässt. Die asymmetrische Verteilung von Leptin und STAT3 kommt schon in der Oocyte vor und setzt sich als Gradient im Embryo fort. Es kommt also darauf an, von welchem Teil des Eizellen-Cytoplasmas eine Blastomere stammt. Je nachdem enthält sie diese Marker oder nicht. Dieser maternale Effekt kann für die Regulation der Genaktivitäten dieser mit mütterlichen Faktoren unterschiedlich ausgestatteten Zellen eine bestimmte, vielleicht sogar ausschlaggebende Rolle spielen. Aber damit ist nichts über die kompensatorischen Fähigkeiten dieser Zellen ausgesagt, die sie eventuell haben könnten, wenn eine oder mehrere Nachbarzellen wegfallen. Auch hier geschieht ein Fehlschluss von einer tatsächlichen Differenzierung auf das Fehlen der Möglichkeit einer alternativen Entwicklung unter veränderten Voraussetzungen. Potenz und Akt werden vermischt. Parallel zum naturalistischen Fehlschluss (wo vom Sein auf ein Seinsollen geschlossen wird) können wir diesen Fehlschluss, wo von der Wirklichkeit auf das Nichtbestehen von Möglichkeiten geschlossen wird, als *aktualistischen Fehlschluss* bezeichnen.

Ethisch sensibilisierten Leserinnen und Lesern muss die Beweisführung, wie sie Beier exemplarisch vorlegt, parteilich erscheinen. Reproduktionsmediziner sind natürlich daran interessiert, die Totipotenz in einem möglichst frühen Embryonalstadium zu widerlegen. Aber gleichzeitig muss man auch zugeben, dass das Kriterium der Totipotenz, wenn es in dieser Art eingesetzt werden soll, wie es das Embryonenschutzgesetz verlangt, zu indirekten Beweisführungen und zur Interpretation einer spärlichen Evidenzenlage geradezu zwingt. Wenn ich im Folgenden diese Verwendung der Totipotenz als Menschenwürdekriterium kritisiere, so nicht, weil ich selbst ein Interesse an einer Lockerung der moralischen Schranken für die Forschung hätte oder diesen Interessen zuspielen möchte, sondern weil ich im Totipotenzansatz problematische Implikationen für das Verständnis menschlicher Identität sehe. Das im Gesetz offensichtlich verfolgte Ziel, den Schutz werdenden menschlichen Lebens in vitro mit Hilfe eines stipulierten Totipotenzkriteriums möglichst hoch anzusetzen, könnte sich auf die schützende menschliche Würde negativ auswirken – weil das verwendete Kriterium problematische Prämissen mitschleppt. Jedenfalls impliziert der Weg über das Totipotenzkriterium eine bestimmte moralische Epistemologie, die zu neuen Problemen führt.[2]

3. Grenzfälle

Ein schwierig zu interpretierendes Experiment ist z.b. dasjenige von Nagy et al. (1993), wo tetraploide Blastomeren mit embryonalen Stammzellen der Maus vermischt und diese Chimären in den Uterus eines Weibchens transferiert wurden (Abb. 5).

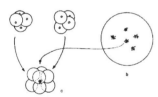

Abb. 5: Experimentelle Chimären der Gruppe von Andràs Nagy: (a) Tetraploide 4-Zell-Embryonen der Maus – hergestellt durch Elektrofusion von Blastomeren im 2-Zell-Stadium – werden biochemisch aus der Zona pellucida herausgelöst. (b) ES-Zellen der Maus werden in vitro kultiviert und durch kurze Trypsin-Behandlung in Klumpen von lose verbundenen Zellen aufgelöst. (c) Klumpen von 10-15 ES-Zellen werden zwischen je zwei tetraploiden Embryos in eine Sandwich-Position gebracht. (Nach Nagy et al. 1993).

---

[2] Im Ergebnis ist Regine Kollek (2000, S. 70) zuzustimmen, die nach einer kritischen Prüfung dieser und ähnlicher Studien zum Schluss kommt: „Die im Kontext des Embryonenschutzgesetzes wichtige Frage, ob sich eine isolierte Blastomere des 6- bis 16-zelligen Embryos ... zu einem Individuum zu entwickeln vermag, muss demzufolge zur Zeit als ungeklärt angesehen werden." – Allerdings wäre ich noch skeptischer als Kollek gegenüber der Gestaltung der experimentellen Prozedur, die es erlauben würde, die Frage der Totipotenz im Sinne des Embryonenschutzgesetzes zu entscheiden. Der ausgelassene Teil des Zitates lautet: „...bei Übertragung in eine künstliche *Zona pellucida*, d.h. bei Vorliegen der dafür erforderlichen weiteren Voraussetzungen, zu teilen ..." (ebd.). Es ist nicht eindeutig klar, ob die im Gesetz geforderten „erforderlichen weiteren Voraussetzungen" eine künstliche Zona pellucida meint oder ob schlicht *alle* experimentellen Vorkehrungen erlaubt wären, sofern sie erfolgreich zur Entwicklungsfähigkeit beitragen.

Unter diesen Umständen waren die sonst als pluri- und nicht als totipotent geltenden embryonalen Stammzellen tatsächlich in der Lage, sich zu einer ganzen Maus zu entwickeln. Die tetraploiden Helferzellen beteiligten sich zwar am Aufbau von Plazenta und Dottersack, hatten aber in der eigentlichen Embryonalanlage nur eine begrenzte Lebensdauer und verschwanden mit der Zeit. Der Entwicklungsbiologe Hans-Werner Denker hat daraus den Schluss gezogen, dass embryonale Stammzellen möglicherweise als totipotent anzusehen seien. Seiner Ansicht nach bedeutet das, dass man solange auch an menschlichen embryonalen Stammzellen nicht forschen darf, als ihre Totipotenz nicht widerlegt ist: „Angesichts der dargelegten Fakten scheint es mir geboten, auf den Einsatz menschlicher embryonaler Stammzellen so lange zu verzichten, als der Verdacht besteht, dass diese Zellen als totipotent anzusehen sind." (Denker 2002, S. 34)

Abgesehen davon, dass sich diese Diskussion auf der Ebene der Möglichkeit von Totipotenz abspielt, was eine *mögliche Möglichkeit* wäre, ist auch die Interpretation dieses Experimentes kontrovers. Beier (2002, S. 47) weist auf den Umstand hin, dass es sich im Experiment von Nagy et al. um jeweils 15 bis 20 embryonale Stammzellen gehandelt habe, die in eine Sandwich-Position zwischen zwei tetraploide Vierzellembryos (ohne Zona pellucida) gebracht wurden. „Wie sich zeigte, sind die ES-Zellen allein nicht in der Lage, die Plazenta zu bilden und eine Schwangerschaft zu etablieren."

„... weil sie nicht zu Trophoblastzell- und Plazentabildung befähigt sind", können, sagt er, auch die diploiden ES-Zell-Cluster das Kriterium der Totipotenz nicht erfüllen, geschweige denn einzelne ES-Zellen (ibid.). Nun, wo ist das Problem? Natürlich kann man sich mit Berufung auf das Embryonenschutzgesetz auf den Standpunkt stellen, die Totipotenz müsse von einzelnen Zellen ausgeübt werden. Aber ist diese Eigenschaft denn nicht auch von einem vereinzelten Zell-Cluster anzuerkennen? Es sollte ja nach dem Geist des Gesetzes nicht darum gehen, darauf abzustellen, dass es nicht mehrere einem Embryo entnommene Zellen gemeinsam sein dürfen, sondern es müsste darum gehen, all das zu schützen, was sich möglicherweise zu einem Menschen entwickeln könnte, *selbst noch* eine einzelne Zelle. Diese Verteidigungsrede verfehlt deshalb ihr Ziel.

Aber ist denn die Stilllegung der Forschung mit embryonalen Stammzellen aus dem von Denker angeführten Grund ethisch überzeugend? Muss man eine embryonale Stammzelle deswegen wie einen (noch versteckten) kleinen Menschen schützen, weil sie in der Lage sein könnte, sich mit in der Natur nie vorkommenden tetraploiden Helferzellen zu einem Embryo zu entwickeln, in einer Versuchsanlage, die bei Menschen aus ethischen Gründen nicht ausprobiert werden dürfte? Die gegen dieses Ausprobieren sprechenden ethischen Gründe sind aber nicht der Totipotenzschutz, sondern das Instrumentalisierungsverbot, das sich im Verbot konkretisiert, Embryonen zu Forschungszwecken herzustellen. Die Berufung auf die Totipotenz von Zellen als Schutzkriterium im Sinn einer menschlichen Person *in potentia* läuft letztlich auf die Unterscheidung hinaus zwischen „alleine machen können" und „mitmachen können" mit anderen gleichrangigen Zellen, in einer Zona pellucida, in den Bedingungen der Gebärmutter.

Dies zeigt eine Ambivalenz des Totipotenzkriteriums. Es wird für einzelne Zellen des Embryos angewendet, um den Schutz möglichst hoch anzusetzen. Gleichzeitig ist das Kriterium empirisch nicht belegbar. Und es ist nicht einsichtig, weshalb die Totipotenz nur (1) einzelnen (2) embryonalen (3) Zellen zukommen dürfen soll. Es könnten doch auch adulte, „reprogrammierte" Zell-Cluster sein. Oder es könnte auch ein Zellkern so genannt werden, weil er eingepflanzt in eine entkernte Eizelle in der Lage ist, die Entwicklung zu einem Individuum einzuleiten. Man müsste sich, wenn schon, auf die Totipotenz *irgendeiner* Entität (Zelle, Zell-Cluster etc.) beziehen, definiert als die Fähigkeit dieser Entität, unter *irgendwelchen* Bedingungen einen Menschen hervorzubringen. Dies wäre aber empirisch noch viel weniger belegbar.

4.   Semantische Mutationen des Totipotenzbegriffs

Als philosophischer Beobachter der Forschungen in der experimentellen Embryologie bin ich besonders interessiert an theoretischen Übergangsstellen. Solche Übergangsstellen gibt es zwischen drei verschiedenen Semantiken der in diesem Bereich verwendeten Wörter und Sätze. Ich meine erstens die naturwissenschaftlich-deskriptive Semantik, zweitens die metaphysisch-ontologische Semantik und drittens die moralisch-normative Semantik. Der Begriff der Totipotenz kommt auf allen diesen Ebenen vor; er mutiert gewissermaßen zwischen ihnen hin und her. Es muss geklärt werden, was bei diesen – z.T. illegitimen – Mutationen passiert. Ich möchte in diesem Abschnitt auch auf die unterschiedlichen Begründungsverhältnisse innerhalb der drei semantischen Felder hinweisen.

Ich erkläre zunächst, was ich mit den drei Semantiken meine. Es sind drei verschiedene Arten, wie Wörter und Sätze Bedeutung haben können:

Die *naturwissenschaftlich-deskriptive Semantik* wird von Aussagen eröffnet, die informieren wollen über die Struktur und Funktion von Zellen. Oder es handelt sich um Aussagen über naturgesetzliche Zusammenhänge in bio-physikalisch-chemischen Prozessen. Die Aussagen beschreiben Verhältnisse in der Erfahrungswelt. Und sie beschreiben sie korrekt oder inkorrekt. Der Begriff der Totipotenz als erfahrungswissenschaftlicher Begriff kann so definiert werden, wie es Henning Beier vorschlägt:

Man kann einer Zelle Totipotenz nur zuschreiben, wenn sich in einem Experiment demonstrieren lässt, dass aus ihr in einer Schwangerschaft eigenständig ein lebensfähiges, ganzes Individuum hervorgebracht wird. (Beier 2002, S. 46)

In unklaren Fällen, wo die Durchführung eines *experimentum crucis* nicht möglich ist – bei Menschen ist diese Situation aus ethischen Gründen immer gegeben – ist man, wie oben ausgeführt, auf indirekte Evidenzen angewiesen: biochemische und strukturelle Ähnlichkeiten mit Zellen, die nachweislich totipotent sind.

Die *metaphysisch-ontologische Semantik* wird hingegen von Aussagen eröffnet über die Existenzweise von Dingen oder darüber, was sie zu dem macht, was sie sind. Wenn jemand sagt, ein Lebewesen sei ein durch genetische Information organisiertes Konglomerat von Molekülen und Zellen und nichts ausserdem, dann ist dies keine naturwissenschaftlich-deskriptiv gemeinte Aussage, sondern eine These über das Wesen des Lebens. Das Wort Totipotenz wird häufig in einem derartigen Sinn verwendet. Totipotente menschliche Zellen werden von manchen Diskussionsteilnehmern deshalb als moralisch schützenswert angesehen, weil sie Träger einer Potenz zur Bildung eines ganzen Menschen sind. Dies können wir als die metaphysisch-ontologische Bedeutung des Totipotenzbegriffs identifizieren:

Eine totipotente Zelle ist Trägerin einer Potenz zur Bildung eines ganzen Individuums.

Die *moralisch-normative Semantik* schließlich wird von Aussagen über ein Soll, über Werte eröffnet, die Verantwortung, Pflichten oder Vorschriften statuieren. Die Totipotenz menschlicher Zellen ist eine Eigenschaft, die Schutzpflichten gegenüber diesen Zellen begründen:

Totipotente menschliche Zellen erfordern einen besonderen Schutz.

Es ist, wie man sieht, nicht schwer, diese semantischen Ebenen zu unterscheiden. Probleme entstehen nicht so sehr innerhalb der Ebenen selbst. Aber sie lauern an den Übergangsstellen. Ein genauer Blick auf das Wort Totipotenz selbst, auf die Etymologie, zeigt die Problematik dieses Begriffes deutlich:

Totipotenz (lat.)
>   totus – alle, sämtlich, insgesamt
>   potentia – Vermögen, Kraft; Macht, Gewalt; Herrschaft

Totipotenz heißt daher wörtlich die Kraft, das Vermögen, einen ganzen Organismus zu bilden. Kraft, Vermögen sind aber deutlich keine naturwissenschaftlich-experimentell operationalisierbare Begriffe, während ‚alle, sämtliche' ein empirisch nachprüfbares Kriterium darstellen. Experimentell zeigen kann man nur, dass es bei gewissen Zellen tatsächlich passieren kann, dass sich aus ihnen ein ganzer Organismus ergibt; und man kann herausfinden, welche äusseren Bedingungen dazu notwendig sind, damit es gelingt. Wenn man jedoch behaupten will, dass in der totipotenten Zelle diese Kraft, dieses Vermögen schon drinsteckt, *bevor* es sich auswirkt, so macht man automatisch eine metaphysische Aussage. Man deutet die Entwicklung als Wirkung einer umfassenden Ursache und projiziert diese Ursache in die Zelle hinein, die am Anfang dieser Entwicklung stand. Der Begriff Totipotenz ist deshalb bereits sprachlich ein metaphysisch-wissenschaftliches Oxymoron.

5.   Totipotenz als ethisches Humanum?

Schwierigkeiten mit dem Totipotenzkonzept ergeben sich nur, weil der Totipotenzbegriff diese semantischen Ebenen überspringt. Sprachgeschichtlich ist er – wegen des Wortteils „Potenz" – der metaphysisch-ontologischen Ebene zuzuordnen. Der Wortteil „toti" suggeriert als quantitative Aussage eine empirische Prüfbarkeit. Die schwierige Umsetzbarkeit in ein operationalisierbares empirisches Verfahren zur Testung des Vorliegens oder Nichtvorliegens dieser Eigenschaft wird aber erst wirklich zum Problem, wenn die Totipotenz den moralischen Schutz einer Zelle „als Embryo" begründen soll. Erst jetzt ist es so ‚entscheidend', von einer Zelle oder einem Zelltyp wissen zu müssen, ob sie oder er totipotent ist. Sonst könnte man mit der empirischen Unbestimmbarkeit ohne weiteres leben. Wir würden vielleicht denken, dass es irgendwelche Einheiten geben könnte, die in der Entwicklung zu einem Menschen eine essenzielle Rolle spielen, wichtiger sind als andere. Vielleicht gibt es sogar solche Einheiten, die so wichtig sind, dass sie bei Vorliegen günstiger Bedingungen dieselbe Kraft an den Tag legen, wie sie die Zygote in ihrem natürlichen Kontext hat, nämlich die Kraft zur Entwicklung zu einem Embryo. Das ist aber bloss eine theoretische Idee, eine philosophische Spekulation.

Es wäre ohne weiteres denkbar, die moralische Verpflichtung zum Schutz embryonalen Lebens in vitro anders auszulegen, als es durch das Totipotenzkonzept in der moralisch-normativen Semantik geschieht. Eine Gesellschaft ohne Totipotenzbegriff in moralisch-normativer Semantik müsste nicht eine Gesellschaft sein, in der das embryonale menschliche Leben in vitro moralisch schutzlos wäre, als blosse Sache behandelt werden dürfte. Eine Möglichkeit wäre die folgende.

Die schützende Verantwortung kann auch aus der Beziehung, die wir zu Embryonen in vitro haben, begründet werden: Sie repräsentieren menschliches Leben und brauchen Schutz, weil sie auf dem Weg sind, Menschen zu werden. Dieser Umstand bringt Embryonen in den Kreis der Adressaten unserer Fürsorge und Verantwortung hinein. Wir alle sind ja nur da, weil wir einmal aus einem Embryo entstanden. Entsprechend werden wir die Pflichten zum Schutz und zur Fürsorge aus den moralischen Beziehungen heraus begreifen, die wir zu einem werdenden menschlichen Leben haben können. Die Gesellschaft muss diese Verantwortung für Embryos in vitro übernehmen und sie auch in Form von Gesetzesregeln verwirklichen, weil der Embryo in vitro, aufgrund seines unnatürlichen Ortes nicht im weiblichen Körper aufgehoben ist. Im Fall der Schwangerschaft ist die Frau dieses Moralsubjekt, an deren Stelle in der Situation des „nackten" Embryos in vitro, die Gesellschaft tritt.

Es sind gewiss weitere Modelle der Verantwortung für Embryonen denkbar. Aber wenn wir nur schon dieses betrachten und mit dem Totipotenzmodell vergleichen, kann uns etwas auffallen. Es liegen den Modellen nämlich verschiedene Konzeptionen des moralischen Selbst zugrunde. Die Ethiken der Verantwortung für den Embryo beschreiben uns implizit auch selbst. Oder, anders gesagt, wir stellen uns selbst in dieser Ethik auf eine bestimmte Weise dar.

Wenn ich nun die kritische Frage nach der „Selbstpraktik" explizit stelle, die sich in der Totipotenz-Ethik verbirgt, geht es nicht darum, *ob* dem Embryo in vitro Schutz zukommen soll oder *wieviel* Schutz ihm zukommen soll, sondern einzig und allein um die Art und Weise, in der das Individuum sich selbst dabei als Moralsubjekt konstituieren soll. Diese Art des Betrachtens verschiedener Ethiken geht auf Michel Foucault zurück. Im zweiten Band von Sexualität und Wahrheit führt er den Begriff der Selbstpraktik ein. Seine These ist, dass sich in den Codes von sexuellen Vorschriften verschiedene Weisen verbergen können,

Sittenstrenge zu praktizieren: „viele Weisen ‚treu zu sein'„ (Foucault 1986, S. 37). So könne man das Wesentliche der Treuepraktik in die Beachtung der Verbote und Gebote durch die Akte selber sehen. Oder man könne das Wesentliche in der Beherrschung der Begierden sehen, im Kampf gegen die Versuchungen. Oder man kann es in der Qualität der Beziehung, d.h. in der Intensität, Kontinuität und Gegenseitigkeit der Gefühle sehen. In diesen unterschiedlichen Verständnisweisen zeigen sich unterschiedliche Anthropologien. Sie bezeichnen diesen oder jenen Teil meiner selbst als Hauptstoff meines moralischen Verhaltens und sind insofern verschiedene Subjektivierungsweisen oder Selbstpraktiken (op. cit., S. 40). Judith Butler nimmt diese Stelle in ihren Adorno-Vorlesungen zum Ausgangspunkt für eine Ethik der Verantwortung, die von der Beziehung zum Du ausgeht und die Verantwortung für sich selbst einschließt.

Welche Selbstpraktik stellt die Embryonenschutz-Begründung durch das Totipotenzkonzept dar? Was sagen wir damit, im Kontrast zu anderen Begründungsweisen, über die menschliche Identität aus? Wie formen wir ein kollektiviertes Bild des Moralsubjekts, wenn die Embryonenschutz-Begründung durch „Totipotenz" Einzug ins Recht hält? Letztere Frage hat übrigens neben ihrer moralischen Relevanz auch eine politische Bedeutung. Analog können wir fragen, wie die Embryonenschutz-Begründung mit Totipotenz das Bild formt, das wir vom Menschen als sich entwickelndem leiblichen Subjekt haben. Diese Frage bezieht sich auf die Objektebene und lässt uns diese Beschreibungen kritisch betrachten, die wir verwenden, um die Entitäten des menschlichen Leibes im Labor dem Bereich des moralischen Schutzes und der Fürsorge zuzuordnen.

Foucaults Frage (FF) nach der in einer Moral impliziten Selbstpraktik bekommt demnach hier drei Facetten, die ich der Übersicht halber numeriere:

FF1: Moralische Identität des Handlungssubjekts
FF2: Kollektives Bild des Moralsubjekts
FF3: Werden des leiblichen Subjekts

Alle drei Fragen problematisieren die Embryonenschutz-Begründung mit dem Totipotenzargument nicht damit, dass der Totipotenzbegriff empirisch schwierig zu definieren sei oder damit, dass es verwirrende Übergangsphänomene gibt, z.B. die Reprogrammierbarkeit von Zellen. Das wäre eine andere Strategie der Kritik. Sie würde nicht sehr weit führen, weil immer eingewendet werden kann, dass sich der moralische Begriff der Totipotenz nicht aus einem empirisch beschreibbaren Phänomen ableitet – und auch nicht ableiten kann, ohne den naturalistischen Fehlschluss zu begehen. Auch im Argumentationsgang dieser Arbeit haben die in den Abschnitten 3 und 4 dargestellten Schwierigkeiten innerhalb der empirisch-deskriptiven Semantik nicht die Rolle, die *normative* Geltung des Totipotenzbegriffes zu bestreiten. Sie zeigten bloß auf, dass diese Festlegung der Totipotenz als Schutzkriterium auf der normativen Ebene den empirischen Wissenschaften das Unmögliche abverlangt, nämlich einen unkontroversen Indizienbeweis für das Vorliegen oder das Nichtvorliegen der Totipotenz (als metaphysisch-ontologischer Eigenschaft) in einer vorliegenden menschlichen Zelle zu führen.

Wenden wir uns nun den Fragen FF1 bis FF3 der Reihe nach zu, die alle drei in der moralisch-normativen Semantik und in der jeweils impliziten Metaphysik verbleiben.

FF1: Welche Gewichtungen und Strukturierungen nimmt das Handlungssubjekt an seiner eigenen moralischen Identität vor, wenn es den Schutz embryonaler Entitäten mit dem Totipotenzkonzept begründet? Ich glaube, dass hier besonders das Verhältnis zwischen Kriterien und Beziehung betroffen ist. Das Subjekt der Totipotenzethik entschließt sich dann (und nur dann), eine moralische Beziehung zu einer embryonalen Entität aufzunehmen, wenn diese ein Kriterium erfüllt, d.h. wenn sie eben diese Fähigkeit aufweist, die wir Totipotenz nennen. Das Aufweisen der Fähigkeit, bzw. das Erfüllen des Kriteriums *begründet* die moralische Beziehung des Schutzes. In der oben als Alternative skizzierten Embryonenschutzethik wäre dieses Verhältnis gerade umgekehrt. Die Beziehung der Zugehörigkeit ist das Begründende und Kriterien können höchstens die Rolle spielen, sich intellektuell klar zu machen, worin diese Beziehung im Wesen eigentlich besteht. Dort spielte als Kriterium (in diesem nichtbegründeten Sinn) das Auf-dem-Weg-Sein zum Menschen eine Rolle. Es ist aber klar, dass die Beziehung der Verantwortlichkeit auch dann besteht, wenn dieser Weg durch ein unüberwindliches Hindernis von vornherein verbaut ist, z.B. weil es sich um einen überzähligen Embryo in vitro handelt, den man (jedenfalls nach gegenwärtigem schweizerischen Recht) weder tiefgefrieren noch spenden darf, sondern seinem Schicksal überlassen muss. Dann handelt es sich um einen Embryo, der auf dem Weg *wäre*, es aber in Wirklichkeit nicht ist. Er fällt dennoch in die Sphäre der Wesen hinein, für die wir eine Verantwortung tragen.

Es gibt aber zu FF1 noch mehr zu sagen. Das Kriterium der Totipotenz ist darin ein spezielles Kriterium, dass es erstens die schützenswerte Identität von seinem Kontext isoliert. Der Kontext sinkt auf den Status der notwendigen Bedingungen herab, während die wesensbestimmende Kraft einzig der totipotenten Entität selbst zugeschrieben wird. Das Moralsubjekt wird mit dieser Bewegung ein Subjekt der Herrschaft, das die Wirklichkeit unterteilt in Wesentliches und Notwendiges. Der Gegenpol zur isolierten Entität bildet das isolierende Subjekt. Zweitens verlässt sich dieses Moralsubjekt auf ein Abstraktum und bezieht aus diesem die Geltung der Schutznorm. Das Subjekt definiert sich darin als ein abstrahierendes und eine abstrakte Begründung anwendendes Moralsubjekt. Es schaut nicht auf die Welt der tatsächlichen Ereignisse, sondern beurteilt diese mit einem Konzept aus der Welt der abstrakten Ideen. Totipotenz ist eine Idee und diese wird, wo sie zutrifft, zum Grund des Schutzes für eine wirkliche embryonale Zelle genommen. Das Moralsubjekt der Totipotenzethik ist eines, das die Wirklichkeit an einem abstrakten Kriterium misst und von den Entitäten verlangt, dass sie sich, um dieses Kriterium erfüllen zu können, von ihrer lebendigen Umgebung sozusagen in eine ontologische Isolation zurückziehen.

FF2: Die Leistung, welche uns das Totipotenzkriterium abverlangt, sobald es Eingang ins Gesetz findet, ist eine kollektive. Sie bedingt eine gesellschaftliche Arbeitsteilung. Ärztinnen und Ärzte stellen Anfragen, ob sie diese oder jene Technik (z.b. Präimplantationsdiagnostik durch Embryobiopsie) durchführen dürfen. Paare und Patientinnen fragen diese Leistungen nach. Wissenschaftler sollen die Abklärungen treffen, ob die betreffenden Zellen totipotent sind oder nicht, und Gerichte müssen in Präzedenzfällen verbleibende Unklarheiten klarstellen. Die Aufgabe der Wissenschaft ist aber, wie wir oben gesehen haben, eigentlich die einer Quadratur des Kreises: Mit Experimenten das Vorhandensein oder Nichtvorhandensein einer metaphysischen Eigenschaft auf indirektem Weg zu beweisen. Die Totipotenzethik drängt die Wissenschaft, als ein Organ der politischen Gemeinschaft und des kollektiven Moralsubjekts, in diese unglückliche Rolle hinein.

FF3: Die Schutzbegründung durch Totipotenz beinhaltet die Isolation des ontologisch Wesentlichen vom bloß Notwendigen. Der Kontext fällt auf die Seite des Notwendigen; die totipotente Zelle ist Trägerin des Wesentlichen. Deshalb entsteht diese erstaunliche Unklarheit darüber, ob auch künstlich, experimentell herbeigeführte Kontexte (wie das Experiment von Nagy in Abb. 5) herangezogen werden dürfen, um die Totipotenz zu beweisen.[3] Wenn der Kontext nichts

---

[3] Vgl. die Stellungnahme zur Präimplantationsdiagnostik des Nationalen Ethikrats, wo gesagt wird, dass bis zum 8-Zell-Stadium „mit entnommenen einzelnen Zellen (Blastomeren) eine Trächtigkeit und Geburt eines neuen Tieres induziert werden kann". (Nationaler Ethikrat 2003, S. 19)

Wesentliches beinhaltet, wird er austauschbar. Das Bild ist das einer Steue-
rungseinheit, die, um die Steuerung durchführen zu können, ein bestimmtes Milieu, Materialien etc. braucht. Der Uterus, der Organismus der Frau ist ähnlich
eingestuft wie die Laborchemikalien oder die Wärme des Brutschranks.

Von dieser Vorstellung aus betrachtet ist es auch verständlich, weshalb
die Totipotenz eigentlich streng genommen nur von *einer* Zelle verlangt werden
kann, und einen Zellverband von vorneherein ausschließt. Beier (1999; 2002)
spricht oft davon, dass Totipotenz die Fähigkeit meine, einen Organismus „zu
machen". Die Fähigkeit „mitzumachen", genüge dazu als Nachweis nicht. Totipotenz ist in der reinen Idee die Fähigkeit *einer* Einheit, ihren Kontext, einschließlich aller anderen Zellen in ein von ihr bestimmtes organisatorisches
Konzept einzubinden und so aus sich heraus autonom einen Organismus zu formen. Die Idee der totipotenten Zelle ist ein Organisator-Konzept, das auf der
Beherrschung des Umfeldes durch die Organisatorzelle beruht. Dies entspricht
offensichtlich einem sehr speziellen und keineswegs unumstrittenen Bild des
werdenden, wachsenden und sich wandelnden menschlichen Körpers.

Ein weiterer kritischer Punkt ist die Wirklichkeit einer Potentialität des
Menschlichen in der Zelle, welche im Totipotenzkonzept angesetzt wird. Werden ist Entfaltung der Anlage. Diese Anlage macht die Zelle schon im unentfal-
teten Rohzustand schutzpflichtig. Auch diese Vorstellung hat Auswirkungen auf
das Verständnis unseres Körpers: Der aktuelle Leib ist immer nur Ausdruck
oder Produkt der Verwirklichung dieser Anlage. Er ist Produkt, und die Entwicklung ist entsprechend eine Poiesis, ein Prozess der Herstellung, nicht eine
Praxis, eine Bewegung, die in sich selbst als Vollzug den Sinn in sich trägt
(Rehmann-Sutter 1996). Der Leib ist nicht selbst die autonome, sich offen entwickelnde Entität, sondern er ist letzlich ein Produkt der organisatorischen
Herrschaft – in der aktuellen Sprache: der Herrschaft der Gene oder eines hypos-
tasierten genetischen Programms. Diese Vorstellung beraubt den Körper von
seiner Authentizität (dazu ausführlicher Rehmann-Sutter 2002).

6. Ergebnis

Im Vergleich zum sog. Potentialitätsargument, das sich meist auf die Befruchtung als Beginn der Personwerdung bezieht und besagt, dass bereits die befruchtete Eizelle und ebenso alle Embryonalstadien danach *deshalb* unter den Schutz
hinsichtlich des Lebens und der Würde fallen, weil sie eine potentielle Person
seien (Feinberg 1984), muss das Totipotenzargument weit stärkere metaphysische Annahmen machen. Die Potentialität eines Embryos oder Fötus kann rela-

tiv unprätentiös als etwas beschrieben werden, das zumindest mit einer „natürlichen Wahrscheinlichkeit" ausgestattet ist, sich zu einem Kind weiterzuentwickeln (Jacquette 2001). Oder man kann sagen, es bestehe eine „prospektive Relation von befruchteter Eizelle und der aus ihr entstehenden Person" (Kaminsky 1998, S. 97). Damit braucht eigentlich nicht mehr unterstellt zu werden als ich es oben mit dem Ausdruck getan habe, ein Embryo sei „auf dem Weg, ein Mensch zu werden". (Ich möchte mich hier nicht zur ethischen Zuverlässigkeit des Potentialitätsarguments äußern, vgl. kritisch Perrett 2000; Warren 1997, S. 205 ff.) Die Totipotenz hingegen meint die *Fähigkeit eines Teils eines Embryos, wiederum einen ganzen Embryo, Fötus etc.* zu bilden, sofern die geeigneten Umstände vorhanden sind. Damit muss unterstellt werden, dass der Teil, dem die Totipotenz möglicherweise zuzusprechen ist, die Kraft oder Macht in sich trägt, geeignete Umstände so zu organisieren, dass ein *neuer* Embryo entsteht. Die Potentialität ist also eine Relation zwischen Embryo oder Fötus zur später entstehenden Person, während die Totipotenz eine Relation eines Teils zum Ganzen bezeichnet. Potentialität kann als zeitliche Relation eines sich natürlich entwickelnden Lebewesens aufgefasst werden, während die Totipotenz die Macht des Teils eines Ganzen meint, selbst das Ganze wiederum hervorzubringen. Für das Letztere muss die Gegenwart einer das Ganze organisierenden Kraft im Teil vorausgesetzt werden. Sie muss vorhanden sein und kausale Wirksamkeit entfalten können, bevor das neue Ganze wiederum entstanden ist. Die Totipotenz unterstellt mit anderen Worten notwendigerweise, dass das Mögliche etwas Reales sei, das sich als Halbseiendes unter das Vollseiende mischt, sich zwischen die Reihen biochemischer Reaktionen und biophysikalischen Interaktionen drängt und zum Glied in den kausalen Abhängigkeiten wird. Somit sind wir wieder bei den Überlegungen am Anfang angelangt: Die Totipotenzethik projiziert Nicolai Hartmanns Vorstellung der „Aristotelischen" Welt auf die Wirklichkeit – und fängt damit alle die anthropologischen Widersprüche ein, die in ihr unausweichlich gegeben sind.

Was auf dem Spiel steht, ist die Anerkennung des menschlichen Werdens als eine Praxis, die das Nichtsein und das Sein umgreift und – jenseits einer Produktionsbeziehung – einen eigenen Sinn und damit ein eigenes Geheimnis hat, im Vollzug jedes ihrer Schritte. Eine Ethik, die es ablehnt, eine werdende menschliche Entität auf Grund ihrer Bezogenheit auf uns im Modus der Andersheit anzuerkennen, kann nur noch wählen zwischen zwei Alternativen: Entweder es gelingt ihr zu beweisen, dass diese embryonale Entität das Sein des Menschen, der aus ihm möglicherweise werden könnte, schon vorwegnimmt, anders gesagt, schon ‚ein bisschen' dieser Mensch ist. Dann kann sie diese Entität dem moralischen Schutz nach dem Gleichheitsprinzip unterstellen, als ob sie dieser Mensch schon wäre. Oder es gelingt ihr nicht. Dann zerfällt die moralische Beziehung und das Wesen wird zu einer Sache. Eine auf dem Vermögen zur Gleichheit und nicht auf dem wirklichen Werden basierenden Ethik ist dem Risiko ausgesetzt, den Schutz, den sie begründen will, zu gefährden.

Literatur

Antczak, Michael/Van Blerkom, Jonathan (1997): „Oocyte influences on early development: the regulatory proteins leptin and STAT3 are polarized in mouse and human oocytes and differentially distributed within the cells of the preimplantation stage embryo". Mol Hum Reprod 3: 1067–1068.

Beier, Henning M. (1995): „Die totipotente Zelle". Fertilität 11: 135–140.

Beier, Henning M. (1999): „Definition und Grenze der Totipotenz: Aspekte für die Präimplantationsdiagnostik". Ethik in der Medizin 11: S23–S37.

Beier, Henning M. (2002): „Totipotenz und Pluripotenz", in: Fuat S. Oduncu/Ulrich Schroth/Wilhelm Vossenkuhl (Hg.): Stammzellenforschung und therapeutisches Klonen. Göttingen: Vandenhoeck & Ruprecht, S. 36–54.

Butler, Judith (2003): Kritik der ethischen Gewalt. Adorno-Vorlesungen 2002. Frankfurt a.M.: Suhrkamp.

Denker, Hans-Werner (2002): „Forschung an embryonalen Stammzellen. Eine Diskussion der Begriffe Totipotenz und Pluripotenz", in: Fuat S. Oduncu et al. (Hg.): Stammzellenforschung und therapeutisches Klonen. Göttingen: Vandenhoeck & Ruprecht, S. 19–35.

Feinberg, Joel (1984): „Potentiality, Development, and Rights", in: Joel Feinberg (ed.): The Problem of Abortion, 2nd ed., Belmont, CA: Wadsworth, pp. 145–150.

Foucault, Michel (1986): Der Gebrauch der Lüste. Sexualität und Wahrheit Bd. 2. Frankfurt a.M.: Suhrkamp.

Geber, S./Winston, R.M.L./Handyside, A. (1995): Proliferation of blastomeres from biopsied cleavage stage human embryos in vitro: an alternative to blastocyst biopsy for preimplantation diagnosis. Human Reproduction 6: 1492–1496.

Jacquette, Dale (2001): „Two Kinds of Potentiality: a Critique of McGinn on the Ethics of Abortion". J of Applied Philosophy 18: 79–86.

Kaminsky, Carmen (1998): Embryonen, Ethik und Verantwortung. Tübingen: Mohr.

Kollek, Regine (2000): Präimplantationsdiagnostik. Tübingen: Francke.

Mottla, G.L. et al. (1995): Lineage tracing demonstrates that blastomeres of early cleavage-stage human pre-embryos contribute to both trophectoderm and inner cell mass. Human Reproduction 10: 384–391.

Nagy, András et al. (1993): „Derivation of completely cell-culture derived mice from early-passage embryonic stem cells". Proc. Natl. Acad. Sci. USA 90: 8424–8428.

Nationaler Ethikrat (2003): Genetische Diagnostik vor und während der Schwangerschaft. Stellungnahme. Berlin.

Palmeri S.L./Peter W./Hess H./Schöler H.R. (1994): „Oct-4 transcription factor is differentially expressed in the mouse embryo during establishment of the first two extraembryonic cell lineages involved in implantation. Dev Biol. 166: 259–267.

211

Perrett, Roy W. (2000): „Taking Life and the Argument from Potentiality", in: Peter A. French, Howard K. Wettstein (eds.): Life and Death. Metaphysics and Ethics. Boston: Blackwell, pp. 186–198.

Rehmann-Sutter, Christoph (1996): Leben beschreiben. Über Handlungszusammenhänge in der Biologie. Würzburg: Königshausen und Neumann.

Rehmann-Sutter, Christoph (2002): „Genes, Embodiment, and Identity", in: Armin Grunwald, Mathias Gutmann und Eva M. Neumann-Held (eds.): On Human Nature. Berlin etc.: Springer, pp. 23–50.

Seidel, Friedrich (1952): Die Entwicklungspotenzen einer isolierten Blastomere des Zweizellstadiums im Säugetier. Naturwissenschaften 39: 355.

Seidel, Friedrich (1960): Die Entwicklungsfähigkeiten isolierter Furchungszellen aus dem Ei des Kaninchens Osycholapus cuniculus. Roux'Archiv Entwicklungsmechanik 152: 43–130.

Warren, Mary Anne (1997): Moral Status. Obligations to Persons and Other Living Things. Oxford: Oxford University Press.

Andreas Gerber

Frühgeborene[1] – Wann ist der Mensch ein Mensch?
Eine Anfrage an unser Menschenbild
und unsere Wahrnehmung von Personen

Allen Menschen, denen ich bei der Arbeit auf der Früh- und Neugeborenenintensivstation
des Kinderkrankenhauses Auf der Bult, Hannover, begegnet bin

1. Zu-Gänge

Die Mutter liegt noch im Aufwachraum. Der Vater klingelt an der Tür zur Intensivstation. Man lässt ihn herein: „Legen Sie bitte Ihren Ring und Ihre Uhr ab.
Waschen Sie sich bitte die Hände und desinfizieren Sie sie danach!" Dann wird
der Vater zu seinem Kind geführt. Die meisten Väter weichen zurück, wenn ihr
kleines Kind, ein Frühgeborenes von weniger als 1000g, im Inkubator liegend,
gezeigt wird. Nicht nur einmal haben Väter über ihr eigenes Kind gesagt: „Ist ja
kleiner als ein Hähnchen."

„Von daher hab ich dann noch ne Beziehung zu ihm, aber eigentlich hab ich ne
viel größere Beziehung gar nicht zu ihm, sondern zu den Eltern aufgebaut, also
irgendwann find ich, ist auf der... so schlimm, dass du so viel Kinder betreust,...
dass es mir immer so geht, dass ich kein richtiges Gesicht zu dem Kind habe,

---

[1] Frühgeborene sind Neugeborene, die vor der Vollendung der 37. Schwangerschaftswoche
(SSW) – unter der Voraussetzung, dass eine normal verlaufende Schwangerschaft nach Konzeption 40 SSW dauert – geboren werden. Die Grenze zur primären Überlebensfähigkeit (mit
medizinischer Hilfe) liegt derzeit in Industrieländern wie USA, Deutschland, Japan u. a. bei
vollendeten 24 SSW, was allgemein als 24+x (x=0 bis 6 für die Tage der Woche) von Gynä-
kologen/innen angegeben wird. Es wird zum Teil versucht, diese Grenze weiter nach unten zu
verschieben. Unterschiedliche Auffassungen über die Berechnungen und Unsicherheiten bei
den Methoden wie Ultraschall sind nicht Gegenstand des Aufsatzes, vgl. z. B. Mieth in dem
Band des Medizinisch-ethischen Arbeitskreises Neonatologie des Universitätsspitzes Zürich,
S. 48f.55.

oder kein richtiges... Gefühl so für das, oder für den.... Man hat eher so die Kur-
ve drin... und hat die Laborwerte parat... wie schwer, wie groß, wo die Infusion
liegt,... aber du hast kein Gesicht zu dem Patienten." Ein Kollege bedauert, dass
er das Kind als Kind verliert.

„Als Helene [Name geändert] noch in meinem Bauch war, habe ich ihr Kinder-
lieder auf dem Klavier vorgespielt und dazu gesungen. Diese gesungenen Lieder
habe ich auf eine Kassette aufgenommen, dazu noch etwas von mir Gesprochenes.... Sie sollte in ihrer neuen Umgebung etwas von ihrer Mama haben. Ich
konnte nicht rund um die Uhr bei ihr am Inkubator sitzen, und wenn es ihr nicht
gut ging, konnte man wenigstens die Kassette einlegen, als „Mutterersatz"…. Es
ist nicht einfach, dass man sein Kind so vielen anderen, verschiedenen, unbekannten Menschen überlassen muss, gerade in so kritischen Phasen. So war ich
beruhigt, dass sie wenigstens mich auf unserer Kassette hatte – wie eine unsichtbare Verbindung zwischen uns beiden." Auf die Frage, wie sie die Bedeutung der Musik für ihre Tochter sieht, schrieb mir dies die Mutter eines unserer
kleinsten Frühgeborenen, das bei Geburt nur 385g gewogen hat. 385g, das sind
nicht einmal vier Tafeln Schokolade, das sind etwa 1 1/2 Päckchen Butter, das
sind zwei große Kartoffeln.[2]

Während der Zeit auf der Intensivstation habe ich Photographien von manchen
Kindern gemacht. Als ich ein solches Bild eines etwa 600g schweren Frühgeborenen mit Beatmungsschlauch und Magensonde, lanugobehaart[3], unendlich
dünn, zerbrechlich wirkend wie ein Vögelchen, von durchschimmernder Haut,
meinem siebenjährigen Neffen zeigte, wandte er sich ab: „Das sieht ja schrecklich aus!"

Manchmal ruft während der Arbeit plötzlich eine Schwester[4]: „Kommt mal, oh,
wie süß, wie er schnullert!" Ein sehr kleines Frühgeborenes scheint es merklich

---

[2] Diese Gewichtsvergleiche klingen hart, aber sie dienen der Veranschaulichung und werden
sowohl von Eltern als auch vom Personal direkt angesprochen oder im Stillen gemacht.

[3] Lanugohaare sind eine Art Ganzkörperflaum, der sich während der Schwangerschaft aus-
und wieder zurückbildet. Er gilt als Reifekriterium und fehlt den sogenannten reifen Neugeborenen, die zwischen 37+0 und 42+0 SSW geboren werden.

[4] Auf unserer Intensivstation gab es nur einen Pfleger, so dass ich „Schwester(n)" oder ge-
schlechtsneutral „Pflegepersonal" schreibe.

zu genießen, einen mit Bepanthen zur Mundpflege[5] getränkten Tupfer mit leicht saugenden oder schnullernden Bewegungen im Mund zu halten. Ein anderes Mal bestaunen Schwester und Ärztin eine bizarre Handbewegung eines Frühgeborenen, eine Abspreizbewegung eines Fingers. Wiederum bin ich gerührt, wenn ein kleines „Frühchen" sehr unruhig wirkt und dadurch, dass ich die Hand, die den ganzen Rumpf bedeckt, sanft, aber mit Nachdruck auflege, sich beruhigt und gleichmäßiger atmet.

„Und ehrlich gesagt, von uns kommt da auch nicht viel. Also, wenn wir an ihn rantreten, kann bei den Eltern noch anders sein, dann sind das Pflegeverrichtungen. Ich gebe ganz offen zu, dass ich da ganz wenig Bindung habe an so schwerst neurologisch auffällige Kinder, auch mich schwertue, mit denen so zu erzählen oder mit denen... oder einfach kommunikativ zu sein, oder dann eben sie auch zu streicheln oder ähnliches, und dann kommen die zu kurz.... Ich denke, er wird da in seinem Bett echt verwaltet. Und das ist sehr unmenschlich." So spricht eine über Tod und Sterben und ihr eigenes Tun intensiv reflektierende Kollegin zu mir in einem qualitativen Interview[6] zu Sterben, Sterbebegleitung und Sterbehilfe auf einer neonatologischen Intensivstation.

2. Problemstellung

Anders als die meisten Veröffentlichungen zum Thema, die unter Überschriften wie „Intensivmedizin als ethisches Problem" (Wiesing) oder „Ethical dilemmas in neonatology...." (Sauer) sich einzig des Themas von Therapie und Therapie-Begrenzung auf neonatologischen Intensivstationen annehmen, habe ich einen anderen Zu-Gang gewählt, um darzustellen, dass es in der Neonatologie im Kern um die ethische und gleichermaßen ästhetische Frage geht: Wie nehmen unterschiedliche Personen die Kinder wahr und welche Wahrnehmung wird ihnen, den Eltern, den Geschwistern, dem Personal und ggf. weiteren Beteiligten ermöglicht und welche Wahrnehmung wird zugelassen bzw. ist „moralisch" erlaubt? Neben dem zugespitzten Problem von Therapie und Therapieverzicht gibt es eine Vielzahl von ethischen Fragen im täglichen Leben mit Frühgeborenen.

---

[5] Bepanthen dient der Mundpflege bei den Frühgeborenen, die sich auf Grund fehlender Reflexe vom Schleim oder von Nahrungsresten im Mund noch nicht selbst befreien können.

[6] Ich bin nicht der erste, der qualitative Interviews zum Thema durchführt (s. Brinchmann, Garel, Sørlie), aber neben Baumann-Hölzle (Medizinisch-ethischer Arbeitskreis, S. 102: Tonbandaufnahmen) versuche ich einen ethischen Ansatz daraus zu erarbeiten.

Als Beispiele seien genannt: Anwendung von nicht zugelassenen Medikamenten[7], kaum evidenzbasierte Medizin, Dauer und Intensität der Eltern-Kind-Beziehung im Tagesablauf, richtiger Zeitpunkt für diagnostische und therapeutische Verrichtungen am Kind, Qualität und Quantität von Ansprache an die Kinder und von Berührung (über das pflegerische Maß hinaus), die Sprache („Das ist ne vierundzwanzigste Woche!" als Vorstellung eines Menschen z. B.). Zu diesen Fragen bestehen unterschiedliche Meinungen auf einer Intensivstation.

Weiterhin verzichte ich auf eine Falldarstellung, um zum einen nicht der Zuspitzung auf Leben und Tod als „einzigem" ethischem Dilemma und Problem, auf das man auch bei Erzählungen von seiner Arbeit sofort angesprochen wird, Vorschub zu leisten, und zum anderen um zu verdeutlichen, dass es immer um unsere Wahrnehmung, um unseren Blickwinkel und damit unsere Interpretationen vom Menschsein geht, um unseren Zu-Gang. Deshalb will ich den Zu-Gang zum Thema möglichst breit mit möglichst vielen Facetten durch die Erzählung von Menschen über ihre Gefühle und Erfahrungen eröffnen.

Wieso nehmen wir die Frühgeborenen als Menschen, als Personen mit Charakter wahr oder warum gerade nicht oder nur mit Einschränkungen, wie die Episoden und Aussagen initial verdeutlichen? Dieses scheint mir die Kernfrage, auch wenn sie wahrscheinlich weder schlüssig beantwortet werden kann noch ihre Beantwortung unmittelbar zu einem guten Handeln führen wird.

Historisch lässt sich beobachten, dass der technische Fortschritt der Medizin diese Gruppe von Menschen in den letzten zwanzig bis dreißig Jahren zu Menschen „gemacht" hat. Noch vor wenigen Jahren und – das gilt es, sich ständig vor Augen zu halten – im größten Teil der Länder unserer gemeinsamen Welt landeten und landen je nach Entwicklung viele Frühgeborene als „Frühgeburten", zum Teil namenlos, im „Eimer". Die Unsicherheit einer Grenzziehung drückt auch eine Kollegin im Interview aus: „Ja, weiß ich nicht, wie ich dazu stehen soll, weil für uns natürlich diese Grenze von 24 plus 0 Wochen, die ist ja auch komplett willkürlich gezogen, da fehlt mir vollkommen der Literaturhintergrund, um zu sagen, das ist jetzt tatsächlich ein realistisches Datum, um zu entscheiden." Ist es nur der Literaturhintergrund, nur die derzeitige Entwicklung

---

[7] Viele Medikamente sind nicht für Frühgeborene zugelassen, da es keine Studien gibt. Dennoch müssen wir bei manchen Diagnosen auf uns zur Verfügung stehende Medikamente rekurrieren, da es sonst keine Therapie gäbe.

oder gibt es eine Scheu, immer kleinere, einem reifen Neugeborenen mit all seinem Speck und seiner rosigen Haut immer weniger ähnlich sehende Frühgeborene überleben zu lassen?

Was hat sich für uns in den letzten zwanzig bis dreißig Jahren verändert? Wann auf dem Weg vom befruchteten Ei zum sogenannten reifen Neugeborenen können wir Menschen als Menschen wahrnehmen? „Die Brücke zwischen Frühgeburt und Spätabort wird immer schmaler" (Brandis). Ändert die moderne Medizin mit Ultraschall unsere Einstellung, wenn das eigene Kind schon im Alter von sechs bis acht Wochen nach Empfängnis an Hand der Bewegungen des Herzens sichtbar gemacht werden kann? Oder stellt sich das Bild eines Menschen erst bei einer der späteren Ultraschalluntersuchungen ein, bei denen die Eltern Bilder von Gliedmaßen zu sehen bekommen und das (phänotypische) Geschlecht – wenn nicht zuvor durch andere Methoden wie Chorionzottenbiopsie oder Amniozentese das genetische Geschlecht bestimmt wurde – des zukünftigen Erdenbewohners festgestellt werden kann, so dass die Eltern sich (ohne Überraschung) auf einen Jungen oder ein Mädchen freuen können?

Eine Antwort auf das „Geheimnis der Menschwerdung" (vgl. Wiesing) habe ich nicht, aber es gilt festzustellen: Das Bild der Menschen beginnend mit dem Bild eines properen rosigen schreienden Neugeborenen hat sich für uns verändert. Dass Frühgeborene (klitzekleine) Menschen und Personen mit Charakter sind, ist für mich ohne Zweifel. Warum das so ist, kann ich nicht beantworten, aber einige Aspekte, die die Frühgeborenen in ihrem Menschsein uns lehren können, sind folgende:

Diese Menschen sind vollständig auf andere angewiesen: Das klassische Charakteristikum der Autonomie als Beschreibung des Menschseins wird hinfällig. In seiner Kleinheit und Verletzlichkeit zeigt mir jedes Kind, was es gern hat, was es stört, wann ich an es herantreten darf, was ihm ggf. helfen könnte. Das Menschsein zeigt sich hier als Sein zum Anderen hin, den ich beobachtend, an ihn mich herantastend, mit seinen Wünschen wahrzunehmen versuche, um daraus zu verstehen, was jetzt „richtig" sein könnte. Die klassische Vernunft-Begabung, die klassische Sprache helfen mir nicht weiter, sondern ich lerne das alles von jedem Kind neu bzw. weiter und tiefer. Damit ist für mich nicht ausgeschlossen, Medizin auf dem aktuellen Stand zu betreiben, aber diese wende ich auf jeden Menschen als Arzt an, so dass ich von dem jeweiligen Menschen in Erfahrung bringen muss, welche der medizinischen Verfahren jetzt angemessen sein können. Gerade durch Aufnahme der sogenannten interaktiven Zeichen des Kindes, also nicht direkt medizinisch objektivierbarer, aber beobachtbarer Äußerungen (neben technologischen wie Labor und perzeptiven wie Aussehen) kann sich eine Entscheidung für das weitere Vorgehen in einem Team heranbilden (vgl. Anspach zu den drei Kategorien von Zeichen). Wiederum sagt dazu eine Krankenschwester: „Da habe ich jetzt zwei Kinder erlebt, und irgendwie... haben so einen vielsagenden Blick gehabt, als ob sie mir was mitteilen wollten, oder wie soll ich sagen, ganz viel Gefühl in ihre Blicke gelegt, also was ganz Besonderes ..." Und sie hat daran erkannt, dass diese Kinder bald sterben würden.

Auf dem Hintergrund dieser Wahrnehmung und der Stimmen der Eltern, der Geschwister, des Personals wende ich mich dem Thema Leben und Sterben bzw. Lebenlassen und Sterbenlassen auf einer neonatologischen Intensivstation zu.

3. Die „Klassischen" Argumente

Die Debatte um Leben und Sterben bzw. Lebenlassen und Sterbenlassen[8] bei sehr kleinen Frühgeborenen, womit je nach Land derzeit Kinder im Alter zwischen der vollendeten 22. und 25. SSW gemeint sind (s. Brandis), oder bei Neugeborenen mit zu erwartenden schwersten neurologischen Defiziten oder sehr unsicherer Prognose[9] wird in allen „entwickelten" Ländern geführt als Folge der „technischen" Machbarkeit von primärer Wiederbelebung und Lebenserhaltung.

Auf Grund unterschiedlicher Herkunft (Hénard, Leeuw, Rebagliato), unterschiedlichen Geschlechts (s. z.B. Sørlie, wobei kein genereller Zusammenhang zwischen Geschlecht der Behandelnden und ihrer ethischen Einstellung besteht), unterschiedlicher Religionszugehörigkeit bzw. -ausübung (Einstellung zum Tod

---

[8] Ich weiß nicht, ob wir zwischen Leben und Lebenlassen und Sterben und Sterbenlassen immer klar trennen können auf einer Intensivstation. Das ganze Problem von sogenannter passiver und aktiver Sterbehilfe will ich, da es eine (weitere) Büchse der Pandora öffnen würde, hier nicht verfolgen.

[9] Dies bedeutet eine Gewichtung der Entscheidung bei jedem einzelnen Kind, aber – so viel sei hier nur angemerkt – es ist für mich unumstößlich, dass – auch wenn das für Einzelne schwer mit ihrem Lebensplan vereinbar ist – Kinder z. B. mit Downsyndrom auf jeden Fall ein Recht auf Leben haben (s. Diskussion um Baby Doe in den USA z. B. bei Horan).

laut Hamama-Raz), unterschiedlicher Berufe (Ärzte/Ärztinnen und Pflegepersonal: Streiner; Medizinisches Personal und Eltern: Saigal) und unterschiedlich
langer Dauer der Arbeit auf Intensivstationen (Burns) ergeben sich unterschiedliche Einstellungen zum Thema.[10] Somit erscheint es schlüssig, dass es in verschiedenen Ländern andere Vorgehensweisen mit anderen Begründungen (medizinisch, ökonomisch, ethisch) geben kann.[11] Auch für uns sind diese Unterschiede zu bedenken, da wir mit Eltern aus allen Schichten[12], Ländern, Religionen arbeiten. Des Weiteren kann die Nähe bzw. Distanz zum Kind, die sich als
Funktion des ärztlichen und pflegerischen Zu-Ganges ergeben, zu einer kontroversen Einschätzung der Situation beitragen (s. Diskussion bei Vetlesen). Ich
finde es nicht problematisch, dass es in unterschiedlichen Ländern und Kulturen
einen unterschiedlichen Umgang gibt. Ein Problem ergibt sich daraus aber bei
uns, da hier unterschiedliche Auffassungen aufeinander treffen und eine Ge-
sprächssituation erschweren.[13]

Mit einer Reihe wiederkehrender Argumente wird in der Literatur versucht, dem
Thema zu Leibe zu rücken. Es geht mir nicht darum zu sagen, dass diese
„Grundansichten" generell falsch sind. Im Gegenteil, wahrscheinlich brauchen
wir sie zum Teil bei unserer täglichen Arbeit als eine Art Hintergrundrauschen.
Die Frage ist nur, ob diese Argumente zur Lösung des Entscheidungskonfliktes,
ob man ein Kind leben oder sterben lassen soll, unmittelbar herangezogen wer-

---

[10] Verschiedene Untersuchungen haben mittels quantitativer Sozialforschung hinsichtlich unterschiedlicher Einstellungen zwischen ärztlichem und pflegerischem Personal auch verschiedene, zum Teil sich widersprechende Ergebnisse erbracht: Saigal versus Lee.

[11] Vgl. die Debatte um die Ressourcenallokation, wo man ebenfalls festgestellt hat, dass diese
Debatte in jedem Land auf andere Vorstellungen von Medizin und Ethik aufbaut und zurückgreift (Forsman).

[12] Ob es schichtbedingte Unterschiede gibt, wäre zu erforschen. Ein mir bekannter Humange-
netiker hat erzählt, dass er einem Ehepaar, das nach zwei älteren, das Gymnasium besuchen-
den Töchtern eine dritte Tochter erwartete, die am Ullrich- Turner- Syndrom (XO) leiden
sollte, was meist mit einem Intelligenzquotienten von kleiner gleich Durchschnitt einhergeht,
geraten habe, diese abzutreiben, da für sie das Abitur „Ausweis" des Menschseins war. Er
fürchtete um die Lebensqualität des Mädchens unter diesem Druck in einer Familie, die ansonsten alles bieten könnte für eine gute Lebensqualität (Ich weiß nicht, wie ich entschieden
hätte).

[13] Die Diskussion um die Einrichtung von Ethikkommissionen habe ich ausgeklammert. Ich
verweise insbesondere auf den Medizinisch- ethischen Arbeitskreis der Universität Zürich.

den können. Diese – wie ich sie nennen möchte – „Klassischen" Argumente stelle ich dar und versuche sie als „Konstrukte" zu dekonstruieren, die, wie ich finde, nicht entscheidungsbegründend sein können.

3.1. Das „*Heiligkeit-des-Lebens*"-Argument

Das Leben an sich ist heilig (Rebagliato: Argument vieler Ärzte/innen vor allem im katholischen Südeuropa). Daraus wird gefolgert, dass jedes Kind reanimiert werden muss.

Zum einen wird die Frage (sicherlich auch umstritten beantwortbar) nach der Qualität des Lebens nicht einbezogen. Zum anderen kann es wie eine Heiligkeit des Lebens auch eine Heiligkeit des Sterbens geben, sowohl philosophisch gesehen als auch in der Erfahrung von Menschen, sofern der Begriff der Heiligkeit der angemessene ist. Zum dritten ist diese Form der Heiligkeit des Lebens als Prädikat eines Frühgeborenen eine Funktion des technischen Fortschrittes in der Medizin und keine Heiligkeit per se.

3.2. Das „*Neutralitäts*"-Argument

Die Entscheidungen sollten nicht durch persönliche oder gesellschaftliche Ansichten beeinflusst werden. In der Literatur wird zumeist argumentiert, dass es implizit behindertenfeindliche Einstellungen gäbe, die die Entscheidung Einzelner bestimmten. Daher wird aus der Position der Neutralität zumeist gefolgert, dass alle Kinder reanimiert und immer zum Überleben behandelt werden sollen.

Ganz generell stelle ich hier die Frage, wie man überhaupt frei von seinen Einstellungen und Überzeugungen handeln kann (s. Rebagliato, Leeuw, Hénard). Die Position einer einzunehmenden Neutralität ist meines Erachtens eine Unmöglichkeit und führt zudem zu einer Überforderung der Handelnden. Im Gegenteil, ich denke, dass eine Wahrnehmung und Entdeckung der eigenen Einstellungen und Gefühle eingeübt werden sollte, nicht um sie anderen überzustülpen, sondern um sie als Interpretationsrahmen der eigenen Handlungen zu erkennen.

Zugestanden sei, wie auch Siebenthal (1999) schreibt, dass ein behindertenfeindliches Team schneller zum Abstellen von Geräten neigen könnte, und dass dann ein Korrektiv von außen hinzugezogen werden müsste.

3.3.　Die „*Autonomie*"-Argumente (in Variation bis 3.7.)

Jeder ist einmalig und hat das Recht, sein eigenes Leben zu leben (Sauer)[14].
Auch daraus wird ein Gebot zur Wiederbelebung abgeleitet.

Schließt das Recht auf ein eigenes Leben nicht auch das Recht auf den eigenen
Tod mit ein? In der angelsächsischen Debatte wird sogar von einem Recht auf
„Wrongful Birth" (z. B. Sharman) gesprochen. Die Botschaften eines Kindes (s.
Brinchmann; vgl. Zu-Gang der Kollegin, s.o.) weisen manchmal „un-bedingt" in
die Richtung auf Nichtteilnahme an dieser Welt.

3.4.　Das „*Optimum*"-Argument

Jeder hat das Recht auf optimale Behandlung und Pflege. Daraus wird gefolgert:
Wir müssen alles dafür tun, alle Kinder am Leben zu halten.

Optimal kann eine Behandlung und Pflege nur in Hinsicht auf einen einzelnen
Patienten sein. Damit will ich nicht sagen, dass die Standards der Medizin nicht
eingehalten werden sollten, auf die jeder frühgeborene Mensch ein Recht hat,
sondern ich denke, dass das Sterbenlassen (leider) auch eine ggf. richtige Behandlung sein kann. Die Debatte um das „Overtreatment", u. a. angestoßen
durch Silverman, trägt hier Früchte.

3.5.　Das „*Beste-Interesse*"-Argument

Das beste Interesse des Kindes hat oberste Priorität. Daraus wird das Recht zur
Reanimation des Kindes (auch gegen die Wünsche und Interessen der Eltern)
entwickelt (s. ein Beispiel bei Pinkerton, wo ansonsten die Eltern aber als „primary decision makers" zählen).

Auf der Ebene des Kindes kann man dagegen argumentieren, dass die besten
Interessen eines schwer multimorbiden Kindes die rasche Beendigung von (un-
nötigen, weil nicht helfenden) Prozeduren sei. Ein Kollege schildert eindrück-
lich: „Die Maßnahmen, die die Kinder dann erleiden mussten, dadurch, dass sie
z. B. öfter mal intubiert wurden oder dass sie beatmet wurden, find ich reichen

---

[14] Dieses und die beiden folgenden Argumente werden als ethische Prinzipien in Anwendung
auf die Fragestellung bei Sauer auch problematisiert.

schon, weil man weiß, es gibt sowieso keine Perspektive, und dann weiß ich nicht, warum man denen nun drei Wochen den Schnorchel in die Luftröhre stecken muss, und alle zwei Sekunden Luft rein pustet, sicherlich nichts, was besonders angenehm ist. Ich weiß natürlich nicht, was die Kinder da mitgekriegt haben, aber für mich war das in den beiden Situationen schon eher schwer nachzuvollziehen."

Unter der Annahme, dass das Kind jetzt und in Zukunft immer in einem Bezugsrahmen leben wird, gilt es, die Eltern einzubeziehen (Pohlandt) und nicht ein als autonom konstruiertes Kind gegen sie zu stellen. Es müsste möglich sein, im Zusammenspiel mit den Eltern in „identischen" Situationen – so es das in der Medizin überhaupt gibt – unterschiedliche Entscheidungen erarbeiten zu können.

3.6. Das „*Integritäts*"-Argument

Der menschliche Körper ist integer. Daraus wird die Pflicht zur Reanimation abgeleitet.

Ich kann mir als Folge genau so ableiten, dass ich gerade sehr kleine Frühgeborene nicht reanimiere, da ich so invasiv ihrem kleinen Körper zu Leibe rücke, dass das die Integrität ihres Körpers nicht nur ethisch, sondern auch ästhetisch verletzt.

3.7. Das „*Abhängigkeits*"-Argument

Die Abhängigkeit von medizinischer Hilfe darf kein dauerhafter Zustand sein. Daraus wird die Nichtreanimation gefolgert.

Dieses Argument ist dünnbödig, insofern als zu fragen ist, ob ein Kind mit einer seltenen Stoffwechselkrankheit oder einem Herzfehler, der z. B. der Versorgung mit einem Schrittmacher bedarf, auch nicht behandelt werden soll, da es dauerhaft von medizinischer Hilfe abhängig ist. Auch die Schwere der Abhängigkeit – gemeint ist „natürlich" die Abhängigkeit z. B. von einer Beatmungsmaschine – ist in Hinsicht auf Kind, Eltern und Gesellschaft (nur) ein relativer Begriff. Der klassische Begriff der Autonomie als Prädikat des Menschseins wird – glücklicherweise – nicht nur durch Frühgeborene, sondern auch durch das Leben mit Einschränkungen und Behinderungen ad absurdum geführt (vgl. Anfrage bei Young).

3.8. Das „*Eltern*"-Argument (oder die andere Seite der „Autonomiemedaille")

Das Recht der Eltern auf ein (unversehrtes) Kind, oder sich gegen ein Kind mit Behinderungen zu entscheiden, besteht. Je nach (kulturell oder im zeitlichen Wandel unterschiedlicher) Bewertung der elterlichen Position als Repräsentanten einer unterstellten Autonomie des Kindes oder der Einschätzung eines unverfügbaren Rechtes von Eltern über ihre Kinder oder gerade des Gegenteils wird die Berechtigung zu unterschiedlichen Vorgehensweisen mit oder gegen die Eltern gefolgert (vgl. Leeuw zu den europäischen Unterschieden).

„Man kann kein Kind sterben lassen, nur weil die Eltern es wollen, aber ich denke, das spielt auch da mit rein." Diese Krankenschwester zeigt, dass es um ein Beziehungsgeflecht, um ein Beziehungsgeschehen geht, nicht um ein autonomes Kind, über das die Eltern ein (Besitz-) Recht haben. Das Recht auf Leben bzw. Lebensqualität besteht für beide und mag sich ggf. widersprechen und sich ggf. als Eingriff in eine bestehende Familienstruktur darstellen (Popov).

3.9. Das „*Menschenbild*"-Argument mit positiver Füllung

Das Menschsein beinhaltet die Fähigkeit zur Kommunikation. Dieses Argument wird zitiert, um bei schwer(st) neurologisch geschädigten Kindern eine Abstellung der Geräte zu begründen.

Gerade diese Grundkonstituente eines klassischen Begriffes des Menschseins stellt das Leben der Frühgeborenen in Frage: Sie sind zur direkten Auseinandersetzung mit der Umwelt noch nicht „bereit", obwohl sie auch im Mutterleib mit der Umwelt kommunizieren (Musik). Wir erlernen von jedem Frühgeborenen eine neue Art der Kommunikation (s. Brinchmann).

3.10. Das „*statistische*" Argument

Das sogenannte „Outcome" ist schlecht. D. h. bei Kindern, die vor oder in der 25. (oder 26.) SSW geboren werden, ist ein großer Prozentsatz behindert.[15] Dies soll zu einem Therapieverzicht führen.

---

[15] Unterschiedliche Statistiken je nach Zahl der SSW und Zentren werden hier nicht diskutiert, s. aber dazu z. B. Linderkamp.

Sicher ist es ein Problem, für Ärzte/innen, die heilen wollen und nicht nur einem Frühgeborenen ein einfaches „Dasein" in dieser Welt garantieren, sondern einem Kind Lebensqualität ermöglichen wollen, zu sehen, dass sie trotz allem Bemühen (derzeit) nicht heilen, sondern für dieses Geburtsalter größtenteils schwer(st) behinderte Kinder aus dem Krankenhaus gehen lassen müssen. Sollte dieses Argument „überzeugen", müsste auch die Lebensqualität der betroffenen Familien erhoben werden und nicht die isolierte Lebensqualität des Kindes.[16]

Im Einzelfall darf man – was viele Ärztinnen/Ärzte in Gesprächen mit den Eltern auch betonen – nicht von einem Prozentsatz an Behinderten für ein Geburtsalter auf das einzelne Kind und dessen Entwicklung schließen. Es verhält sich so wie in einer Episode in Homo Faber von Max Frisch: Die Mutter antwortet, nachdem ihre Tochter von einer Kreuzotter gebissen wurde, dem Vater, der sie mit der Aussage, dass nur 10% aller, die von einer Kreuzotter gebissen werden, daran auch verstürben, beruhigen will, dass ihr das nur hülfe, hätte sie hundert Töchter, von denen dann neunzig überlebten.

Außerdem ist der Stellenwert der Behinderung in Bezug auf die Familie und die Gesellschaft zu sehen, da nur in diesem Kontext ein gelungenes (Ich will nicht sagen: glückliches) Leben „geschehen" kann. „Na ja, es wird ja immer wieder viel von Lebensqualität gesprochen. Weil man ja doch nicht weiß, ob dieses Kind nicht doch eine Lebensqualität hat oder welche ..." Und weiter: „Na so, halt die Eltern. Ob die überhaupt in der Lage sind, ein derartiges Kind mitzubetreuen." So lautet die klare Problembeschreibung einer Kollegin aus dem pflegerischen Bereich über unser Nichtwissen in Bezug auf ein Abstraktum Lebensqualität isoliert betrachtet sowohl für das Kind als auch für die Familie/Eltern. Mit den Eltern also, obwohl die (eigentlich) auch nicht wissen und nicht wissen können, was sie erwarten wird und ob sie es bewältigen können (dazu Sørlie), kann aber zumindest erarbeitet werden, ob sie es sich zutrauen, mit dem Kind ein „gelingendes" Leben zu versuchen (Einbeziehen der Eltern wird in Deutschland (Pohlandt) und Dänemark (Norup) z. B. empfohlen) und damit Lebensqualität für alle Beteiligten.

---

[16] Stoschek schildert, dass sich Eltern mit chronisch kranken und behinderten Kindern oft psychosozial schlecht betreut sehen.

3.11. Das „*Lebenswillen*"-Argument

Eine initial zu beobachtende „Vitalität" (vgl. auch Brinchmann, die dabei aber bewusst die Erstversorgung[17] von Frühgeborenen ausklammert) zeige einen Lebenswillen eines Kindes an und daher müsse es reanimiert werden.

Zum einen ist ein erster „Schrei" – meist ist es nur ein zartes Wimmern bei sehr kleinen Frühgeborenen – so wenig ein Zeichen dafür, leben zu wollen, wie etwa, dass ein Kind zu frühgeboren ist, ein Argument wäre, es sterben zu lassen, weil es zeige, dass es gerade nicht habe leben wollen, da es zu früh gekommen sei.

Zum anderen ist medizinisch sehr fragwürdig, ob der Apgarwert[18] als medizinisch mögliches Korrelat einer Vitalität initial ein prognostisches Kriterium für das weitere Leben ist.

3.12. Die *vier Prinzipien der Medizinethik: Respekt vor der Selbstbestimmung, Wohltätigkeit, Schadensvermeidung, Gerechtigkeit.* Insbesondere das erste wird als Argument zur Wiederbelebung herangezogen.

Hinsichtlich der Selbstbestimmung folgen im weiteren Leben noch viele Male Grenzüberschreitungen auch im sogenannten gutgemeinten Sinne (Zähneputzen, Windelwechseln u.v.a., was das Kind gar nicht will); das Frühgeborene bleibt empirisch und über Wochen fremdbestimmt! Auch wenn wir anstreben, uns dem

---

[17] Unter Erstversorgung versteht man den Primärkontakt eines Frühgeborenen mit reanimierendem Team (Arzt/Ärztin und Pflegepersonal), der in einer anderen Klinik stattfinden kann. Daran schließt sich ein Transport zu einer neonatologischen Intensivstation an.

[18] Von der amerikanischen Anästhesistin Virginia Apgar (1909-74) entwickelter Wert, der im Alter von einer, fünf und zehn Minuten nach Geburt erhoben wird und sich akronymisch aus einer Bewertung der Hautfarbe (*a*ppearance), des Pulses (*p*ulse), des Reflexverhaltens (Grimassieren beim Absaugen, *g*rimace), des Muskeltonus (Haltung, Spannung des Kindes in sich, *a*ctivity) und der Atemzüge pro Minute (*r*espiration) zusammensetzt und für jedes dieser fünf Kriterien die Werte 0, 1 oder 2 vorsieht: Werte unter drei, die also eine schlechte Durchblutung, eine Unterversorgung mit Sauerstoff oder eine andere Einschränkung (Depression) des Kindes unter der Geburt anzeigen, sind bedenklich, aber deren prognostischer Wert insbesondere für 1 und 5 Minuten nach Geburt ist umstritten.

Kind anzupassen in seinem Schlaf-Wach-Rhythmus und danach Prozeduren wie Blutentnahme oder Röntgen einrichten (vgl. 3.3.).

Wohltätigkeit kann beinhalten, dass ich ein Frühgeborenes rette, aber auch, dass ich an demselben Tag einem anderen Frühgeborenen das Sterben erleichtere durch eine höhere Dosis Morphin: „Von den Schwestern war eher so die... unausgesprochene Erwartung: Mach was! Ne, das geht so nich weiter! Das Kind stirbt irgendwie nich.... Und das Kind hat, bevor es bei den Eltern aufn Arm ging, von mir Morphium gekriegt, in ner... Dosis, die so na ja gerade noch akzeptabel war, eher... über der oberen Grenze, und..., und es dann immer noch... teilweise ein bisschen unruhig wirkte... hat´s die gleiche Dosis noch mal hinterher gekriegt." So beschreibt ein Kollege/eine Kollegin mit Schmerz seine/ihre Entscheidung (vgl. auch Young zum intrinsischen Widerspruch der medizinischen Prinzipien). Die vier Prinzipien bleiben in Hinsicht auf die zu entscheidende Frage abstrakt.

4. Kurze Anmerkung zum „Zeitgeist"

Die Einstellungen sowohl der Ärzte und Ärztinnen und des Pflegepersonals als auch der Gesellschaft haben sich verändert (vgl. schon Relier) und befinden sich in einem weiteren gegenseitig sich beeinflussenden Prozess.

Nach einer Phase des unbedingt gebotenen Reanimierens und der Einstellung, auch sehr kleine Frühgeborene zu „retten", kehrt eine Phase der „Ernüchterung" ein (vgl. Brandis). Angesichts des Wissens, dass Kinder von 23 und 24 SSW zu einem sehr großen Teil behindert sein werden, möchte man ihnen lieber einen „natürlichen" Tod gewähren. Ob dieser Tod im Kontext der Machbarkeit allerdings „natürlich" ist, sei dahingestellt. Verständlich ist die Zurückhaltung. Über die Beweggründe müsste offen diskutiert werden: Ist es das Gefühl für Ärzte/innen und Pflegepersonal, keinen Sinn (mehr) in der Arbeit zu sehen, wenn Kinder unter einem bestimmten Gestationsalter behindert werden, egal, was man tut? Ist es gekränkte Ehre? Ist es Sorge um die Eltern und deren andere Kinder? Oder macht sich hier der Wunsch nach dem perfekten Kind breit: Einige Eltern, die sich künstlich befruchten haben lassen, wollen kein behindertes Frühgeborenes, sondern ein perfektes Kind? Oder schlägt sich die Debatte um das Sparen in der Medizin in dieser Weise nieder? Hier müsste, wie auch Brandis fordert, eine offene Debatte geführt werden. Was passiert mit den Menschen, die die Medizin „kreiert" hat, in den nächsten Jahren?

Eine weitere Veränderung ist, dass sich die Entscheidung nicht mehr durch das professionelle Team allein fällen lässt. Die Eltern fordern im Rahmen eines ernst genommenen Mitspracherechtes (in Stellvertretung) des Patienten ihre Rolle als Beteiligte an der Entscheidung ein. Das nehmen auch viele Ärzte/innen und Schwestern wahr. Der Umkehrschluss jedoch, man solle nun die Eltern entscheiden lassen (Streiner: final say) – da stimme ich mit Brandis überein – schlägt um in eine Überforderung. Das Modell der patriarchalen Medizin, das glücklicherweise abgelöst worden ist (vgl. Medizin-ethischer Arbeitskreis), darf nicht vom Modell eines Verfügungsrechtes von Eltern über ihr Kind (wie ein Gegenstand) abgelöst werden. Auch darf es kein Motiv sein, aus der eigenen Angst vor einer Entscheidung, diese vom klinischen Personal an die Eltern zu delegieren.

5.   Ein ethisches Entscheidungsmodell

Eine Ethik, die es gibt, gibt es nicht. In diesem Nach-Bonhoefferschen Sinne schließe ich mich den neueren Ansätzen wie dem von Baumann-Hölzle an, die eine Entscheidung über Leben- und Sterbenlassen hergeleitet von Regeln und Richtlinien nicht für möglich hält (Medizinisch-ethischer Arbeitkreis).

Ausgehend von den qualitativen Interviews, meinen eigenen Erfahrungen und den Wahrnehmungen der Frühgeborenen als Menschen stelle ich mein Modell für eine Entscheidungsfindung über Leben- und Sterbenlassen in vier Schritten vor:

Vermittelbarkeit
Die Entscheidung muss vermittelbar sein: Das medizinische Personal muss den Eltern auf der Basis einer gelingenden Beziehung zwischen Personal und Eltern die Lage des Kindes so verständlich wie möglich darstellen und verdeutlichen, dass man prüft, „ob die Belastung durch gegenwärtig zur Verfügung stehende Behandlungsmöglichkeiten die zu erwartende Hilfe übersteigt und dadurch der Behandlungsversuch ins Gegenteil verkehrt wird." (Einbecker Empfehlungen 1992) Dieser Schritt der Vermittelbarkeit schließt ein, dass man dabei wahrhaftig zu sein versucht und sich des Folgenden bewusst ist in den Worten eines Kollegen:„... wie man Eltern so was beibringt, und ich glaube, da gibt es einfach... keine, keine (?).. keine Art, denen das irgendwie vernünftig klar zu machen." Er will damit sagen, dass man eine „Unmöglichkeit" leisten muss.

Vertretbarkeit

Die Entscheidung muss vertretbar sein: Ärzte/innen und pflegerisches Personal und Eltern müssen dahinter stehen können. Meine Position ist hier eine andere als die des Medizinisch-ethischen Arbeitskreises der Universität Zürich: Es kann durchaus Situationen geben, wo einzelne Mitglieder eines professionellen Teams mit anderen nicht übereinstimmen. Genau so wie Eltern nicht „überzeugt" werden sollen, dürfen einzelne Teammitglieder nicht zu einer Position gezwungen werden. Es wäre ein Modell für eine Intensivstation zu erarbeiten, das es ermöglicht, dass dann andere Personen die Weiterbetreuung des Kindes und seiner Eltern übernehmen.[19]

Gangbarkeit

Die Entscheidung muss gangbar sein im Sinne einer nun gemeinsam zu bewältigenden Wegstrecke: Der Ablauf muss für alle Beteiligten klar sein. Es darf weder geeilt noch verzögert werden. Wünsche wie Taufe und Alleinsein der Eltern mit dem toten Kind werden besprochen und verwirklicht (Pohlandt). Gerade die Durchführung wird hinterher bei Schuldvorwürfen und Gefühlen der Ambivalenz, die sich (alle) Beteiligten zu verschiedenen Zeitpunkten machen, zur Tragbarkeit der Entscheidung beitragen.

Lebbarkeit

Die Entscheidung muss lebbar sein: Hier macht sich für mich der Aspekt der Zukünftigkeit fest: Haben die Eltern, aber auch das Krankenhauspersonal alles bedenken können, um zu einer Entscheidung zu kommen. Im Moment einer anstehenden Entscheidung tragen sich alle mit Schmerz, Wut, Trauer, Gefühlen des Versagens. Niemand will eine solche Entscheidung fällen, niemand kann eine solche Entscheidung fällen, aber dennoch müssen alle gemeinsam die Entscheidung fällen und auch damit leben. Die Zeit lässt sich nicht zurückdrehen. Das heißt nicht, dass immer wieder neu über ein Kind und seine Therapie nachgedacht werden kann, aber dann ist der Moment schon wieder ein anderer: Alle Beteiligten haben sich verändert.

---

[19] Sowohl Kollegen/innen als auch ich haben die schmerzvolle Situation erlebt, vor uns selbst als nicht vertretbar erscheinende Entscheidungen Eltern gegenüber vertreten zu müssen. Dies darf zum Schutz des Personals nicht geschehen.

Auf Intensivstationen kennt man Beispiele nicht lebbarer Entscheidungen: Eltern, die uns ihre mehrere Jahre alten schwerst behinderten frühgeborenen Zwillinge „vorgeführt" haben mit dem Vorwurf: „Was haben Sie uns angetan!" Oder man hört, dass ein sehr kleines mühevoll gepäppeltes Frühgeborenes wenige Tage nach der Entlassung zu Hause gestorben ist: Nicht nur einmal hat sich eine Überforderung der Eltern so ausgedrückt. Auch in der Literatur wird beschrieben, dass Kinder gegen den Willen der Eltern reanimiert wurden (Pinkerton: Case 1).

Erfreulicher zeigen sich die lebbaren Entscheidungen: Die klitzekleine Helene mit ihren 385 g, die wir nach ein paar Tagen dem Tod geweiht sahen und mit den Eltern zusammen tauften, haben wir zwar beatmet, ernährt und antibiotisch therapiert, aber auf die Gabe eines Thrombozytenkonzentrates haben wir verzichtet: Therapiebegrenzung auf hohem Niveau. Helene ist jetzt älter als ein Jahr, genießt Musik, wie mir die Mutter schrieb. Möglicherweise hat dieses klitzekleine Kind nur der Musik wegen überlebt, was zeigt, wie wichtig gelungene Beziehung, schon im Mutterleib vorbereitet, und gelungener Kontakt sind. Kind und Eltern leben immer in Beziehung und nur innerhalb dieses Aufeinanderbezogenseins wird eine lebbare Entscheidung für beide zu finden sein. Lebbar wurde gleichermaßen die Entscheidung, bei einem Kind[20], das bei der Geburt eine Asphyxie erlitten hat, bei zunehmendem Hirnödem[21] in Absprache mit den Eltern die Therapie einzustellen: Sie haben ihrem erstgeborenen Sohn eine „schöne" Beerdigung bereitet.

Abschließend möchte ich betonen: Schuld laden sich alle Beteiligten auf, eine nicht entscheidbare Entscheidung fällen zu müssen. Es gibt nur eine gute, aber keine optimale Entscheidung[22]. Das Dilemma liegt nicht nur auf der Ebene der

---

[20] Unter Asphyxie versteht man zunächst Pulslosigkeit. Gemeint ist ein Zustand schwerster Unterversorgung mit Sauerstoff unter der Geburt.

[21] Bei einem Hirnödem schwillt das Gehirn an, da mit Sauerstoff unterversorgte Zellen eine Entzündungsreaktion auslösen. Selbst bei den offenen Schädelnähten des Neugeborenen, die dem anschwellenden Gehirn nachgeben, führt ein überstarkes Anschwellen unweigerlich zum Abdrücken der Blutzufuhr und damit zur weiteren Schädigung des Gehirns.

[22] Nicht nur sprachlogisch verbietet es sich, den Superlativ optimal zu benutzen, da dann eine gute, eine bessere und eine beste Alternative vorliegen müssten. Auch ethisch kann die Entscheidung allenfalls als gut, im Sinne von lebbar, bezeichnet werden, da es immer um die Wahl zwischen zwei (oder mehr; s. dazu Medizinisch-ethischer Arbeitskreis) verschiedenen

richtigen Entscheidung, sondern schon davor auf der Ebene, überhaupt eine Entscheidung fällen zu müssen. Im Nichtwissen um die weitere Entwicklung von Kind und seinen Eltern und in der Gefahr, diese in ihrem Menschsein zu verfehlen, ist man in die Entscheidung geworfen. Theologisch ist dies mit dem Begriff der Sünde umschrieben.

Meinem Modell kann man die gleiche Schwäche wie dem von Baumann-Hölzle und der Züricher Gruppe entwickelten vorwerfen: Ein behindertenfeindliches Team kann die Tötung von Kindern ethisch durchsetzen (Siebenthal), wobei man in meinem Ansatz Behindertenfeindlichkeit als Problem gestörter, nicht gelingender Beziehung verstehen kann und so ein inhärentes Korrektiv hat. Somit denke ich, dass ausgehend von der Wahrnehmung des Kindes als Menschen diese Gefahr der Verdinglichung eingeschränkt ist. Zum anderen müsste ggf., falls es in einer Klinik wissentlich oder unwissentlich – gegebenenfalls auch durch behindertenfeindliche gesellschaftliche Gefühle getragen – zu solch Entscheidungen vermehrt käme, jemand als Korrektiv von außen eingreifen und die Entscheidungen auf ihre Vertretbarkeit und ihre Lebbarkeit hin befragen. Vielleicht können sich Intensivstationen gegenseitig supervidierend beistehen.

6. Ausblick angesichts enger gesteckter ökonomischer Grenzen

„Als er später in der Kinder-Intensiv-Station... Einblicke in die hochentwickelte Apparate-Medizin gewann, begannen die Zweifel, ob es nicht besser wäre, die verfügbaren finanziellen Mittel für die Basisversorgung einzusetzen anstatt 500-Gramm-Kinder großzuziehen" (Tinnapel; vgl. auch Stoschek) In einer Zeit knapper werdender finanzieller Ressourcen – in einem allerdings doch sehr reichen Land – stellen sich (engagierte) Kinderärzte diese Frage. Das Problem ist nicht neu; es stellt sich jeden Tag auf dieser Welt (Breborovicz sogar für Europa) und holt jetzt die sogenannte Erste Welt ein. Sicher kann es nicht darum gehen, einfach der kleinen Helene und vielen anderen das Lebensrecht abzusprechen: So einfach liegen die Dinge nicht (vgl. Brunner).

---

weiteren Vorgehensweisen geht, die nie frei von Schaden, Unglück für einen Teil oder alle Beteiligten sind.

Angesichts der Bemühungen, Frühgeburten zu verhindern, was bisher trotz Weiterentwicklung der Tokolyse[23] bei einer großen Zahl der Frauen scheitert, müsste diese Forschung gefördert werden. Eine medizinisch verständliche Situation, die von der Absurdität gekennzeichnet ist, dass man die zu hegenden klitzekleinen Frühgeborenen zugleich lieber nicht schon unter uns hätte. Zugleich fördert die moderne Medizin Risikofaktoren bei den Müttern, die zu einer sogar steigenden Rate an Frühgeborenen (Linderkamp) führen: Künstliche Befruchtung mit Mehrlingsschwangerschaften, höheres Alter der Schwangeren.

7. Zusammenfassung

Frühgeborene begegnen uns als Menschen und lehren uns das Angewiesen- und In-Beziehung-Sein als Grundkonstituente des menschlichen Lebens sowie eine jedem Kind eigene Form der Kommunikation. Sie weisen uns den Zu-Gang und einen Weg, wie sie wahrgenommen werden wollen: So werden sie als Menschen von uns wahrgenommen.

Die Entscheidung über Leben- oder Sterbenlassen eines einzelnen Kindes kann kein Mensch treffen. Außerdem ist sie nicht herleitbar aus übergeordneten Prinzipien. Die Entscheidung muss im Beziehungsgeflecht Ärzte/innen, Pflegepersonal und Eltern so getroffen werden, dass sie vier Kriterien standhält: Vermittelbarkeit der medizinischen Lage des Kindes, Vertretbarkeit der Entscheidung, Gangbarkeit in der Durchführung, Lebbarkeit in Hinsicht auf die Zukunft und auf eine in der Begegnung auf ein gelingendes Zusammenleben hin angelegte Form der Lebensqualität.

Literaturverzeichnis

Anspach, R.R. (1993): Deciding who lives: fateful choices in the intensive care nursery. University of California Press, Los Angeles.

Brandis, M. (2003): Ein Schrei nach Leben: „Frühchen" überleben immer früher. MBZ 24.1.2003.

Breborowicz, G.H. (2001): Limits of fetal viability and its enhancement. Early Pregnancy 5: 49-50.

---

[23] Unter Tokolyse wird die zumeist medikamentöse Therapie verfrühter Wehen bei Schwangeren verstanden.

Brinchmann, B.S. (2000): „They have to show that they can make it": Vitality as a criterion for the prognosis of premature infants. Nurs Ethics 7: 141-7.

Brunner, H. (2002): Frühgeborene und Gesundheitsökonomie – (k)ein Thema in Deutschland. In: Möller, P.A.: Heilkunst, Ethos und die Evidenz der Basis. Medizinethische Diskurse über werdendes menschliches Leben in exogener Einflussnahme. Peter Lang, Bern/Berlin/Bruxelles/Frankfurt am Main/New York/Oxford/Wien.

Burns, J.P./Mitchell, C./Griffith, J.L./Truong, R.D. (2001): End-of-life care in the pediatric intensive care unit: attitudes and practices of pediatric critical care physicians and nurses. Crit Care Med 29: 658-64.

Einbecker Empfehlungen der Deutschen Gesellschaft für Medizinrecht (DGMR) zu den Grenzen ärztlicher Behandlungspflicht bei schwerstgeschädigten Neugeborenen (1986/1992). MedR 1992.

Forsman, B./Holm, S./Fleischhauer, K./Serrão, D. (1999): The Debate on Priorities in Health Care in: Sweden, Denmark, Germany and Portugal. Studies in Medical Ethics 6. Lund University, Lund.

Garel, M./Gosme-Séguret, S./Kaminski M./Cuttini, M. (1997) : Les prises de décisions éthiques en réanimation néonatale. Enquête auprès des soignants de deux centres français. Arch Pédiatr 4: 662-70.

Hamama-Raz, Y./Solomon, Z./Ohry, A. (1997): Fear of personal death among hospital physicians. Harefuah 133: 436-40. 503. Zitiert nach dem englischen Abstract in: http://www.ncbi.nlm.gov80/entrez.

Hénard, J./Wüsthof, A. (2000): Zu krank für das Leben. Dürfen Ärzte Frühgeborene töten, wenn schwere Behinderungen drohen? Eine europäische Studie entzweit Mediziner und Ethiker. Die Zeit 19.10.2000.

Horan, D.J./Balch, B.J. (1985): Infant Doe and Baby Jane Doe: medical treatment of the handicapped newborn. Linacre Q 52: 45-76.

Lee, S.K./Penner, P.L./Cox, M. (1991): Comparison of the attitudes of health care professionals and parents toward active treatment of very low birth weight infants. Pediatrics 88: 110-14.

Leeuw, R. de/Cuttini, M./Nadai, M. and other members of the EURONIC study group (2000): Treatment choices for extremely preterm infants: An international perspective. J Pediatr 137: 608-15.

Linderkamp, O. (2003): Eine Chance für Leichtgewichte. In: http://www.uni-heidelberg.de/uni/presse/rc5/3.html.

Medizinisch-ethischer Arbeitskreis Neonatologie des Universitätsspitals Zürich (2002): An der Schwelle zum eigenen Leben. Lebensentscheide am Lebensanfang bei zu früh geborenen, kranken und behinderten Kindern in der Neonatologie. Peter Lang, Bern/Berlin/Bruxelles/Frankfurt am Main/New York/Oxford/Wien.

Norup, M. (1998): Treatment of extremely premature newborns: a survey of attitudes among Danish physicians. Acta Pediatr 87: 896-902.

Pinkerton, J.V./Finnerty, J.J./Lombardo, P.A./Rorty, M.V./Chapple, H./Boyle, R.J. (1997): Parental rights at the birth of a near-viable infant: Conflicting perspectives. Am J Obstet Gynecol 177: 283-90.

Pohlandt, F. (1998): Frühgeburt an der Grenze der Lebensfähigkeit des Kindes. Eine Empfehlung der Deutschen Gesellschaft für Gynäkologie und Geburtshilfe, der Deutschen Gesellschaft für Kinderheilkunde und Jugendmedizin, der Deutschen Gesellschaft für Perinatale Medizin und der Gesellschaft für Neonatologie und Pädiatrische Intensivmedizin. Perinatalmedizin 10: 99-101.

Popov, C. (1996): Ethische Fragen in der Neonatologie. Übersicht. Wien Klin Wochenschr 108: 53-58.

Rebagliato, M./Cuttini, M./Broggin, L./Berbik, I./Vonderweid, U. de/Hansen, G./Kaminski, M./Kollée, L.A.A./Kucinskas, A./Lenoir, S./Levin, A./Persson, J./Reid, M./Saracci, R. for the EURONIC Study Group (2000): Neonatal End-of-Life Decision Making. Physician's Attitudes and Relationship With Self-reported Practices in 10 European Countries. JAMA 284: 2451-59.

Relier, J.P. (1993): Effects of technologic and sociocultural changes on the practice of neonatal medicine: a view from France. Pediatrics 91: 501-04.

Saigal, S./Stoskopf, B.L./Feeny, D./Furlong, W./Burrows, E./Rosenbaum, P.L./Hoult, L. (1999): Differences in Preferences for Neonatal Outcomes Among Health Care Professionals, Parents and Adolescents. JAMA 281: 1991-97.

Sauer, P.J.J. and the members of the Working Group (2001): Ethical dilemmas in neonatology: recommendations of the Ethics Working Group of the CESP (Confederation of European Specialists) 160: 364-68.

Sharman, R. (2001): Wrongful life actions: the legal and ethical hurdles. J Law Med 9: 233-7.

Siebenthal, K. von/Baumann-Hölzle, R. (1999): Ein interdisziplinäres Modell zur Urteilsbildung für medizinisch-ethische Fragestellungen in der neonatalen Intensivmedizin. Ethik in der Medizin 11: 233-45.

Silverman, A. (1992): Overtreatment of neonates? A personal retrospective. Pediatrics 90: 971-76.

Stoschek, J. (2001): Nachsorgesymposium. Von den Folgen einer frühen Geburt. Dt. Ärztebl 98: C1613.

Streiner, D.L./Saigal, S./Burrows, E./Stoskopf, B./Rosenbaum, P. (2001): Attitudes of Parents and Health Care Professionals Toward Active Treatment of Extremely Premature Infants. Pediatrics 108: 152-57.

Sørlie, V./Førde, R./Lindseth, A./Norberg, A. (2001): Male physicians's narratives about being in ethically difficult care situations in pediatrics. Soc Sci Med 53: 657-67.

Tinnappel, F. (2003): „Kinder müssen lernen, wie es ist, vom Baum zu fallen" FR 9.4.2003.

Vetlesen, A.J. (1994): Perception, empathy, and judgment – an inquiry into the pre-conditions of moral performance. The Pennsylvania State University Press, University Park.

Wiesing, U. (1996): Intensivmedizin als ethisches Problem. Festvortrag zur Eröffnung des 21. Symposiums der Deutsch-Österreichischen Gesellschaft für Neonatologie und Pädiatrische Intensivmedizin in Mannheim am 26.10.1995. Z Geburtsh Neonatol 200: 232-35.

Young, E.W./Stevenson, D.K. (1990): Limiting treatment for extremely premature, low-birthweight infants (500 to 750g). Am J Dis Child 145: 1223-4.

Ludger Fittkau

„Selbsterlösung"

Sterbehilfe als Sozialtechnologie und Heilssurrogat

„So viele Ämter gibt es und so viele Menschen, die an unheilbaren Krankheiten elend und schmerzvoll zugrunde gehen – in hochindustrialisierten Staaten – von anderen soll nicht die Rede sein. Die Mittel, in seligem Rausch oder schön und friedvoll, anstatt in qualvollem Todeskampf hinüberzugehen, sind vorhanden, unendlich wohltätige Mittel. Warum gibt es kein Amt, an das der unrettbar Leidende, zum Tode Bestimmte sich wenden kann, um einen Arzt zu ermächtigen, auf seinen Wunsch von ihnen Gebrauch zu machen? Der übliche Einwand, es könnten Verwandte und Ärzte Unfug treiben, ist nichtig, sie können den heutigen Rechtssätzen ohnehin zuwiderhandeln, und zwar noch leichter, wenn es aus Eigennutz, jedoch viel schwerer, wenn es aus Menschlichkeit geschieht."[1]

Nichts könnte das thematische Feld der Sterbehilfe besser abstecken als die grundsätzlich unterschiedlichen Betrachtungen, die Max Horkheimer und Theodor W. Adorno, die beiden Verfasser der „Dialektik der Aufklärung„, zur Frage des modernen Sterbens anstellten. Während Horkheimer – warum eigentlich nur für die hochindustrialisierten Staaten, bleibt schleierhaft – Ende der 1960er Jahre ein „Sterbehilfeamt" fordert, um die Tötung auf Verlangen ähnlich dem Ausstellen von Personalausweisen als öffentliche Dienstleistung zu organisieren, hält Adorno solche Ideen einer Verwaltung des Todes für einen extremen Ausdruck der Verdinglichung des Menschen. Je mehr alle menschlichen Beziehungen vom Eigentum determiniert werden, so Adorno, desto mehr verscheucht die „*ratio den Tod so hartnäckig wie einst die Riten. Auf einer letzten Stufe wird er, in Verzweiflung, selbst zum Eigentum.*"[2]

Der Tod wird zum Eigentum und die Garantien für dieses Eigentum soll der Staat geben. Das ‚Recht auf den eigenen Tod' kann dann zur gesellschaftlichen Forderung nach Tötungsbürokratien führen, wie bei Horkheimer. Zum rationalen Kalkül des „Nettoprofits des Lebens" (Adorno) gehört die Kontrolle des To-

---

[1] Max Horkheimer: Gesammelte Schriften Band 6, Frankfurt/M. 1991, S. 410.

[2] Theodor W. Adorno: Negative Dialektik, Frankfurt/M. 1970, S.362.

deszeitpunktes, des sanften, „punktförmigen Todes"[3] – mit Hilfe von Verträgen, die der Sterbewillige mit Dritten, am besten mit staatlich beaufsichtigten Ärzten abschließt:

„Nach dem insgeheim längst ratifizierten Niedergang der objektiven Religionen, die verheißen hatten, dem Tod den Stachel zu nehmen, wird er heute vollends zu dem ganz Fremden durch den gesellschaftlich determinierten Niedergang kontinuierlicher Erfahrung überhaupt (....)Die zivilisatorische Integration des Todes ohne Gewalt über ihn und lächerlich vor ihm, den sie zuschminkt, ist die Reaktionsbildung auf dies Gesellschaftliche, täppischer Versuch der Tauschgesellschaft, die letzten Löcher zu stopfen, welche die Warenwelt noch offen ließ."[4]

Adornos These vom Tod als Ware wird von dem Soziologen Thomas Luckmann aufgegriffen. Der Tod ist für ihn im säkularisierten Zeitalter ein Thema einer „großen Zahl verschiedener gesellschaftlicher Klein- und Großunternehmungen" geworden, die sich mit „den verschiedensten Konstruktionen von Transzendenz-Erfahrungsmodellen und (oder) ihrem Klein- und Massenbetrieb"[5] beschäftigen. Gleichzeitig beobachtet Luckmann für die neue Auseinandersetzung mit Sterben und Tod: „Nichts wird in der modernen Kultur so durchgängig zelebriert wie das schein-autonome Subjekt".[6]

Auch die Diagnose Luckmanns betrifft direkt das Feld, um das es in diesem Beitrag geht. Die „Patientenautonomie", also die am besten schriftlich fixierte Anweisung des Kranken an den Arzt, was er zu tun oder zu lassen hat, ersetzt zunehmend die ärztliche Kunst als Leitmotiv des medizinischen Handelns – bis hin zum Sterben.

Der Paradigmenwechsel in der Medizin wird beim Vergleich der nachfolgenden Sätze deutlich. Da ist zum einen ein Satz aus dem hippokratischen Eid:

---

[3] Petra Gehring: Jung, gesund und alterslos – und am Schluss schnell Abtreten: Der Sterbehilfe-Tod als Mittel zum Ausschalten der Zeit, in: BioSkop-AutorInnenkollektiv: „Sterbehilfe" – die neue Zivilkultur des Tötens?, Frankfurt/M.2002, S.88.

[4] Theodor W. Adorno: Negative Dialektik, Frankfurt/M. 1970, S. 363.

[5] Thomas Luckmann: Die unsichtbare Religion, Frankfurt/M. 1991, S.181.

[6] Ebda.

„Nie werde ich irgendjemandem, auch auf Verlangen nicht, ein tödliches Mittel verabreichen oder auch nur einen Rat dazu erteilen."[7]

Dem lässt sich die folgende Äußerung der Geschäftsführerin der Schweizerischen Akademie für Medizinische Wissenschaften, Dr. Margit Leuthold vom Frühjahr 2002 gegenüberstellen:

„Der gesellschaftliche Wandel bezüglich der Ansichten über Leben und Sterben in der modernen Gesellschaft führt dazu, dass die Akademie vielleicht auch diesen sehr restriktiven Satz in den alten Richtlinien aus 1995, der besagt, dass Beihilfe zum Suizid kein Teil der ärztlichen Tätigkeit sei, in dieser Absolutheit nicht mehr unbedingt stehen lassen wird."[8]

Der Einschätzung der Funktionärin haben die Schweizer Ärzte inzwischen Taten folgen lassen: In einer im Juni 2003 veröffentlichten neuen Richtlinie mit dem harmlos klingenden Titel „Behandlung und Betreuung von älteren pflegebedürftigen Menschen" verpflichtet die Schweizer Akademie für Medizinische Wissenschaften (SAMW) alle in Krankenhäusern, Pflegeheimen oder Hospizen tätigen Ärzte des Landes, aktiv an der Vorbereitung zum „Suizid unter Beihilfe eines Dritten" mitzuwirken. Auch dem Pflegepersonal in Betreuungseinrichtungen und Psychologen wird empfohlen, sich an die Richtlinie zu halten. Sie sollen künftig mit professionellen Sterbehelfern zusammenarbeiten. Damit ist die Schweiz nach den Niederlanden und Belgien das dritte europäische Land, in dem Ärzte mit dem Segen ihres Berufsverbandes an Patiententötungen mitwirken.

Die Frage ist nun: Welche historischen Wurzeln hat die absurde Situation, dass ausgerechnet ein Berufsstand, der doch die Lebensrettung zum obersten Prinzip erklärt hat, beschließt, die Tötung von Patienten zum Teil der Tätigkeit werden zu lassen?

Die nichtmedizinischen Anfänge des Sterbehilfe-Diskurses

„Wenn wir dem Kranken in seinem Interesse und (soweit es sich um physisch Kranke handelt) mit seiner Zustimmung den Tod geben, so ist das nicht bloß für den Kranken selbst, son-

---

[7] Aus dem hippokratischen Eid, 5./4. vorchristlichen Jahrhundert, zit. nach Andreas Frewer, Clemens Eickhoff (Hg.): „Euthanasie" und die aktuelle Sterbehilfe-Debatte, Frankfurt /M. 2000, S. 27.
[8] Tonbandaufzeichnung d. Verf., Gespräch in Basel Frühjahr 2002.

dern auch für seine Umgebung in jeder Beziehung ein Glück."[9]

Dieses Zitat stammt aus der 1895 erschienenen „sociale Studie" mit dem Titel „Das Recht auf den Tod". Die Schrift gilt heute in der Literatur als erstes Manifest für Sterbehilfe im deutschsprachigen Europa.[10] Autor war Adolf Jost, zum Zeitpunkt der Veröffentlichung der Schrift Student der Philosophie, Mathematik und Physik in Göttingen.[11] Inwieweit Jost von seinen Zeitgenossen rezipiert worden ist, ist umstritten.[12] Definitiv bekannt wurde „Das Recht auf den Tod" nach der 1. Weltkrieg durch den Rechtsprofessor Karl Binding sowie den Psychiater Alfred Hoche, die 1920 mit ihrer Schrift „Die Freigabe der Vernichtung lebensunwerten Lebens" für die Euthanasie eintraten. Binding und Hoche knüpfen explizit an Jost an.[13] Ihre Thesen wurden nicht nur in der Weimarer Republik, sondern auch in anderen Staaten wahrgenommen und aufgegriffen. Ein Beispiel: Der Kantonsrat des Schweizer Kantons Bern diskutiert am 12. und 13. September 1923 eine parlamentarische Initiative von Alfred Hauswirth, eines Berner Stadtarztes und Politiker der Bauern-, Gewerbe-, und Bürgerpartei. Hauswirth schlägt vor, „unheilbare Geisteskranke und Idioten zu töten".[14] Der Antrag scheitert unter anderem an den Schweizer Sozialdemokraten (SP). Statt Tötung fordert der SP-Parlamentarier Hurni die Unterbindung der „Weiterzeugung von Idioten", und die Berner Sterilisationspraxis wird in diesem Zusammenhang eigens mit „lokalen Richtlinien" zur Anordnung von Zwangssterilisationen versehen.[15]

---

[9] Adolf Jost: Das Recht auf den Tod, Göttingen 1895, S. 28 f.

[10] Vgl. u.a. Michael Burleigh: Tod und Erlösung. Euthanasie in Deutschland 1900-1945, Zürich 2002, S. 23; Ursula Baumann: Vom Recht auf den eigenen Tod, Weimar 2001, S. 309 f., Udo Benzendörfer: Der gute Tod? Euthanasie und Sterbehilfe in Geschichte und Gegenwart, München 1999, S. 93 f.

[11] Adolf Jost: Das Recht auf den Tod. Sociale Studie, Göttingen 1895.

[12] Vgl. Baumann: Vom Recht auf den eigenen Tod, S. 311. Explizit Zustimmung erhielt die Schrift „Das Recht auf den Tod" von der Sozialistin Oda Olberg (1872-1955), die in der Zeitschrift „Zukunft" einen Artikel zu Josts Text veröffentlichte.

[13] Vgl. Benzendörfer: Der gute Tod?, S. 95.

[14] Zit. nach: Thomas Huoncker: Diagnose „moralisch defekt". Kastration, Sterilisation und Rassenhygiene im Dienst der Schweizer Sozialpolitik und Psychiatrie 1890 – 1970, Zürich 2003, S. 91.

[15] Ebda.

Der Nationalsozialismus diskreditierte zwar nachhaltig den durch Fremdbestimmung gekennzeichneten Teil des Jostschen Programms: Die Tötung von
geistig Behinderten ohne deren Einwilligung. Der vom Pathos von Freiheit und
Selbstbestimmung gekennzeichnete Teil seines Vorschlages aber, die Tötung
auf Verlangen, bestimmte die Debatte weiter, und auch Adolf Jost geriet dabei
nicht in Vergessenheit. Befürworter einer „freiwilligen Euthanasie" nennen noch
zu Beginn des 21. Jahrhunderts Josts Ideen „interessant", wie Ursula Baumann,
deren 2001 veröffentlichte Habilitationsschrift an der geisteswissenschaftlichen
Fakultät der TU Berlin fast den gleichen Titel trägt wie Josts Schrift: „Vom
Recht auf den eigenen Tod".[16]

Adolf Jost entwirft das Programm einer umfassenden und nachhaltigen Zäh-
mung des Todes: „ Den Tod dem Schlafe ähnlicher zu machen, das ist die Aufgabe socialer Reform auf diesem Gebiet „"[17]. Jost wollte das durch gezielte Tötung erreichen. Der Tod sollte dabei den letzten Anschein von Tragik verlieren.
Die Krankentötung skizziert er beiläufig wie einen Zahnarztbesuch:

„Wir benehmen uns in solchen Situationen so, wie viele Leute, wenn sie Zahnweh haben. Sie
wissen, der Zahn muss über kurz oder lang gezogen werden, sie können sich viele Schmerzen
sparen, wenn sie diese Zahnoperation rasch ertrügen, ziehen es aber vor, noch 8 oder 14 Tage
zu warten, bis der Schmerz unerträglich wird."[18]

Bereits bei Jost findet sich die für den nachfolgenden Sterbehilfediskurs kenn-
zeichnende Mischung von Selbstbestimmungselementen (Autonomie der Selbst-
tötung) sowie Fremdbestimmung (Tötung geistig Behinderter ohne deren Einwilligung z.B. aus nationalökonomischen Gesichtspunkten). Neben dieser historisch neuen Verbindung von Willens-Autonomie und Tötung durch Dritte benennt Jost bereits andere zentrale Punkte der Sterbehilfedebatte, wie sie bis heute geführt wird:

- der Einsatz von starken Schmerz- oder gar Narkosemitteln in der Palliativme-
dizin oder beim Tötungsakt wird thematisiert,
- die bevölkerungspolitische Bedeutung der Sterbehilfe wird begrüßt,
- die schon genannte Amalgamierung der Privat-Autonomie (das individuelle
„Recht auf den Tod") mit der „Tötung von fremder Hand",

---

[16] Baumann: Vom Recht auf den eigenen Tod, S. 310.
[17] Adolf Jost: Das Recht auf den Tod, Göttingen 1895,S. 52f.
[18] Jost: Recht auf den Tod, S. 29.

- die Erwägung gesellschaftlicher Kosten der Pflege Todkranker und Behinderter sowie die utilitaristische Abwägung des „Lebenswertes" von Gesunden und Kranken.

Jost fragt: Haben nicht unheilbar Kranke „ohne Hoffnung auf Genesung", haben nicht „Tobsüchtige" im Irrenhaus das Recht auf den Tod, „hat nicht die menschliche Gesellschaft die Pflicht, ihnen diesen Tod möglichst schmerzlos zu geben?"[19] Die Religion, der Staat und die öffentliche Meinung übten, so die Schrift, alle „moralische Pression", um den Betroffenen zu zwingen, „sein Leben selbst unter den trostlosesten Verhältnissen bis zu einem vielleicht qualvollen Ende fortzuschleppen."[20] Jost nennt das damals gültige Strafrecht in Sachen „Tötung auf Verlangen" als Beispiel, das Delikt wird 1895 im Deutschen Reich mit Gefängnis nicht unter drei Jahren geahndet. Das Recht zu sterben werde hart bestraft, kritisiert der Göttinger Autor, während auf der anderen Seite Staat, Gesellschaft und Religion im Kriegsfall wie auch bei der Todesstrafe davon ausgingen, dass es eine „Pflicht zu sterben geben soll".[21] Gerade für geistig unheilbar Kranke sei *„ der Tod oft in noch höherem Maße eine Wohlthat, als für den physisch Kranken. Man sagt vielfach, dass doch der geistig Kranke oft recht wohl befinde, dass er zwar nutzlos sei für seine Umgebung, was aber seine Person anlange, ein verhältnismäßig ruhiges und glückliches Dasein führen könne. "*[22] Es gäbe doch eine „nennenswerthe Zahl" geistig Behinderter, die unglücklich seien. Das „ einfache, natürliche Mitleid", so Jost, müsste schon zur Anerkennung des „Rechtes auf den Tod" in diesen Fällen führen.

Utilitarismus und Sozialstatistik

Das utilitaristische Prinzip des größtmöglichen Glücks für die größtmögliche Zahl führt für Jost im Falle unheilbar Kranker zur Berechnung der Summe von Nutzen oder Schaden, die das Individuum für seine Mitmenschen darstellt:

„Nehmen wir an, wir wüssten, dass von tausend Kranken etwa einer genesen werde, dass aber die anderen 999 Menschen noch durch längere Zeit unter großen Schmerzen fortleben, dann aber doch sterben müssten. Wen haben wir da zu bevorzugen, die 999 oder den einen? In der

---

[19] Jost: Recht auf den Tod, S. 6.

[20] Jost: Recht auf den Tod, S. 7.

[21] Jost: Recht auf den Tod, S. 8.

[22] Jost: Recht auf den Tod, S.16.

weit überwiegenden Mehrzahl der Fälle ist das langsame Dahinsiechen der 999 ein größerer Schaden, als das Fortleben des einen, der gesund wird, ein Nutzen." [23]

Der wissenschaftliche Kontext, in dem „Das Recht auf den Tod" entstand, war die Nationalökonomie sowie die sogenannte „Bevölkerungs- oder Moralstatistik" oder auch „Soziale Physik". In Göttingen, wo Jost 1895 seinen Text verfasste, hatte nicht nur ein knappes Jahrhundert zuvor Carl Friedrich Gauß die „Glockenkurve" erfunden und für die Berechnung der Versicherungsbeiträge der „Göttinger Professoren-Witwen- und Waisenkasse" eine Mortalitätsrate benutzt, die er mit der wahrscheinlichkeitsmathematischen These der Normalverteilung, kombinierte.[24] Göttingen war vor allem am Ende des 19. Jahrhunderts, also zur Zeit Josts, eine deutsche Hochburg der Bevölkerungs- oder Moralstatistik. Hier lehrte zu diesem Zeitpunkt der Nationalökonom und Statistiker Wilhelm Lexis (1837-1914), der die Entwicklung der Statistik in Deutschland in der zweiten Hälfte des 19. Jahrhunderts wesentlich voranbrachte.[25] Lexis, der auch Gründer des ersten deutschen Universitätsseminars für Versicherungswissenschaft war, veröffentlichte bedeutende Werke zur Statistik, u.a. die „Einführung in die Theorie der Bevölkerungsstatistik"(1875), „Zur Theorie der Massenerscheinungen in der menschlichen Gesellschaft" (1877), „Abhandlungen zur Theorie der Bevölkerungs- und Moralstatistik"(1903).

Diese Arbeiten knüpften wiederum an die früheren des belgischen Mathematikers und Statistikers Adolphe Quetelet (1796 – 1874) an, der als der Begründer der Sozialstatistik gilt. Quetelet war vor allem Mathematiker: Die Gesellschaft ist für ihn „Synonym für Masse, Vielzahl, Vielfältigkeiten, für die Zahl."[26]

Von Quetelet stammt auch die Theorie der Mittelwerte und die Interpretation von Statistiken mit Hilfe der aus dem Wahrscheinlichkeits-Kalkül abgeleiteten Theorie des „Durchschnittsmenschen", die Adolf Jost für sein Sterbehilfe-Programm aufgreift:

„Außerdem habe ich davon abgesehen, dass die wenigen, die vielleicht von einer so schweren Krankheit [Jost nennt z.B. Wassersucht, Krebs, Tuberkulose, L.F.] wirklich geheilt werden,

---

[23] Jost: Recht auf den Tod, S. 22.

[24] Homepage des Instituts für Mathematische Stochastik, Universität Göttingen, odin.stochastik.math.uni-goettingen.de/geschichte.

[25] Odin.stochastik.math.uni-goettingen.de/geschichte.

[26] Francois Ewald: Der Vorsorgestaat, Frankfurt/M.1993, S. 178.

242

doch in der Regel nie wieder zur vollen Gesundheit und Lebenskraft des Durchschnittsmenschen gelangen, und dass demnach auch ihre Leistungsfähigkeit und damit ihr Wert für die Gesellschaft geringer wird."[27]

Mit der hier von Jost für die Sterbehilfeidee augegegriffenen „Theorie des Durchschnittsmenschen" begründete Quetelet einen Modus der Individualisierung der Individuen, der nicht mehr von ihnen selbst ausgeht, nicht von dem, was ihre Natur sein könnte oder ihr Ideal zu sein hätte, sondern von der Gruppe, der sie angehören: Die Vollkommenheit, die Pflicht, das Gute, der Wohlstand werden darin bestehen, dass man innerhalb der Norm, im Durchschnitt liegt.

Jost macht nun auch den Tod zu einem solchen Durchschnittsphänomen. Der Todesmoment wird in diesem statistischen Modell zum „Nullwert":

„Der Werth des menschlichen Lebens kann eben nicht bloß Null, sondern auch negativ werden, wenn die Schmerzen so groß sind, wie es in der Todeskrankheit der Fall zu sein pflegt. Der Tod stellt gewissermaßen den Nullwerth dar, ist daher gegenüber einem negativen Lebenswerth noch immer das Bessere."[28]

Sterbehilfe und Malthusianimus

Neben der Sozialstatistik Quetelets gehört im 19. Jahrhundert auch der wissenschaftliche Malthusianismus zum nationalökonomischen Handwerkszeug. Das „Bevölkerungsgesetz" des britischen Nationalökonomen Thomas Robert Malthus (1766-1834) lautet: „The human species would increase in the ratio of 1,2,4,8,.... and subsistence as 1,2,3,4,..."[29] Die Bevölkerung wüchse somit in geometrischer Progression, also mit gleichbleibenden Wachstumsraten, während die Nahrungsmittel nur in arithmetischer Progression vermehrbar sind, also mit sinkenden Wachstumsraten im Verhältnis zum Bevölkerungszuwachs.

Das „Bevölkerungsgesetz" hat das 19. Jahrhundert tief beeindruckt, lässt es doch – wie Malthus ausführt – tendenziell die Unterhaltsmittel knapp werden, und das führt zur Unterversorgung, wenn nicht Hemmnisse wie Geburtenregulierung oder erhöhte Sterblichkeit durch Nahrungsmittelmangel in Folge von Kriegen, Seuchen oder Hungersnot existieren.

---

[27] Jost: Recht auf den Tod, S. 23.
[28] Jost: Recht auf den Tod, S. 26.
[29] Zit. nach: Encyclopedia Americana, 1992.

Die malthusianische Angst vor Nahrungsknappheit in Folge des „Bevölkerungs-
gesetzes" ist auch in Adolf Josts Plädoyer für die Tötung der „unheilbar Kranken" deutlich herauszuhören:

„Was bedeutet das Fortleben des unheilbar Kranken für seine Umgebung und überhaupt für
seine Mitmenschen? Fassen wir zunächst die materielle Seite der Sache ins Auge. Der Kranke
konsumiert eine beträchtliche Menge materieller Werthe, mehr als der gesunde Mensch. Einer
von ihnen, oder wenigstens mehrere zusammen absorbieren die Arbeitskraft mehrerer Leute,
die sie zu pflegen und zu warten haben, sie verbrauchen Nahrung und Arzneien."[30]

An Jost zeigt sich, dass es dem modernen Sterbehilfe-Diskurs von Beginn an
nicht nur um das Einzelschicksal eines Sterbenden gegangen ist, es geht vielmehr gleichzeitig immer auch um das Schicksal des (staatlichen) Gemeinwesens.

Die Hauptgegner seines gleichzeitig nationalökonomisch und individual-
ethisch begründeten Tötungsdiskurses greift Adolf Jost in seiner Schrift selbst
an: Die Ärzte.

„Nun noch ein Einwurf der sogenannten medizinischen Ethik gegen unseren Reformversuch.
Man sagt das gerne, der Arzt sei da um das Leben zu erhalten, nicht um es zu vernichten, und
es würde sich nie ein wirklich gewissenhafter Arzt dazu hergeben, gewissermaßen beim
Selbstmorde Beistand zu leisten. Gegen diese, gewöhnlich in hohem Pathos vorgetragenen
Phrasen habe ich nur zu erwidern, dass es eine spezifische Ethik nicht gibt. Es gibt vielmehr
nur eine allgemeine menschliche Ethik, die uns gebietet, mit den Leidenden Mitleid zu haben,
und dieses Mitleid auch zu betätigen."[31]

Adolf Jost fordert die Ärzteschaft direkt auf, sich für die Legalisierung der Tötung von geistig Behinderten und unheilbar Kranken zu engagieren:

„Ihr Ärzte, die ihr euch so gern als die Priester der modernen Zeit gebt, warum rührt und regt
ihr euch nicht in einer Sache, die euch doch so direkt angeht?"[32]

Er weist auch den „besonders von Medizinern gebrachten Einwand" zurück,
dass man Menschen, die an schweren Schmerzen leiden, mit Mitteln der „narko-
tischen Schmerzbetäubung" behandeln könne, statt sie zu töten. Das sei unzu-
treffend, argumentiert Jost.[33] Erstens böten die vorhandenen Mittel eine zu ge-

---

[30] Adolf Jost: Das Recht auf den Tod, Göttingen 1895, S. 17.

[31] Jost: Recht auf den Tod, S. 42.

[32] Jost: Recht auf den Tod, S. 30 f.

[33] Jost: Recht auf den Tod, S. 42.

ringe Linderung des Schmerzes, weil man den Kranken doch nicht sehr lange in der Narkose halten könne. „Dann wäre das schon Tödtung, gegen die man sich gerade sträubt."[34] Dieses Verfahren sei „ in der jetzigen Anwendung durchaus unzureichend"[35], so der Autor. Man könne aber dem zu Tötenden ein Narkose-mittel geben, bevor man ihm eine tödliche Injektion setze:

„Obwohl der Kranke ja weiß, dass nach der Narkose der Tod kommt, so wird es ihm, was psychologisch vollkommen verständlich ist, doch leichter fallen, die an sich nicht das Leben vernichtende Narkose sich gefallen zu lassen, als einen direkten tödtlichen Eingriff, den er bei vollem Bewusstsein an sich herankommen sieht."[36]

Damit greift Jost ein ärztliches Paradigma an, das seit der Zeit der Aufklärung medizinischer Grundkonsens ist. Es wird exemplarisch vertreten durch Christoph Wilhelm Hufeland (1762-1836), den Leibarzt des preußischen Königs, Mitbegründer der Berliner Universität und Chefarzt der Charité. Hufeland, der einflussreiche Freund Wielands, Herders, Goethes und Schillers, erörtert die Frage, ob „(...) ein Arzt das Leben eines unheilbaren, von Schmerzen gequälten Patienten, der nichts als seinen Tod wünscht, und den Arzt darum bittet, verkürzen darf." Seine Antwort auf diese Frage ist ein uneingeschränktes Nein:

„Der Arzt soll und darf nichts anderes thun als Leben erhalten, ob es ein Glück oder ein Unglück sey, ob es Werth habe oder nicht, dies geht ihn nichts an, und maßt er sich einmal an, diese Rücksicht in sein Geschäft mit aufzunehmen, so sind die Folgen unabsehbar, und der Arzt wird der gefährlichste Mann im Staate."[37]

Hufeland vertrat die Auffassung, die ärztliche Kunst bestehe darin, das Leben zu verlängern und nicht darin, es zu verkürzen. Er vertritt damit die Mehrheitsmeinung der europäischen Ärzteschaft, die das ganze 19. Jahrhundert lang Bestand hat. Selbst beim Deutschen Ärztetag 1921 in Karlsruhe führte sie zu einer nahezu einstimmigen Ablehnung der von Binding und Hoche geforderten „gesetzlichen Freigabe" der „Vernichtung lebensunwerten Lebens".[38]

---

[34] Ebda.

[35] Ebda.

[36] Jost: Recht auf den Tod, S. 44.

[37] Christoph Wilhelm Hufeland: Die Verhältnisse des Arztes. Journal der practischen Arzneykunde und Wundarzneykunde, Bd. 23, S. 10-30, Berlin 1836, S. 15.

[38] Vgl. Benzendörfer: Der gute Tod?, S. 107.

Der Monismus

Das Beispiel Jost zeigt: Die Strategie der (Selbst)-Tötung bestimmter „leidender" Individuen sowie aus der Sicht des zivilen Gemeinwesens „überzähliger" Bevölkerungsgruppen wurde Ende des 19. Jahrhundert zunächst nicht von Medizinern, sondern von malthusianisch und sozialstatistisch geprägten Ökonomen, Biologen und Sozialwissenschaftlern entworfen und zur Forderung gemacht. Nicht-medizinische Experten propagieren im letzten Drittel des 19. Jahrhunderts, die Tötung Kranker zum Bestandteil gesellschaftlichen und auch medizinischen Handelns zu machen. Eine führende Rolle spielt dabei auch die Biologie: Es sind Biologen, denen es zu Beginn des 20. Jahrhunderts gelingt, einen Teil der Mediziner und vereinzelt auch Kirchenmänner für den neuen, eugenisch geprägten Umgang mit Behinderten und Todkranken zu gewinnen. So bilden Pastoren und Prediger und Ärzte neben den Biologen die größte Gruppe unter denjenigen, die am 11.1.1906 im Zoologischen Institut der Universität Jena den Deutschen Monistenbund (DMB) gründeten.[39]

Der zu diesem Zeitpunkt an der Universität Jena lehrende Zoologe und Naturphilosoph Ernst Haeckel (1834-1919) gilt als der eigentliche „Gründervater" des Monistenbundes. Haeckel hatte in den 60er Jahren des 19. Jahrhunderts begonnen, die Evolutionstheorie Darwins zu popularisieren und sie durch eigene naturwissenschaftliche Untersuchungen zu stützen und weiterzuentwickeln. Haeckel definiert den Begriff „Monismus" in seinem einflussreichsten Buch „Die Welträtsel" (1899) als „einheitliche Weltanschauung: Materielle Körperwelt und immaterielle Geisteswelt bilden ein einziges, untrennbares und allumfassendes Universum, ein Substanzreich".[40]

Der Begriff „Monismus" war allerdings keine Haeckelsche Prägung: Die Wortgeschichte beginnt bereits lange vorher, nämlich in der Schulphilosophie der deutschen Aufklärung.[41] Monismus dient hier ganz allgemein als Bezeichnung für jene Theorien, die außercartesische Aussagen zum Substanzproblem machen und den in der Aufklärung vorherrschenden Dualismus (Denken-Ausdehnung, Geist-Materie) ablehnen. Bei Kant, Fichte, Schelling und Hegel ist der Begriff

---

[39] Heiko Weber: Monistische und antimonistische Weltanschauung. Eine Auswahlbibliographie, Berlin 2000, S.20 f.

[40] Ernst Haeckel: Die Welträtsel, Berlin 1960, S. 491.

[41] Vgl.: Historisches Wörterbuch der Philosophie, Band 6, Basel 1984, S. 131 f.

nicht nachzuweisen. Für die historische Entwicklung des Sterbehilfediskurses ist erst relevant, dass der Begriff am Ende des 19. Jahrhunderts aufgegriffen wird und zwar in Haeckels „materialistisch-szientistischen Popularphilosophie, die die Emanzipation der Naturwissenschaften fordert..."[42]

Der Monismus dieses Typs spielte zu Beginn des 20. Jahrhunderts eine entscheidende Rolle für die Popularisierung eugenischer Tötungspraktiken. Er bereitete das Klima vor, das in den späteren und viel bekannteren Programmen (etwa der bereits erwähnten Binding und Hoche) nur noch aufgenommen und expliziert werden musste. Alle wesentlichen Komponenten waren jedoch populär und längst da.

Durch die interdisziplinäre Kooperation vor allem von Biologen und (Anstalts-)Ärzten wird die neue Disziplin der Eugenik geschaffen – in die auch die prä-eugenischen Wissenschaften wie die Sozialstatistik eingebunden werden. Die Medizin soll in einem neuen Feld der „biologischen Politik" (der Begriff stammt vom Monisten und späteren Rassenanthropologen Wilhelm Schallmeyer) nicht mehr bloß die Gesamtheit der therapeutischen Techniken und des dazu erforderlichen Wissens sein. Die monistische Eugenik ist ein Reformprojekt, Medizin wird politisiert, sie wird, wie Foucault es ausdrückt, „auch eine Erkenntnis des *gesunden Menschen* einschließen, d.h. sowohl eine Erfahrung des *nichtkranken Menschen* wie eine Definition *des Modellmenschen.*"[43] Mit der Eugenik oder auch Sozialhygiene entwickelt die biologische Politik an der Wende vom 19. zum 20. Jahrhundert ihre eigene Disziplin.

Der Monismus greift die Eugenik auf und wird so zum Ausgangspunkt „bedeutender Kulturbewegungen", deren Forderungen „die staatliche und gesellschaftliche Wirklichkeit der deutsch-preußischen Staaten nicht unwesentlich beeinflusst haben."[44] Diese Bewegung blieb nicht auf Deutschland beschränkt: In der Folge der Gründung des Deutschen Monistenbundes (DMB) entstanden mit dem Österreichischen (1909), dem Schweizer und dem Tschechischen Sozialistischen

---

[42] Historisches Wörterbuch der Philosophie, Band 6, Basel 1984, S. 134.

[43] Michel Foucault: Die Geburt der Klinik. Eine Archäologie des ärztlichen Blicks, Frankfurt am Main 1988, S. 52.

[44] Hans-Ulrich Wehler: Deutsche Gesellschaftsgeschichte 1849-1914, S. 1085 f.

247

Monistenbund (1913) weitere nationale, politisch sehr heterogene Organisationen.[45]

Namentlich die Schweiz ist ein wichtiger Handlungsraum für den Monistenbund: Gründungsmitglied war der calvinistisch geprägte Schweizer Psychiater August Forel. Der Züricher Historiker Thomas Huonker macht maßgeblich Forel und seine Schüler und Anhänger dafür verantwortlich, Zürich zu Beginn des 20. Jahrhunderts zu „einem Knotenpunkt der ‚Eugenik‘ in Europa"[46] gemacht zu haben.

Die eugenische Kirche

Als „Religion der Vernunft in Harmonie mit der Wissenschaft"[47] wollte Ernst Haeckel den Monismus etablieren. Dazu orientierte man sich am Kultus der älteren Kirchen: Nicht nur die Betrachtung und Bewunderung, sondern die monistische Anbetung der Natur soll die etablierten Kirchen im 20. Jahrhundert erübrigen und ersetzen.

Auch Erlösung sollte nun nicht mehr von Gott kommen, sondern für Erlösung soll der Mensch selbst sorgen. Haeckel führt 1906 einen neuen Begriff in die Sterbehilfe-Debatte ein: „Autolyse" – Selbsterlösung. Damit meint der Zoologe einen „freiwilligen Tod, durch den der Mensch seinen unerträglichen Leiden ein Ende macht.[48] Zum Feld der „Autolyse" gehören für Haeckel die „Irrenhäuser", die „jährlich an Zahl und Umfang zunehmen" und wo viele mit „unheilbaren Übeln" leben und das Ende ihres qualvollen Lebens herbeisehnen. Da erhebe sich die Frage, „ob wir als mitfühlende Menschen berechtigt sind, ihren Wunsch zu erfüllen und ihre Leiden durch einen schmerzlosen Tod (...) durch eine Gabe Morphium oder Cyankalium abzukürzen."[49] Dass zur Politik der „Autolyse" nicht nur die Tötung auf warum auch immer selbst geäußertes Verlangen gehört, sondern auch das objektive ökonomische Interesse z.B. der Gesellschaft,

---

45 Heiko Weber: Monistische und antimonistische Weltanschauung. Eine Auswahlbibliographie, Berlin 2000, S.4.

46 Thomas Huonker: Diagnose „moralisch defekt". Kastration, Sterilisation und Rassenhygiene im Dienst der Schweizer Sozialpolitik und Psychiatrie 1890-1970, Zürich 2003, S. 84.

47 Haeckel: Welträtsel, S. 419.

48 Ernst Haeckel: Die Lebenswunder. Gemeinverständliche Studien über Biologische Philosophie. Ergänzungsband zu dem Buche über die Welträtsel, Stuttgart, 1906, S. 49.

49 Haeckel: Lebenswunder, S. 50 f.

daran lässt Haeckel wie schon Jost keinen Zweifel. Es gehe schließlich um die „unermessliche Summe von Not und Elend, Jammer und Unglück", die sich im Leben der „Familien und der Staaten, in den Hospitälern und Großstädten" abspiele. Unter der Gesamtzahl der Bevölkerung von Europa, so schreibt Haeckel in dem auf das Autolyse-Kapitel folgende Kapitel „Lebenserhaltung" in „Die Lebenswunder", befänden sich „mindestens 2 Millionen Geisteskranke und unter diesen mehr als 200.000 Unheilbare.(...) Welche Verluste an Privatvermögen und Staatskosten für die Gesamtheit!"[50]

Der das „Hässliche" und „Wertlose" bekämpfende monistische Kultus erfüllt bis in die Weimarer Zeit hinein alle Kriterien einer post-religiösen Kirche. Ein kirchenartiges Ambiente wird rund um die Minimalinhalte des „Wahren, Guten und Schönen" arrangiert. Diesen „drei hehren Gottheiten, vor denen wir anbetend unser Knie beugen (...) diesem ‚dreieinigen Gottes-Ideale', dieser naturwahren Trinität des Monismus wird das herannahende zwanzigste Jahrhundert seine Altäre bauen", so Haeckel.[51] Wie solche Altäre aussehen, wird ebenfalls erörtert: Die „Göttin der Wahrheit" wohne zwar im Tempel der Natur, im grünen Walde, auf dem blauen Meere, auf den schneebedeckten Gebirgshöhen und deshalb bedürfe es „keiner besonderen Kirche, keines engen eingeschlossenen Raumes. Denn überall in der freien Natur, wo er seine Blicke auf das unendliche Universum oder auf einen Teil desselben richtet, überall findet er zwar den ‚harten Kampf ums Dasein', aber daneben auch das ‚Wahre, Schöne und Gute'."[52] Für diejenigen, die nicht auf den gewohnten Kirchgang verzichten wollen, dachte Haeckel an die Enteignung christlicher Kirchen für die Einrichtung monistischer Tempel:

„Ebenso, wie seit dem sechzehnten Jahrhundert der Papismus zahlreiche Kirchen an die Reformation abtreten musste, wird im zwanzigsten Jahrhundert ein großer Teil derselben an die ‚freien Gemeinden' des ‚Monismus' übergeben."[53]

Der Gründer der monistischen Kirche will ganz bewusst die „herrschenden Religionsformen" aufgreifen und verändern. Denn „die christliche Religion besitzt (in ihrer ursprünglichen, reinen Form!) trotz aller Irrtümer und Mängel einen (...) hohen sittlichen Wert", glaubt Haeckel. „Wir wollen keine gewaltsame Re-

---

[50] Haeckel: Lebenswunder, S. 52.

[51] Haeckel: Gott-Natur, Leipzig 1914, S. 35f.

[52] Haeckel: Welträtsel, S. 437f.

[53] Haeckel: Welträtsel, S. 438.

volution, sondern eine vernünftige Reformation unseres religiösen Geistesle-
bens."[54]

Und: „Wenn man aber im Sinne aufgeklärter Theologie ‚Gott‘ als die
Summe aller Kräfte und Wirkungen betrachtet, so kann man auch behaupten,
dass mein Monismus mit dem reinsten ‚Monotheismus‘ zusammenfällt."[55]

Die Idee einer Wissenschaftsreligion bewegt zu dieser Zeit neben Haeckel auch
andere führende Eugeniker. Ferdinand Tönnies bemerkt in seiner Auseinandersetzung mit der Eugenik das Projekt einer sozialreformerischen Verbesserung
der Erbqualität, dass schon Francis Galton in einen religiösen Kontext gestellt
hatte:

„Besonderes Gewicht legt er auf die ihm vorschwebende Möglichkeit, der Eugenik eine religiöse Sanktion zu geben oder sie geradezu als eine neue Religion leuchten zu lassen."[56]

Die Moral dieser neuen Religion sollte künftig ganz auf die Naturgesetze der
Biologie aufbauen. Die „monistische Sittenlehre" sei „vor allen anderen dem
großen englischen Philosophen Herbert Spencer zu verdanken", schreibt Haeckel.[57] Spencer vertrat eine stark am puritanischen Arbeitsethos und dem Utilitarismus orientierte „Ethik des sozialen Lebens"[58]. Ein gesellschaftlicher Aktivi-
tätsstil ist für ihn Kennzeichen für Leben, Passivität bedeutet, schon so gut wie
tot zu sein:

„Leben ist hiernach Thätigkeit; und vollständiges Aufhören der Thätigkeit ist Tod. Hieraus
entsteht die allgemeine Folgerung, dass, weil das am höchsten entwickelte Benehmen dasjenige ist, welches das vollkommenste Leben ausführt, Thätigkeit eine ethische Gutheißung und
Unthätigkeit eine ethische Verurteilung erfährt."[59]

Vom „Werthe" eines kranken oder „beschädigten" Menschen hänge ab, wieviel
die Gesellschaft für ihn zu tun habe, oder nicht, so Spencer. Wenn jemand durch
seine spezifischen Fähigkeiten oder Kräfte „öffentliche Vorteile" verspräche,

---

[54] Haeckel: Welträtsel, S. 428.

[55] Haeckel: Welträtsel, Nachwort zur zehnten, revidierten und verbesserten Auflage der
„Welträtsel" von 1908, Berlin 1960, S. 506.

[56] Ferdinand Tönnies: Eugenik, in: Schmollers Jahrbuch, Leipzig 1905, S. 1093.

[57] Haeckel: Welträtsel, S. 445.

[58] Herbert Spencer: Die Principien der Ethik, Stuttgart 1895, Bd. II, S. 445.

[59] Herbert Spencer: Die Principien der Ethik, Stuttgart 1895, Bd. I, S. 504.

solle er besser versorgt werden als einer, „der für seine Mitmenschen nutzlos"
sei und „ihnen nur zur Last fällt".[60] Spencer deutet auch bereits an, dass in seiner
Ethikkonzeption künftig „verhältnismäßig werthlose Menschen" nicht mehr mit
allzuviel Zuwendung rechnen können:

„Nachdem durch thörichte Veranstaltungen große Mengen Solcher ins Leben gerufen worden
sind, welche den Erfordernissen des sozialen Lebens nicht angepasst sind und welche in Folge
davon Quellen des Elends für sich selbst und Andere sind, so können wir diese Masse von
verhältnismäßig werthlosen Menschen nicht unterdrücken oder vermindern ohne viel
Schmerzen zuzufügen. Unrecht ist getan worden und die Buße muss gezahlt werden. Eine
Heilung kann nur durch Trübsal kommen. Die künstliche Milderung des Unglücks durch
staatliche Veranstaltungen ist eine Art socialen Opium-essens, welche eine zeitweise Besänf-
tigung auf Kosten eines schließlichen intensiveren Elends gewährt."[61]

Monismus und Realsozialismus

Vor allem Haeckels demonstrative Kritik an den großen christlichen Kirchen
und insbesondere der „papistischen Moral"[62] trug dazu bei, ihn zu einem Ge-
währsmann des wissenschaftlichen Materialismus zu machen. Lenin höchstper-
sönlich hatte Haeckel 1909 in seinem Werk „Materialismus und Empiriokritizismus" vor allem gegen Angriffe aus dem Kirchenlager verteidigt: „Der Sturm,
den die ‚Welträthsel' Ernst Haeckels in allen zivilisierten Ländern hervorgeru-
fen haben, zeigte einerseits besonders plastisch die *Parteilichkeit* der Philosophie in der heutigen Gesellschaft, andererseits die wirkliche gesellschaftliche
Bedeutung des Materialismus gegen Idealismus und Agnostizismus."[63]

Der Religionsstifter Haeckel gehörte somit zwanglos zum realsozialistischen
Kanon. Noch kurz vor dem Mauerbau wurde eine Neuauflage von Haeckels
Buch „Die Welträthsel" in einer im DDR-typischen Wissenschaftsjargon gehal-
tenen Einleitung begründet mit dessen Kampf gegen die angeblich „wissen-
schaftsfeindlichen Mächte des Kapitalismus": „Haeckels aufrechte und kämpfe-
rische Haltung in der Verteidigung und Verbreitung der wissenschaftlichen
Wahrheit findet auch heute unsere uneingeschränkte Bewunderung."[64]

---

[60] Spencer: Principien der Ethik II, S. 445.

[61] Spencer: Principien der Ethik II, S. 482.

[62] Haeckel: Welträthsel, S. 454.

[63] Wladimir Iljtisch Lenin in „Materialismus und Empiriokritizismus", Berlin 1952, S.340.

[64] Olof Klohr: Einleitung zur Neuauflage des Buches „Die Welträtsel", Berlin, 1960,
S. XLVI.

Dass führende Monisten wie Ernst Haeckel und August Forel zu Beginn des 20. Jahrhunderts zu den entscheidenden Popularisierern der eugenischen Selektion in Europa gehörten und gedanklich bereits vieles vom NS-Euthanasieprogramm vorweggenommen hatten, ist in der Haeckel-Rezeption der DDR ausgeblendet oder regelrecht bestritten worden. Der Jenenser Zoologe, so die DDR-Geschichtsschreibung im Hinblick auf seine Eugenik, sei „sich nicht der politisch-reaktionären und menschenfeindlichen Konsequenzen dieser Theorie bewusst, wie sie z.B. die Rassentheorien der deutschen Faschisten später aufwiesen".[65] Diese Bewertung wird Haeckels elaboriertem biopolitischen Programm nicht gerecht und auch nicht seiner Polemik gegen die „Wilden". Auch Josts „Lebenswert", später ein Schlüsselbegriff der NS-Selektionspolitik, findet sich bereits in Haeckels „Lebenswundern":

„Die Befriedigung des mächtigen Geschlechtstriebes (...) steht bei den meisten Wilden und vielen Barbaren noch auf derselben niederen Stufe wie bei den Affen und anderen Säugetieren. (...) Je weiter die Differenzierung der Stände und Klassen infolge der notwendigen Arbeitsteilung im Kulturstaate geht, desto größer werden die Unterschiede zwischen den hochgebildeten und ungebildeten Klassen der Bevölkerung, desto verschiedener ihre Interessen und Bedürfnisse, also auch ihr Lebenswert."[66]

Trotz der historischen Befunde, die Haeckel als Vorkämpfer eines aggressiven Sozialdarwinismus erkennen lassen, reicht die Nachwirkung der realsozialistischen Legende vom Atheisten und Reformer Haeckel bis in die heutige Zeit. Denn in den neuen Bundesländern sind ihm zahlreiche Schulen, Museen und Universitätsinstitute gewidmet – ein ebenso fragwürdiges wie bis heute unumstrittenes Erbe der DDR-Vergangenheit. Noch im Jahr 2000 schrieb die Universität Jena einen „Ernst-Haeckel-Preis" zur Förderung des Nachwuchses in der Biologie aus. In der Stadt, in der Haeckel lehrte, wird geradezu eine Art Naturforscher-Folklore gepflegt: Es gibt in Jena zwei Haeckel-Museen.

Auch der in Wendezeit gegründete „Humanistische Verband Deutschlands" (HVD), der bestimmte zivilreligiöse Rituale der DDR wie die „Jugendweihe" in seine Verbandspraxis übernommen hat, zählt den Monismus zu seinen Traditionslinien. Der HVD tritt für die Legalisierung der aktiven Sterbehilfe ein.

[65] Klohr: Einleitung, S. XXXXIV.
[66] Haeckel: Lebenswunder, S. 163.

Fazit

Sterbehilfe ist eine Sozialtechnik mit biopolitischer und zivilreligiöser Bedeutung. Der Slogan vom „Recht auf den selbstbestimmten Tod", mit dem noch heute die Forderung nach Legalisierung der aktiven Sterbehilfe begründet wird, stammt aus der Konstitutionsphase der Eugenik. „Autolyse", also Selbsterlösung, meinte immer beides: Die Tötung auf Verlangen und die Tötung „Minderwertiger" ohne Einwilligung. Auch wenn der heutige Sterbehilfediskurs sich gern nur noch an den „freiheitlichen" Teil seiner Genese erinnern will: Der Ruf nach dem Dritten, nach der Gesellschaft, die den guten Tod geben soll, findet auf diesem historischen Hintergrund statt.

Moderne Sterbehelfer wollen sowohl dieses als auch den weltanschaulichen Charakter der Autonomie-Suggestion der bloßen Tötungs-"Hilfe" verdecken. Dennoch: Züge einer Idee der „post-religiösen" Kirche waren schon im Monismus verankert. Heutige Sterbehilfe-Organisationen wie der Humanistische Verband Deutschlands (HVD) haben sie immer noch.

Literatur

Adorno, Theodor W.: Negative Dialektik, Frankfurt/M., 1970.

Baumann, Ursula: Vom Recht auf den guten Tod, Weimar 2001.

Benzendörfer, Udo: Der gute Tod? Euthanasie und Sterbehilfe in Geschichte und Gegenwart, München 1999.

BioSkop-AutorInnen-kollektiv: „Sterbehilfe" – die neue Zivilkultur des Tötens, Frankfurt/M., 2002.

Burleigh, Michael: Tod und Erlösung. Euthanasie in Deutschland 1900-1945, Zürich 2002.

Ewald, Francois: Der Vorsorgestaat,Frankfurt/M.,1993.

Frewer, Andreas/Eickhoff, Clemens: „Euthanasie" und die aktuelle Sterbehilfe-Debatte. Die historischen Hintergründe medizinischer Ethik, Frankfurt/M. 2000.

Fittkau, Ludger/Gehring, Petra: Ernst Haeckel: Der eugenische Gegenpapst, seine nationalsozialistische und seine realsozialistische Vergangenheit, in: kultuRRevolution. Zeitschrift für angewandte Diskurstheorie, Nr. 45/46, Essen 2003.

Haeckel, Ernst: Die Welträtsel (1899), Berlin 1960.

Ders.: Gott-Natur, Leipzig 1914.

Ders.: Die Lebenswunder, Leipzig 1906.

Horkheimer, Max: Gesammelte Schriften, Frankfurt/M.,1991.

Hufeland, Christoph Wilhelm: Die Verhältnisse des Arztes. Journal der practischen Arzneykunde und Wundarzneykunde, Berlin 1836.

Huoncker, Thomas: Diagnose „moralisch defekt". Kastration, Sterilisation und Rassenhygiene im Dienst der Schweizer Sozialpolitik und Psychiatrie 1890-1970, Zürich 2003.

Jost, Adolf: Das Recht auf den Tod, Sociale Studie, Göttingen 1895.

Lenin, W.I.: Materialismus und Empiriokritizismus, Berlin 1952.

253

Luckmann, Thomas: Die unsichtbare Religion, Frankfurt/M. 1991.

Ritter, Joachim u.a.(Hg.): Historisches Wörterbuch der Philosophie, Band 6, Basel 1984.

Spencer, Herbert: Die Principien der Ethik, Stuttgart 1895.

Tönnies, Ferdinand: Eugenik, in: Schmollers Jahrbuch, Leipzig 1905.

Weber, Heiko: Monistische und antimonistische Weltanschauung. Eine Auswahlbibliographie, Berlin 2000.

Ted Peters

The Human Genome Project and the Future of Dignity

Does DNA determine human worth? Is the essence of a human being encoded in the sequence of nucleotides in his or her chromosomes? Is the human genome inherited over 3.8 billion years of evolutionary history something ordained by nature or ordained by God? Would we violate something sacred if we were to alter our DNA by engineering our genes?

Such are the puzzling questions arising out of the worldwide Human Genome Project (HGP). When molecular biologists searching for genes come to believe they are searching for the blueprint or essence of a human being, science cries out for philosophy. When we become anxious that technological intervention into our genetic code might constitute „playing God," then science cries out for ethics. When we ponder the prospects of transforming our human essence on behalf of an ideal vision of human health and wellbeing, then science cries out for theology.

It could be misleading, I will suggest in what follows, to think that our genetic code residing in the DNA with which we are born constitutes the essence of who we are. This association of DNA with essence risks a spill over of human dignity; it risks ascribing to DNA a dignity that belongs only to a person. It also risks perpetuating a misleading assumption that dignity is innate in the same sense that our biological inheritance is innate. In contrast, I will suggest, dignity is relational – that is, dignity results from relationships wherein we are treated with worth or value; then we come to own dignity as if it were intrinsic. Finally, who we are as human beings is determined less by the genetic code with which we were born and much more by God's promise of a resurrected body in the new creation.

The Human Genome Project, 1987-2004

The concept of what would become the Human Genome Project developed in the mid-1980s and became official in 1987. That year the federal government in the United States legislated a fifteen year plan at an estimated cost of three billion dollars. Other European countries along with Japan launched similar public projects, followed quickly by the private sector worldwide. First called the „Human Genome Initiative" and later the „Human Genome Project" (HGP), the joint effort by hundreds of scientists set out to study DNA with three goals in mind. First, HGP sought to learn the sequence of the estimated three billion base pairs of nucleotides that comprise the DNA on all forty-six human chromosomes. The original estimate turned out to be accurate, confirmed at project's completion to be 3.2 billion. The second goal was to locate each gene and identify its function. The original estimate was that we would find 100,000 genes. Shocking was the news that only 30,000 genes could be found. Third, the first two goals would provide a library of information to be used in pursuing an additional goal, namely, identifying those genes which predispose us to disease. Perhaps 5,000 genes belong in this category. Finding such genes and developing genetic therapies could revolutionize medical research and practice. „Medicine will move from a reactive mode (curing patients already sick) to a preventative mode (keeping people well)," wrote Leroy Hood. „Preventative medicine should enable most individuals to live a normal, healthy, and intellectually alert life without disease."[1]

Scientists announced the completion of the Human Genome Project ahead of schedule, presenting their findings in documented form in 2001.[2] For much of the decade of the 1990s the world had watched a competition between the public sector and the private sector. Both sought to be the first to sequence the nucleotides and identify the genes. Scientists working for private biotechnology companies sought to lock up their discoveries with patent protection, while scientists supported by government funds sought to keep open the free flow of scientific information. In America, Craig Venter represented the private sector, whereas Francis Collins, director of the National Center for Human Genome Research at the U.S. National Institutes of Health, led the public sector. The result was the production of two mostly compatible gene maps with refinements to come.

In summary, human DNA is largely junk--that is, 98.6% does not code for proteins. Half of the junk DNA consists of repeated sequences of various types, most of which are parasitic elements inherited from our distant evolutionary

---

[1] Leroy Hood, „Biology and Medicine in the Twenty-First Century," Code of Codes, ed. by Daniel J. Kevles and Leroy Hood (Cambridge MA: Harvard University Press, 1992) 158.

[2] J. Craig Venter et. al., „The Sequence of the Human Genome," Science, 291 (16 February 2001) 1304-1351; Francis Collins et. al., „Initial Sequencing and Analysis of the Human Genome," Nature, 409 (15 February 2001) 860-921.

past. Only 1.1% to 1.4% constitute sequences that code for proteins, that function as genes. Of dramatic interest is the number of genes in the human genome. Francis Collins estimated there are 31,000 protein-encoding genes; and at the time of the announcement in 2001 he could actually list 22,000. Venter could provide a list of 26,000, to which he added an estimate of 10,000 additional possibilities. For round numbers, the estimate since 2001 has stood at 30,000 human genes.

This is philosophically significant. Recall that in 1987 the anticipated number had been 100,000. It was further assumed that human complexity lodged in the number of genes: the greater the number of genes, the greater the complexity. So, when HGP scientists could find only a third of the anticipated number, this created confusion. Confusion was enhanced when the human genome was compared to a yeast cell with 6,000 genes, a fly with 13,000 genes, a worm with 26,000 genes, and a rice cell with 50,000 genes. On the basis of the previous assumption, a grain of rice should be more complex than Albert Einstein.

If we had connected human essence with genetic complexity, then this finding seems to challenge our point of departure. Now that we are assessing the information gathered through HGP, we may no longer imagine that human uniqueness or complexity or even distinctiveness is lodged in the number of genes. Francis Collins began to speculate that perhaps what is distinctively human could be found not in the genes themselves but in the multiple proteins and the complexity of protein production. Culturally, DNA has begun to lose some of its sacredness, some of its association with human essence.

The Human Genome Project, 2004-date

Research plans for continuing the work begun in HGP are presently under discussion. Francis Collins wants to put to use the information gained thus far for future medical research. He wants to translate genome-based knowledge into health benefits. „The challenge is to capitalize on the immense potential of the HGP to improve human health and well-being."[3] The medical use of genomic knowledge is a practical use. What about primary research? Collins and his colleagues would like to promote new protocols for continued expansion of knowledge about the contents of the human genome. What we have called „junk"

---

[3] Francis Collins et. al., „A Vision for the Future of Genomics Research," Nature 422 (24 April 2003) 835-847: 836.

DNA, for example, requires a closer look. The apparent non-protein-coding segments of DNA simply must contribute to chromosomal dynamics; and this begs for investigation. The next phase of genomics, then, is to catalogue, characterize and comprehend the entire set of functional and non-functional elements encoded in the human genome, and other genomes as well.

Research goals also include the following: to elucidate the organization of genetic networks and protein pathways to phenotypical influence; to develop a detailed understanding of the heritable variation in the human genome; to establish a catalogue of SNPs (single-nucleotide polymorphisms) along with other common variants; to support research on the HapMap—that is, to characterize the patterns of linkage disequilibrium and haplotypes across the human genome; and to trace the evolutionary influence on variation. When it comes to policy, Collins advocates „unfettered access to genomic data in achieving maximum public benefit."[4] He also advocates close work between research scientists with non-scientists such as social scientists, philosophers, theologians, and ethicists.

Research and ethics belong together, contends this researcher. Topping his list of ethical concerns is the prospect of genetic discrimination. Collins wants to reduce if not eliminate the risk that emerging knowledge of individual human genomes might lead to discrimination in health insurance and employment.

In addition, with laudable insight and subtlety, Collins wants scientists to anticipate the potential impact that genomic research could have for racial justice. Could retrieval of our evolutionary history through studying junk DNA produce the kind of knowledge that today's bigots and racists use to reinforce socially unhealthy ideologies? With this fear in mind, Collins asks scientists to work with theologians and ethicists to analyze „the impact of genomics on concepts of race, ethnicity, kinship, individual and group identity, health, disease and 'normality' for traits and behaviours."[5]

As the Human Genome Project makes the transition from its first fifteen year history into the next stage, we observe how the scientific research by its very nature cries out for partnership with philosophers, theologians, and ethicists. Assumptions regarding the essential or non-essential role of DNA in human identity cry out for critical examination and constructive synthesis into theologically informed visions of human nature and human responsibility. Tacit assumptions that human essence could be exhaustively supplied by biological chemicals such as DNA nucleotides require examination; and ethical claims that

---

[4] Ibid., 837.

[5] Ibid., 843.

seem to presuppose a sacredness to DNA as it has been given us by nature also require examination. The future of genomics requires a dialogical partnership between the natural sciences and the human sciences, between the laboratory and the library.

DNA and Dignity

One of the philosophical problems that have accompanied genomic research all along has been the cultural overlay of interpretation, according to which DNA has garnered a sense of sacredness. This could be seen already shortly after James Watson and Francis Crick discovered the double helix structure of DNA in 1953. Ten years later, in 1963, Spanish artist Salvador Dali painted a masterpiece, *Galacidalacidesoxyribonucleicacid: Homage to Watson and Crick*. In this painting, DNA enters the picture as the source of life, passes through the artist's girlfriend, Gala, and ascends to heaven where it becomes apotheosized. According to Dali, DNA comes from God and returns to God. On the eve of the Human Genome Project, secularized disciples of DNA spoke of the human genome as the „blueprint" of human being, connoting that in the genes we would find the essence of who we are.

As this implicit ontology of DNA evolved into a social ethic, it took the form of a commandment, „thou shalt not play God?" What this meant, of course, is that scientists should leave the human genome alone. To tamper with DNA would be to tamper with human essence, and this would violate something sacred that nature has given us. To enter the human genome and alter it with technological interventions would be to commit a profane act against nature. The tacit implication is that nature, in the form of DNA, is an end in itself. Our ethical mandate is to honor DNA as an end in itself, and avoid exploiting it as a means for some further end. In short, DNA has made a claim on our culture that we should treat it with dignity.

This leads to theological reflection regarding the proper referent for our concept of dignity. Since the Enlightenment, we have associated persons with dignity. We treat a human individual with dignity when we treat him or her as an end, not merely as a means to some further end.[6] This is the heart of liberal ethics. Does contemporary genomic research challenge us here? Should we treat DNA rather than persons with dignity? Are we confused because we have grown

---

[6] Immanuel Kant, Groundwork of the Metaphysic of Morals, tr. by H.J. Paton (New York: Harper, 1948) 95.

accustomed to associating DNA with the essence of personhood, so that the dignity we ascribe to DNA is actually borrowed from the dignity we ascribe to persons? Chemicals are not persons, even if these chemicals are lodged in each cell of a person's body.

One feature of this cultural valuation of DNA is that appeal to DNA to find a person's essence is an *archonic* appeal. I use the term *archonic* to refer to an ontological sensibility that associates essence with origin. This term derives from the Greek, according to which the origin (*arche*) of something governs (*archon*) it. Human thought has a natural propensity to ask how things began and then assumes that the beginning determines how things ought to be. Ethics relies upon the study of origins in this form of thinking.

An ethic that prohibits us from „playing God" with our natural endowment, then, is an ethic that tells us to refrain from altering our genetic code. This genetic code has been given us by the evolutionary history that gave us birth as *homo sapiens*. We look to the past to see who we are. How nature has made us is encoded in our individual genomes, and tacitly this becomes a moral warrant for guiding present activity.

What is distinctive about Christian theology, it seems to me, is that Christians seek their governing principles in the future rather than the past. Because Christianity is a religion that believes in redemption, in transformation, what we have inherited from the past becomes subordinated to what God has promised for the future. The biblical vision of the new creation qualifies the present creation. The eschatological vision of God's kingdom renders provisional all present governing bodies and principles. And the New Testament vision of a resurrected body acknowledges the temporary limits to our present physical bodies. What this implies for our personhood, theologically speaking, is that our present bodies anticipate who we will become in the divinely ordained transformation. Who we are is derivative from who we will be. The bodies we were born with – including the genome we were born with – will not suffice to define our essence.

Is Dignity Intrinsic or Conferred?

Since the Enlightenment, we in the West have presumed that dignity is an intrinsic quality. Dignity is something we are born with; it is allegedly innate. The ethical challenge to society becomes one of treating every individual person according to the dignity we believe he or she possesses. Such a belief in innate dignity makes it ripe for association with other things we are born with, such as our genetic code. What we are witnessing today is a trial attempt to connect dignity with DNA. Yet, theologians should sound the alert for three reasons. First, dignity must be limited to persons, not chemicals. Second, dignity must be conferred before it can become intrinsic – that is, dignity is produced by relationships that honor us; it does not come from our DNA. Third, dignity is a gift to us from the future, not what we inherit from the past. Let me say more.[7]

The Enlightenment concept of dignity represents a flowering of seeds sown in antiquity by Christian commitments to the sanctity of the human person due to God's plan of salvation. Dignity today is a secular ethical principle with roots in the Christian understanding of the human person as an everlasting object of God's love. The world gains dignity because God loves it (John 3:16). We human beings gain dignity because God has become one of us in the incarnation. It is the history of our relationship with God that results in human dignity.

As we have pointed out, the modern concept of dignity refers us to the intrinsic value of a human person. The value of a person cannot be reduced to his or her instrumental worth. This implies that we are always worth more than our possessions or our reputations or our function in the economy. As persons with dignity no one dare reduce us to the subjective value of those who like or dislike us. We are confident we can claim our rights even when everyone around dislikes us. Dignity applies to individual persons; and as individual persons we are always an end and never merely a means to some other greater value. It is this dimension of intrinsic value that constitutes human dignity as we know it in the modern West.

Now, we might ask, just what makes dignity intrinsic? Why do we assume it to be innate? To get at this, let me ask a phenomenological question: is dignity intrinsic or conferred? It is both. When young children grow up in a family where they receive love, they grow in self-worth. When their parents treat them as valuable, they begin to see themselves as valuable. Eventually, they claim that value for themselves. Dignity is first conferred, than claimed.

Theologically, I believe our human dignity is ultimately conferred by God. Furthermore, because we have experienced God treating us with dignity, we now confer it on one another. Once we have conferred dignity on someone we love,

---

[7] A parallel discussion on the interaction of conferred dignity and intrinsic dignity can be found in Ted Peters, „Embryonic Stem Cells and the Theology of Dignity," The Human Embryonic Stem Cell Debate, ed. by Suzanne Holland, Karen Lebacqz, and Laurie Zoloth (Cambridge MA: MIT Press, 2001) 127-140; and Ted Peters, „Genetic Technology and Christian Anthropology," Christian Anthropology and Biotechnological Progress, Conference Proceedings, Chania, Crete September 26-29, 2002, Orthodox Academy of Crete.

we treat that person as having intrinsic value. This is the nature of Christian love, namely, to treat the beloved as an end and not a means to some further end.

Let me offer a theological maxim: *God loves each of us regardless of our genetic make-up, and we should do likewise.* This is my proposed genetic adaptation of 1 John 4:11: „Beloved, since God loved us so much, we also ought to love one another."[8] One of the ways that we have learned about God's conferral of dignity on us is through the ministry of the incarnate Son. Jesus' ministry took him to the most humble of persons in first century Israel: the beggars, the lepers, those crippled or blind from birth, and to social outcasts such as adulterers or traitorous tax collectors. Jesus took a special interest in those among us who suffer marginalization, or who just plain suffer. Jesus was particularly concerned about children. „Let the little children come to me, and do not stop them;" he said, „for it is to such as these that the kingdom of heaven belongs" (Matt. 19:14). Conferring dignity is an ethical activity for Jesus.

The observation I would like to lift up here is that love produces a network of relations within which individuals feel a sense of worth, a sense of their own value. Love is as an activity that elicits dignity in the humble. To be the object of someone's love is to be made to feel valuable, to gain a sense of self-worth. Once you or I feel this sense of worth imputed to us by the one who loves us, we begin to own it. We begin to claim it. Worth is first imputed, than it is claimed. Dignity is first conferred, than it is intrinsic.

The Enlightenment teaches that human dignity is innate, that it is inborn. For something to be innate, it must be present at birth. Now that we live in the genetic age, dignity in the minds of some has been pressed backwards in time, back all the way to ovum fertilization and the creation of a zygote with the future genome established. This understanding of innate dignity is clearly the position defended by the Vatican and certain other Christian theologians.

This has important implications for our legal situation. Such a dignity doctrine permits us in court to defend the rights of every individual regardless of how humble he or she might be. Yet, phenomenologically, this view is mistaken. Dignity – at least the sense of dignity understood as self-worth – is not simply inborn. Rather, it is the fruit of a relationship, an ongoing loving relationship. A newborn welcomed into the world by a mother and father who provide attention and affection develops a self-consciousness that incorporates this attention and

---

[8] See my further discussion in Ted Peters, For the Love of Children, 52-54; and Ted Peters, „Love and Dignity: Against Children Becoming Commodities," Genetic Testing and Screening, ed. by Roger A. Willer (Minneapolis: Kirk House, 1998) 116-129.

affection as evidence of self-worth. As consciousness becomes constituted this sense of worth can be claimed for oneself, and individual dignity develops.

Person in Communion

Dignity is relational. It should come as no surprise that Christian theology has developed its concept of personhood out of a matrix of relationality. The Holy Trinity is constituted by persons-in-communion. This Trinitarian understanding of personhood has become our anthropological understanding as well.[9] We are who we are as persons-in-relation, in relation to one another, to the creation, and to God.

„Person indicates relationship," says the late Catherine Mowry LaCugna. „Trinitarian doctrine is therefore inescapably a theology of personhood."[10] Personhood both within the divine life and as it relates to creation is the condition for the possibility of what will become human personhood. God has a double relational dimension to being, says Eberhard Jungel. „This means that God can enter into relationship (*ad extra*) with another being (and just in this relationship his being can exist ontically *without* thereby being ontologically dependent on this other being), because God's being (*ad intra*) is a being *related to itself.* The doctrine of the Trinity is an attempt to think out the self-relatedness of God's being."[11] The self-relatedness of God makes possible the self-relatedness of human beings; the other-relatedness of God makes possible the other-relatedness of human beings. Divine personhood makes possible human personhood.[12]

---

[9] See: Ted Peters, God as Trinity: Relationality and Temporality in Divine Life (Louisville KY: Westminster/John Knox Press, 1993). 34-37; 94-95.

[10] Catherine Mowry LaCugna, „The Trinitarian Mystery of God," Systematic Theology: Roman Catholic Perspectives, edited by Francis Schussler Fiorenza and John P. Galvin (2 Volumes: Minneapolis MN: Fortress Press, 1991) 1:180.

[11] Eberhard Jungel, The Doctrine of the Trinity (Grand Rapids MI: William B. Eerdmans, 1976) 99.

[12] This openness toward the other in relationship, especially toward God, is essential to Christian anthropology. This openness is key to understanding what we mean by the human soul. „Human beings are bodily creatures who have a fundamentally unlimited transcendentality and unlimited openness to being as such in knowledge and freedom." Karl Rahner, Theological Investigations, 21 Volumes (London: Darton, Longman, and Todd, 1961-1976; New York: Seabury 1974-1976; New York: Crossroad, 1976-1988) XXI:42. „A being is the more itself the more it is open, the more it is in relationship." Johann Auer and Joseph Ratzinger,

Orthodox theologian John Zizioulas argues that personhood requires an „openness of being," an ecstatic relationship beyond the individual. A person is a self in the process of transcending the boundaries of the self. This self-transcendence is the root of freedom. Only relationship makes such self-transcendence, and hence freedom, possible. On the one hand, a person is an integrated unity, a self. On the other hand, a self who fulfills personhood is ec-statically open for communion.[13]

Zizioulas begins with the premise that being is communion, that relationality is ontological. This applies first and foremost to the Holy Trinity; yet it also applies to life that transcends death. „There is no true being without communion," he writes; „Nothing exists as an individual."[14] When it comes to human persons, he distinguishes between our biological hypostasis and our ecclesial hypostasis. Biologically, we are born to die. We are physically determined to pursue individualization, which tragically results in isolation from the source of life. We are born as a „*hypostatic* fact, as a body, but this fact is interwoven with individuality and with death."[15] Only communion with eternal life will save the biological individual from extermination; and this communion is gained through our ecclesial hypostasis, our baptism. The life of the church affords to us a freedom that carries us beyond the determinisms of our biological nature. „The first and most important characteristic of the Church is that she brings man into a kind of relationship with the world which is not determined by the laws of biology."[16] This freedom enables a love that carries us beyond exclusiveness. True personhood arises through a trans-biological communion with God that transforms our relationship to the physical world. Key here is the necessity for personhood to be in communion and also that this relationship transcends our biological origin. Relationship with God is decisive; „If God does not exist, the person does not exist."[17]

Dogmatic Theology 9: Eschatology (Washington DC: Catholic University Press of America, 1988) 155.

[13] John D. Zizioulas, „Human Capacity and Human Incapacity: A Theological Exploration of Personhood," Scottish Journal of Theology, 28:5 (October 1975) 408.

[14] John D. Zizioulas, Being as Communion (Crestwood NY: St. Vladimir's Seminary Press, 1993) 18.

[15] Ibid., 52.

[16] Ibid., 56.

[17] Ibid., 43.

Person as Proleptic

I have tried here to make two points. First, dignity should be thought of as personal, applying to persons rather than to DNA chemicals. Second, dignity should be thought of as first inter-personal or relational and, only thereafter, as intrinsic. Now, I would like to turn to a third point. Personhood and its concomitant dignity is proleptic – that is, it is fundamentally eschatological. It is future oriented.

If dignity and essence belong together, then we should look to the future for both. Wolfhart Pannenberg says that „it is from the future that the abiding essence of things discloses itself, because the future alone decides what is truly lasting."[18] Zizioulas applies this to personhood: „ *"The truth and the ontology of the person belong to the future, are images of the future."*[19] Carl E. Braaten inserts eschatological resurrection into anthropology: „In raising Jesus from the dead, God incorporated the dimension of eschatological fulfillment into the definition of human being."[20] Persons whom we know and love today are on the way, so to speak; they anticipate their full essence as human beings by anticipating their resurrection and unity with Christ within the divine life. Our present dignity is itself part of this anticipation, a prolepsis of our eternal value conferred upon us by the eternal God. Dignity is not originally innate; it is eschatological and thereby innate.

Dignity is not archonic. It derives more from destiny than from origin, more from our future than from our past. This is because our dignity is tied to the image of God (*imago Dei*). The true image of God befitting the human race is not found in the first Adam but in the New Adam, not in Genesis but in Revelation. Adam prefigures the essential humanity that is yet to come. Who we are essentially as participants in the *imago Dei* includes resurrection. Jesus Christ is the authentic image of God (*ikon tou Theou*), according to the New Testament; and this includes the Easter resurrection. For us to participate in Christ is to participate in resurrection. Essence derives from eschatology.

This point was made forcefully by Karl Barth when interpreting Romans 5, the passage comparing and contrasting Adam with Christ. Our „essential and original nature" is to be found „not in Adam but in Christ. In Adam we can only

---

[18] Wolfhart Pannenberg, Anthropology in Theological Perspective, tr. By Mathew J. O'Connell (Louisville: Westminster/John Knox Press, 1985) 525.

[19] Zizioulas, Being as Communion, 62, Zizioulas' italics.

[20] Carl E. Braaten, „The Person of Jesus Christ," in Christian Dogmatics, edited by Carl E. Braaten and Robert W. Jenson (2 Volumes: Minneapolis MN: Fortress Press, 1984) 1:524.

find it prefigured. Adam can therefore be interpreted only in the light of Christ and not the other way around."[21] Barth went on to observe that death is only an intruder into life, an alien force within God's intended creation. Death, though unavoidable for Adam, does not belong to the essence of humanity. Life, eternal life, is God's intent.

„The image of God is an eschatological concept which refers to man's destiny for the fulfillment of perfect communion and union with God," writes ethicist Jim Childs. „The becoming of man in the promise of this destiny is constitutive of his being."[22] We today confer dignity on persons based upon our understanding of God's promise of their future fulfillment. This makes dignity both eschatological and proleptic. „A prolepsis is the presence of the future in the present."[23]

This proleptic and eschatological character of dignity is reflected in our everyday experience with it. The conferring of dignity on someone who does not yet in fact experience or claim it is a gesture of hope, an act that anticipates what we hope will be a future actuality. Our final dignity, from the point of view of the Christian faith, is eschatological; it accompanies our fulfillment of the image of God. Rather than something imparted with our genetic code or accompanying us when we are born, dignity is the future end product of God's saving activity which we anticipate socially when we confer dignity on those who do not yet claim it. The ethics of God's kingdom in our time and in our place consists of conferring dignity and inviting persons to claim dignity as a prolepsis of its future fulfillment.

Our ethics derives from this relational and eschatological vision. The biblical mandate to love one another means, among other things, the imputing of dignity to all persons in such a way that they may rise up and claim self-worth for themselves and share in the benefits of living together on this planet. Our contemporary ethical mandate is this: we should confer dignity on human persons so that they may rise up to claim dignity for themselves.

---

[21] Karl Barth, Christ and Adam (New York: Collier, 1952, 1956) 39-40.

[22] James M. Childs, Jr., Christian Anthropology and Ethics (Minneapolis MN: Fortress Press, 1978) 110.

[23] Ibid., 7.

Conclusion

The Human Genome Project is expanding our knowledge of DNA nucleotides, but not deepening our understanding of the human condition. HGP is uncovering indispensable information regarding gene expression, but not apprehending the essence of the human race. HGP is translating basic research into medical technologies that may dramatically enhance human health and wellbeing, but not transforming human nature. It would be a mistake to ask more of the Human Genome Project than it can deliver, even while we celebrate its stunning achievements.

No philosophical warrant exists to connect DNA with human essence, either as the species of *homo sapiens* or as individual persons with dignity. The tacit reverence for DNA and treatment of the genome as if it were something sacred has been growing in our culture for half a century; but no warrant exists within theological discourse to privilege DNA with sacred status within divine creation. The tacit association of DNA with human essence and, thereby, association with human dignity, could be misleading. It could be misleading on three counts. First, since the Enlightenment, dignity has been reserved for persons, treating persons as ends rather than mere means. DNA as a collection of chemicals – no matter how valuable the genetic information produced by this set of chemicals – cannot become a substitute for a person, even the person whose DNA is in question.

Second, although we can understand why belief that dignity is innate could become associated with DNA which is also innate, theologians have reason to look elsewhere for the ground of dignity. Theologians look to person-in-relationship, relationship to other persons and to God. God confers dignity on the world by loving the world; and God dignifies us human beings by become incarnate, by becoming Emmanuel, „God with us." Our ethical mandate becomes one of conferring dignity on others, especially those whose daily lives do not include a sense of value or self-worth. Dignity becomes intrinsic only after it has been conferred. Even though we may be born with a specific genetic code in our DNA, our dignity derives from the communion we share with those who love us, including God.

Third, our essence, if we have one, is dependent upon our future. Who we are as human beings anticipates who we will become in God's plan for the new creation. However we were born is subject to transformation, radical transformation in the eschatological resurrection. Retroactively, our essence today is determined proleptically by its anticipation of what will be confirmed and preserved by God in the resurrection. With this as our theological point of departure, it would be fruitless to search for our essence in the genome with which we were born.

Autorinnen und Autoren

Ludger Fittkau
Geboren in Essen, Sozialwissenschaftler M.A. und Diplomsozialpädagoge, arbeitet als freier Journalist für öffentlich-rechtliche Rundfunkanstalten im deutschsprachigen Europa. Er wohnt in Darmstadt.
Ausgewählte Veröffentlichungen: Mitverfasser des Buches des Bioskop-AutorInnenkollektivs „Sterbehilfe" – Die neue Zivilkultur des Tötens?, Frankfurt/M. 2002.

Ulrich Gebhard
Prof. Dr., Universität Hamburg, Fachbereich Erziehungswissenschaft, Studium der Biologie und Germanistik, psychoanalytische Ausbildung, vier Jahre Lehrer.
Aktuelle Forschungsschwerpunkte: Psychische Bedeutung von Natur; Untersuchungen zu Phantasien und Alltagsmythen zur Gen- und Fortpflanzungstechnik; Ethik im Biologieunterricht; Deutungsmuster und Werthaltungen von Kindern gegenüber Natur; Bedeutung der Sinndimension bei Lernprozessen.
Ausgewählte Veröffentlichungen: Kind und Natur. Die Bedeutung der Natur für die psychische Entwicklung. Opladen: Westdeutscher Verlag, 2001 (2. erweiterte und aktualisierte Auflage); Wie die Gene ins Feuilleton kommen: Phantasien und Alltagsmythen, in: A. Dally/Ch. Wewetzer (Hrsg.): Die Logik der Genforschung. Wohin entwickeln sich molekulare Biologie und Medizin?, Loccumer Protokolle 24/01, Rehburg-Loccum 2002, S. 55-72; Die Sinndimension im schulischen Lernen: Die Lesbarkeit der Welt – Grundsätzliche Überlegungen zum Lernen und Lehren im Anschluss an PISA, in: B. Moschner/H. Kiper/U. Kattmann (Hrsg.): PISA 2000 als Herausforderung. Perspektiven für Lehren und Lernen, Baltmannsweiler: Schneider Verlag Hohengehren, 2003, S. 205-223

Erhard Geißler
Prof. Dr., geb. 1930 in Leipzig. Biologie-Studium in Leipzig 1950-55. 1955-65 am Institut für Biologie und Medizin der Deutschen Akademie der Wissenschaften zu Berlin in Berlin-Buch. 1959 Promotion. 1964 Habilitation an der Humboldt-Universität Berlin. 1965-71 Direktor des Instituts für Mikrobengenetik der Universität Rostock, 1965 Professor mit Lehrauftrag für Mikrobengenetik und 1969 Ordentlicher Professor für Genetik an der Universität Rostock. 1971-87 Leiter der Abteilung Virologie des Zentralinstituts für Molekularbiologie (ZIM) der Akademie der Wissenschaften der DDR in Berlin-Buch. 1987-1992 Leiter

des Basiskollektivs Friedensforschung des ZIM. 1992-2000 Leiter der For-
schungsgruppe Bioethik des Max-Delbrück-Centrums für Molekulare Medizin
(MDC) Berlin-Buch. Seit 2001 freier Mitarbeiter der Arbeitsgruppe Bioethik
und Wissenschaftskommunikation am MDC.

Aktuelle Forschungsschwerpunkte: Militärische sowie philosophische, ethische
und soziale Implikationen der Genetik und der molekularen Biotechnologien.

Ausgewählte Veröffentlichungen: Hitler und die Biowaffen, Münster: LIT-
Verlag, 1998; Biological and Toxin Weapons: Research, Development and Use
from the Middle Ages to 1945 (ed. with J.E. van Courtland Moon), Oxford: Oxford University Press, 1999; Biologische Waffen – nicht in Hitlers Arsenalen.
Biologische und Toxin-Kampfmittel in Deutschland von 1915 bis 1945, Münster, LIT-Verlag, 1998, 2. erweiterte Aufl. 1999; Anthrax und das Versagen der
Geheimdienste, Berlin: Kai Homilius Verlag: 2003.

Andreas Gerber

Dipl.-Theol. Dr. med., geb. 1964. Studium der Evang. Theologie in Hamburg
und Heidelberg und der Religionswissenschaften in Philadelphia, Studium der
Humanmedizin in Hamburg, weitere Auslandsaufenthalte in Indien, USA, Aust-
ralien, Schweiz. Medizinische Doktorarbeit im Bereich der Molekularbiologie.
3½ Jahre Ausbildung auf dem Weg zum Facharzt für Kinderheilkunde einschließlich Neu- und Frühgeborenenintensivmedizin. Derzeit Habilitand am Institut für Gesundheitsökonomie und Klinische Epidemiologie an der Universität
zu Köln bei Prof. Dr. Dr. Lauterbach.

Aktuelle Forschungsschwerpunkte: Gesundheitsökonomische Analyse der Prä-
vention der Koronaren Herzkrankheit; ethische Fragen des Gesundheitswesens
(Finanzierung), der Gesundheitsökonomie und der Medizintheorie (Evidenzbasierte Medizin); gesundheits-politische Fragen.

Uwe Gerber

Prof. Dr., geb. 1939 in Horb a. N. Studium der Theologie an den Universitäten
Tübingen und Bonn. Dissertation „Der katholische Glaubensbegriff seit 1870"
an der Universität Basel. Pfarramt und Repetentur am Evangelischen Stift in
Tübingen. Habilitation „Disputatio als Sprache des Glaubens" in Basel. A. o.
Prof. für Systematische Theologie an der Universität Basel und Akademischer
Oberrat am Institut für Theologie und Sozialethik der Technischen Universität
Darmstadt.

Aktuelle Forschungsschwerpunkte: Christologie, Religiosität Jugendlicher in der Postmoderne, Modernisierungstheorien, Ethikrelevante Wissenszugänge zur Natur, Technik und Naturwissenschaft (Gentechnologie, Informationstechnologie). *Ausgewählte Veröffentlichungen*: Die Feministische Eroberung der Theologie, München 1987; Herausgeber: Religiosität in der Postmoderne, Frankfurt/M. u.a. 1998; Zus. mit P. Höhmann, R. Jungnitsch: Religiosität Jugendlicher an berufsbildenden Schulen, Frankfurt/M. 2002; Zus. mit Walter Bechinger und Susanne Dungs: Umstrittenes Gewissen, Frankfurt/M. 2002; Zus. mit Susanne Dungs: Der Mensch im virtuellen Zeitalter, Frankfurt/M. 2003.

Hubert Meisinger
Dr. theol., geb. 1966 in Darmstadt. 1985-1991 Studium der Ev. Theologie, 1992-1995 Promotion in Heidelberg. 1996 Auszeichnung mit Preis der „European Society for the Study of Science and Theology" (ESSSAT). Auslandsaufenthalte in Chicago und Berkeley. 1. und 2. Theol. Examen vor der Ev. Kirche in Hessen und Nassau. Spezialpraktikum am Religionspädagogischen Studienzentrum der EKHN: Genetik und GenEthik. Seit 1998 Hochschulpfarrer an der Ev. Hochschulgemeinde in Darmstadt. Mitglied der Beratungskommission for Gentechnik und Biotechnologie der Ev. Kirche in Hessen und Nassau und dem Arbeitskreis „Wissenschaft-Mensch-Religion" der Ev. Akademie Arnoldshain. Mitglied bei der „European Society for the Study of Science and Theology" (ESSSAT), dem „Institute on Religion in an Age of Science" (IRAS) und der „International Society for Science and Religion" (ISSR). 1999 und 2002: European Award for Teaching in Science and Religion. 2003-2005: Forschungsstipendium des Council for Christian Colleges and Universities, Washington/USA in Oxford/UK. Seit 2004 Vize-Präsident von ESSSAT.
Aktuelle Forschungsschwerpunkte: Naturwissenschaft, Technik, Theologie und Kunst; Christologie in naturwissenschaftlicher Perspektive.
Ausgewählte Veröffentlichungen: Liebesgebot und Altruismusforschung. Ein exegetischer Beitrag zum Dialog zwischen Theologie und Naturwissenschaft, NTOA 33, Fribourg und Göttingen 1996; Mitherausgeber von: „Creating Techno S@piens? Values and Ethical Issues in Theology, Science and Technology, Studies in Science and Theology (SSTh) 9 (2003-2004), Lund 2004; Artikel Christologie: IV.3. Naturwissenschaftlich, in: H.D. Betz u.a. (Hrsg.): Religion in Geschichte und Gegenwart Band 2, Tübingen [4]1999, Sp. 321-322; Die Zukunft der Wissensgesellschaft, in: Susanne Dungs, Uwe Gerber (Hrsg.): Der Mensch im virtuellen Zeitalter. Wissensschöpfer oder Informationsnull, Frankfurt 2003, 65-77.

Eva Pelkner
Dr. phil., geb. 1962 in Laubach/Hessen (BRD), Studium der Ev. Theologie, Germanistik und Philosophie in Tübingen, Mainz und Frankfurt am Main, 1. und 2. Staatsexamen Lehramt Gymnasien, 1991-1999 Hochschultätigkeit in der Wissenschafts- und Schulforschung, 1993-1996 Promotionsstipendium, Forschungsaufenthalte in den USA, 1999 Promotion, seit 2000 im Schuldienst, Lehraufträge an den Universitäten Frankfurt und Heidelberg, Seminare und Vorträge.
Ausgewählte Veröffentlichungen: Gott Gene Gebärmütter. Anthropologie und Frauenbild in der Evangelischen Ethik zur Fortpflanzungsmedizin. Gütersloh 2001; GENese einer neuen Wissenschaftsreligion? Kultur, Biotechnologie und Protestantismus, in: Markus Witte (Hg.): Religionskultur – Zur Beziehung von Religion und Kultur in der Gesellschaft. Würzburg 2001, S. 387-411; Die Weltsicht aus der Petrischale. Bioethik aus der Frauenperspektive, in: *Zeitzeichen* 11 (2002) 8-10; Ohne ‚Jemand' kein ‚Etwas'. Für ein Menschenbild der Bezogenheit in der theologischen Bioethik. in: Michaela Moser/Ina Prätorius (Hrsg.): Welt gestalten im ausgehenden Patriarchat, Königstein 2003, 157-166.

Ted Peters
Prof. Dr., Professor of Systematic Theology at Pacific Lutheran Theological-Seminary and the Graduate Theological Union in Berkeley, California.
Ausgewählte Veröffentlichungen: GOD – The World's Future, Minneapolis: Fortress, 2000; Playing God? Genetic Determinism and Human Freedom, New York/London: Routledge 2002; Science, Theology and Ethics, Aldershot UK: Ashgate, 2003.
Editor of: Dialog. A Journal of Theology, and co-editor of: Theology and Science.
Peters serves as area editor for „Science and Religion" on behalf of the fourth edition of the encyclopedia „Religion in Geschichte und Gegenwart".

Christoph Rehmann-Sutter
Prof. Dr., geb. 1959 in Laufenburg (Schweiz). Studium der Molekularbiologie (Diplom), Philosophie und Soziologie (Lizentiat) in Basel und Freiburg i.Brsg., Promotion bei Gernot Böhme in Darmstadt 1995, Habilitation für Philosophie in Basel 2000. Seither Assistenzprofessor für Ethik in den Biowissenschaften und der Biotechnologie. 1996 Gründer und seither Leiter der Arbeitsstelle für Ethik in den Biowissenschaften an der Universität Basel (www.unibas.ch/ifgem). 1997/98 Research Fellow an der University of California in Berkeley. Seit 2001

Präsident der Schweizerischen Nationalen Ethikkommission im Bereich Humanmedizin.

Aktuelle Forschungsschwerpunkte: Naturphilosophie, Grundlagen der Ethik und Bioethik, speziell im Bezug auf Genetik im Human- und Ausserhumanbereich. *Ausgewählte Veröffentlichungen*: Leben beschreiben. Über Handlungszusammenhänge in der Biologie (Diss. Darmstadt 1994), Würzburg: Könighausen & Neumann, 1996; Partizipative Risikopolitik (gemeinsam mit Hansjörg Seiler und Adrian Vatter) Opladen/Wiesbaden: Westdeutscher Verlag, 1998; Ethik und Gentherapie. Zweite aktualisierte und erweiterte Auflage (als Hrsg., zus. mit Hansjakob Müller, redaktionelle Mitarbeit: Rouven Porz) Tübingen: Francke, 2003.

Caspar Söling

Dr. Dr., geb. 1965 in Wuppertal. Studium der Katholischen Theologie und der Biologie an den Universitäten Münster, Frankfurt/M. und Gießen. 1994 Promotion in Katholischer Theologie, 2002 Promotion in Biologie, 1990-1994 Wissenschaftlicher Mitarbeiter am Institut für Dogmatik und Dogmengeschichte der Universität Münster, 1995-1996 Ausbildung zum Pastoralreferenten, seit 1995 theologischer, seit 2001 persönlicher Referent des Bischofs von Limburg, seit 1997 freier Mitarbeiter der Katholischen Akademie „Die Wolfsburg" und seit 1999 der Katholischen Akademie Franz Hitze-Haus, Münster. Initiator und Mitherausgeber der Reihe „Theologie und Biologie im Dialog" (Paderborn 1998ff.). 2004 ESSSAT Research Prize for Studies in Science and Theology.

Ausgewählte Veröffentlichungen: Das Gehirn-Seele-Problem. Neurobiologie und theologische Anthropologie, Paderborn/München/Wien/Zürich 1995; Der Gottesinstinkt. Bausteine für eine Evolutionäre Religionstheorie, Internet (http://bibd.uni-giessen.de/ghtm/2002/uni/d020116.htm) 2002;: Die Evolution verbessern? Utopien der Gentechnik, zusammen mit A. Lienkamp (Hg.), Paderborn 2002; „Damit die wirkliche Welt nicht verloren geht ..." - Die Herausforderungen der dritten Kultur für die Theologie, in: Katechetische Blätter 2, 2003.

Franz M. Wuketits

Prof. Dr., geb. 1955. Studium der Zoologie, Paläontologie, Philosophie und Wissenschaftstheorie. Promotion (Dr. phil.) 1978, Habilitation 1980. Seither Lehrtätigkeit an der Universität Wien (Wissenschaftstheorie mit dem Schwerpunkt Biowissenschaften) und daneben (seit 1987) an der Universität Graz. Seit 1999 auch Lehrbeauftragter im Institut für Technik und Gesellschaft an der Technischen Universität Wien. Zahlreiche Gastvorträge und -vorlesungen an europäischen Universitäten und in Übersee. Mitherausgeber, Beirat usw. mehrerer wissenschaftlicher Zeitschriften. Funktionen in verschiedenen wissenschaftlichen Institutionen und Gesellschaften.

Aktuelle Forschungsschwerpunkte: Theorie und Geschichte der Biowissenschaften, Evolution, Verhaltensforschung und Soziobiologie mit ihren anthropologischen und philosophischen Implikationen.

Ausgewählte Veröffentlichungen: Die Entdeckung des Verhaltens (1995); Soziobiologie (1997); Naturkatastrophe Mensch (1998, Taschenbuchausgabe 2001); Warum uns das Böse fasziniert (1999); Der Affe in uns (2001); Was ist Soziobiologie? (2002); Licht wird fallen auf die Herkunft des Menschen ... (2003).

Peter Lang · Europäischer Verlag der Wissenschaften

Severin J. Lederhilger (Hrsg.)

Lasst uns Menschen machen

Theologie und molekulare Medizin

3. Ökumenische Sommerakademie Kremsmünster 2001

Frankfurt am Main, Berlin, Bern, Bruxelles, New York, Oxford, Wien, 2002.
186 S., 4 Abb.
Linzer Philosophisch-Theologische Beiträge. Bd. 6.
Herausgegeben im Auftrag der Professorinnen und Professoren der
Katholisch-Theologischen Privatuniversität Linz von Franz Hubmann,
Walter Raberger
ISBN 3-631-38896-9 · br. € 39.–*

Die aktuelle Debatte um die komplexen Fragestellungen ethischer
Verantwortung im Bereich der Gentechnologie und molekularen Medizin
(embryonale Stammzellenforschung, Pränataldiagnostik, Ionierungs-
experimente am Menschen etc.) erfordert einen angemessenen Dialog
zwischen den Naturwissenschaften und der Theologie. Dabei gibt es auf
beiden Seiten sehr heterogene Positionen und zudem wird die Diskussion
durch wechselseitige Missverständnisse und manche Unterstellungen
belastet. Der Tagungsband der *Dritten Ökumenischen Sommerakademie* in
Kremsmünster dokuentiert die Referate, in denen renommierte Vertreter und
Vertreterinnen der Humangenom-Forschung, Mikrobiologie, Klinischen und
Labordiagnostischen Medizin ebenso wie der Sozialethik, Moraltheologie
und Dogmatik ihre fachkundigen Erläuterungen und Positionierungen im
Bemühen um breites Verständnis vorgelegt haben. So werden – nicht zuletzt
bei den kirchenamtlichen Stellungnahmen – auch konfessionsspezifische
Varianten ethischer Beurteilungskriterien deutlich, die sich wiederum von
einer moslemischen Sicht abheben. Beabsichtigt ist ein Überblick über einige
zentrale Problembereiche und die diesbezüglichen Argumentationstrukturen
als Impuls für ein weiterführendes Gespräch über die Plausibilität der
vorgelegten Ansätze zugunsten einer persönlichen Meinungsbildung für die
derzeit anstehenden politischen und gesetzgeberischen Entscheidungen.

Frankfurt am Main · Berlin · Bern · Bruxelles · New York · Oxford · Wien
Auslieferung: Verlag Peter Lang AG
Moosstr. 1, CH-2542 Pieterlen
Telefax 00 41 (0) 32 / 376 17 27

*inklusive der in Deutschland gültigen Mehrwertsteuer
Preisänderungen vorbehalten
Homepage http://www.peterlang.de